De thoraxfoto

De thoraxfoto
een stapsgewijze beoordeling

Onder redactie van:

M.J. Tip
S.M. de Hosson
M.E.J. Pijl

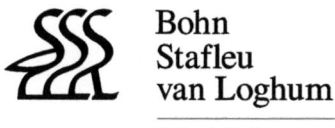

Bohn
Stafleu
van Loghum

Springer Media

Houten 2012

© 2012 Bohn Stafleu van Loghum, onderdeel van Springer Media
Alle rechten voorbehouden. Niets uit deze uitgave mag worden verveelvoudigd, opgeslagen in een geautomatiseerd gegevensbestand, of openbaar gemaakt, in enige vorm of op enige wijze, hetzij elektronisch, mechanisch, door fotokopieën of opnamen, hetzij op enige andere manier, zonder voorafgaande schriftelijke toestemming van de uitgever.

Voor zover het maken van kopieën uit deze uitgave is toegestaan op grond van artikel 16b Auteurswet j° het Besluit van 20 juni 1974, Stb. 351, zoals gewijzigd bij het Besluit van 23 augustus 1985, Stb. 471 en artikel 17 Auteurswet, dient men de daarvoor wettelijk verschuldigde vergoedingen te voldoen aan de Stichting Reprorecht (Postbus 3060, 2130 KB Hoofddorp). Voor het overnemen van (een) gedeelte(n) uit deze uitgave in bloemlezingen, readers en andere compilatiewerken (artikel 16 Auteurswet) dient men zich tot de uitgever te wenden.

Samensteller(s) en uitgever zijn zich volledig bewust van hun taak een betrouwbare uitgave te verzorgen. Niettemin kunnen zij geen aansprakelijkheid aanvaarden voor drukfouten en andere onjuistheden die eventueel in deze uitgave voorkomen.

ISBN 978 90 313 9123 3
NUR 876

Ontwerp omslag: Studio Bassa, Culemborg
Ontwerp binnenwerk: TEFF (www.teff.nl), Hurwenen
Automatische opmaak: Crest Premedia Solutions (P) Ltd, Pune, India

Bohn Stafleu van Loghum
Het Spoor 2
Postbus 246
3990 GA Houten

www.bsl.nl

Inhoud

	Voorwoord	1
	Auteurs en leescommissie	3
1	**Techniek**	**5**
1.1	Inleiding	5
1.2	Conventionele thoraxfoto	6
1.3	Meest gebruikte projecties	6
1.4	Overwegingen	9
2	**De normale thoraxfoto**	**11**
2.1	Inleiding	11
2.2	Stapsgewijze beoordeling van de PA- of AP-thoraxfoto	11
2.3	Stapsgewijze beoordeling van de laterale thoraxfoto	19
2.4	Basisbegrippen pathologie en terminologie	24
2.5	Beperkingen en leeftijdafhankelijke veranderingen	24
3	**Mediastinum**	**27**
3.1	Inleiding	27
3.2	Radiologische kenmerken	27
3.3	Oefencasus	33
4	**Hilaire pathologie**	**37**
4.1	Inleiding	37
4.2	Radiologische kenmerken	37
4.3	Oefencasus	40
5	**Cardiale afwijkingen**	**45**
5.1	Inleiding	45
5.2	Radiologische kenmerken	45
5.3	Oefencasus	49

6	**Het diafragma**	51
6.1	Inleiding	51
6.2	Radiologische kenmerken	51
6.3	Oefencasus	56

7	**Pleurale afwijkingen**	57
7.1	Inleiding	57
7.2	Radiologische kenmerken	58
7.3	Oefencasus	66

8	**Pleuravocht**	69
8.1	Inleiding	69
8.2	Radiologische kenmerken	69
8.3	Specifieke ziektebeelden	73
8.4	Oefencasus	78

9	**Atelectase**	81
9.1	Inleiding	81
9.2	Radiologische kenmerken	81
9.3	Oefencasus	84

10	**Diffuse parenchymafwijkingen**	91
10.1	Inleiding	91
10.2	Radiologische kenmerken	91
10.3	Oefencasus	100

11	**Focale longafwijking**	105
11.1	Inleiding	105
11.2	Radiologische kenmerken	105
11.3	Oefencasus	114

12	**Extrathoracale en benige afwijkingen**	117
12.1	Inleiding	117
12.2	Radiologische kenmerken	117
12.3	Oefencasus	122

13	**Thoraxfoto's na longchirurgie**	129
13.1	Inleiding	129
13.2	Radiologische kenmerken	129
13.3	Oefencasus	133

14	**De thoraxfoto op de Intensive Care**	135
14.1	Inleiding	135
14.2	Radiologische kenmerken	135
14.3	Specifieke ziektebeelden	139
14.4	Oefencasus	141

15	**Pneumonie**		143
	15.1	Inleiding	143
	15.2	Radiologische kenmerken	144
	15.3	Oefencasus	154
16	**Casuïstiek**		159
	Literatuur		183
	Register		184

Voorwoord

De thoraxfoto is een van de meest gebruikte diagnostische onderzoeken in de gezondheidszorg. De aanvragend arts krijgt veel informatie over pathologie die ten grondslag kan liggen aan de symptomen waarmee een patiënt zich presenteert. Het beoordelen van een thoraxfoto zou dan ook een basisvaardigheid voor elke in het ziekenhuis werkzame arts moeten zijn. Juist door de schat aan beschikbare informatie op de foto zijn de beoordeling en interpretatie van de bevindingen niet gemakkelijk.

In *De thoraxfoto, een stapsgewijze beoordeling* is een groot aantal veelvoorkomende afwijkingen opgenomen, maar ook minder frequent voorkomende ziektebeelden worden behandeld. Bij het interpreteren van de foto staat het toepassen van een systematische beoordeling, waarin alle aspecten van de thoraxfoto aan de orde komen, centraal. Op deze manier wordt de kans dat relevante bevindingen gemist worden geminimaliseerd.

Het boek is ingedeeld in zestien hoofdstukken: gedeeltelijk gerangschikt op anatomische structuren en gedeeltelijk naar het patroon van de afwijkingen. Elk hoofdstuk wordt afgesloten met een aantal oefencasussen. Aan het eind van het boek is een hoofdstuk met casuïstiek opgenomen waarin diverse afwijkingen gecombineerd voorkomen.

Met het oog op de leesbaarheid van het boek en om het niveau goed te laten aansluiten bij de doelgroep, hebben we een team van radiologen, longartsen, arts-assistenten en een coassistent gevraagd het boek te beoordelen. Wij willen hen danken voor hun kritische beschouwing van de teksten, foto's en fotoverslagen.

Tot slot willen wij alle collegae bedanken die actief hebben bijgedragen aan het verzamelen van de foto's voor dit boek. Zonder hen was het niet mogelijk geweest zo'n diversiteit aan pathologie te laten zien.

Maarten Tip
Sander de Hosson
Milan Pijl
Groningen, 1 februari 2012

Auteurs en leescommissie

Auteurs

DRS. M.J. TIP, LONGARTS I.O.
Martini Ziekenhuis, Groningen, afdeling Longziekten
DRS. S.M. DE HOSSON, LONGARTS
Wilhelmina Ziekenhuis, Assen, afdeling Longziekten
DR. M.E.J. PIJL, RADIOLOOG
Rijnstate Ziekenhuis, Arnhem, afdeling Radiologie en Nucleaire Geneeskunde

Leescommissie

Met dank aan de leescommissie:
MW. DRS. I.A.H. VAN DEN BERK
radioloog, Academisch Medisch Centrum, Amsterdam
MW. DRS. A.R. BIJSMANS
arts-assistent longziekten, Martini Ziekenhuis, Groningen
DR. J.A. BURGERS
longarts, Nederlands Kanker Instituut – Antoni van Leeuwenhoek Ziekenhuis, Amsterdam
MW. DR. I.J.C. HARTMANN
radioloog, Erasmus Universitair Medisch Centrum, Rotterdam
DR. R.E. JONKERS
longarts, Academisch Medisch Centrum, Amsterdam
MW. DRS. B.J. KNIPSCHEER
longarts i.o., Antonius Ziekenhuis, Nieuwegein
MW. PROF. DR. C.M. SCHAEFER-PROKOP
radioloog, Meander Medisch Centrum, Amersfoort
DRS. J. SPRAKEL
coassistent, Deventer Ziekenhuis, Deventer
DRS. R. VOSSENKAUL
radioloog i.o., Deventer Ziekenhuis, Deventer

1 Techniek

1.1 Inleiding

Röntgenstralen zijn in 1895 ontdekt door Wilhelm Conrad Röntgen, een Duits fysicus. Deze stralen doordringen het lichaam, maar door verschil in samenstelling van de weefsels is de absorptie dan wel penetratie niet uniform. Het verschil in absorptie creëert het röntgenbeeld. Zo absorberen de longen slechts weinig straling (zwart op de film of detector) en bot veel (wit op de film of detector). Vet, vocht en weke delen absorberen meer röntgenstralen dan lucht, maar minder dan bot, en zijn daarom grijs. De meeste longafwijkingen resulteren in een afname van de hoeveelheid lucht, waardoor deze te herkennen zijn aan een hogere densiteit (witter) binnen de relatief zwarte long. Een witte/wittere structuur wordt dens of (radi)opaak genoemd, en een donkere hypodens of (radio)lucent.

Vanaf de tijd waarin Röntgen leefde tot enkele jaren geleden werd het ontstane beeld vastgelegd op film. In Nederland wordt nu bijna overal gewerkt met digitale apparatuur, waarbij het beeld vanaf een detector wordt uitgelezen en vervolgens wordt opgeslagen in het PACS (*Picture Archiving and Communication System*).

Als de directe röntgenbundel weefsel raakt, ontstaat tevens secundaire straling, die zich in alle richtingen verspreidt. Als deze zogeheten strooistraling uiteindelijk de detector bereikt, veroorzaakt dit ruis, wat resulteert in een wazig en verwrongen beeld. Door het gebruik van een strooistralenrooster (ook wel het 'Bucky-rooster' genoemd) bereikt minder strooistraling de detector. Dit rooster is zo ontworpen dat het alleen de directe bundel doorlaat, waardoor de kwaliteit van het uiteindelijke beeld verbetert.

De stralingsdosis van de thoraxfoto is zeer beperkt (ongeveer 0,08 mSv (milliSievert)) en slechts een fractie van de jaarlijkse achtergronddosis (in Nederland ongeveer 2,2 mSv). Omdat sommige effecten van straling cumulatief zijn, moet röntgenstraling alleen gebruikt worden als daarvoor een indicatie bestaat. Zeker bij kinderen, adolescenten en mensen in de reproductieve leeftijd moet daarom kritisch naar het gebruik van röntgenstralen gekeken worden.

1.2 Conventionele thoraxfoto

De thoraxfoto is een van de meest uitgevoerde onderzoeken op een radiologieafdeling. De standaard 'frontale' thoraxfoto wordt in staande positie achter-voorwaarts (dus posteroanterior oftewel PA) gemaakt, waarbij de röntgenstralenbundel dus van achter naar voren gaat. Vrijwel altijd wordt dit onderzoek aangevuld met een dwarse (of laterale) opname. Bij zieke patiënten die niet kunnen staan, wordt het onderzoek zittend of liggend uitgevoerd, maar dan voor-achterwaarts (anteroposterior oftewel AP). Een laterale foto is in deze situatie niet mogelijk.

In principe worden alle thoraxfoto's gemaakt bij volle inspiratie. Op een technisch goede opname zijn de beide longen volledig afgebeeld, zowel in craniocaudale richting als links-rechts (PA en AP) of voor-achter (lateraal).

Tegenwoordig worden thoraxfoto's gemaakt met een hoog kilovoltage techniek (120-140 kVp), waardoor de benige structuren minder dens zijn en de longvelden beter beoordeelbaar.

Bij een juiste belichting zijn de tussenwervelruimten op een PA-foto door het mediastinum heen te onderscheiden. Een juiste belichting is belangrijk, want bij onderbelichting is er het risico dat normale vasculaire structuren overschat worden en bij overbelichting kunnen longafwijkingen verdwijnen door overpenetratie. Met de huidige digitale systemen is dit gelukkig een minder frequent probleem geworden. Anderszins schuilt er in de digitale systemen, waarmee instellingen achteraf aangepast kunnen worden, een risico. Door beeldmanipulatie kan een foto die vroeger duidelijk mislukt was, verbeterd zijn. Daardoor zal een slechte digitale opname, die maar spaarzaam diagnostische informatie bevat, goed lijken terwijl hij dat niet is. Dat maakt het extra belangrijk op de technische kwaliteitsindicatoren te letten.

De PA- en AP-opname worden zo bekeken dat de patiënt u 'aankijkt'; dat wil zeggen, dat rechts op de foto in werkelijkheid de linkerzijde van de patiënt is.

1.3 Meest gebruikte projecties

In deze paragraaf worden de meest gebruikte projecties nader toegelicht.

Posteroanterior (PA)

De patiënt wordt in staande houding met de borst tegen het wandstatief met daarin een detector geplaatst. Met de armen omgrijpt de patiënt het statief, zodat de scapulae wegdraaien naar de zijkant van de thorax.

De horizontale bundel komt vanaf dorsaal met een afstand van ongeveer 1,80 meter tussen röntgenbuis (= focus) en detector. Omdat de bundel divergeert (uitwaaiert), wordt dat wat dicht bij de detector ligt minder vergroot en scherper dan iets wat zich verder van de detector bevindt; zo kan op de PA-opname een goede indruk worden verkregen van bijvoorbeeld de grootte van het ventraal in de thorax gelegen hart.

1 Techniek

Kwaliteitsparameters:
- inspiratie: negen à tien ribben aan de dorsale zijde of vijf à zes ribben aan de ventrale zijde (fig. 1.1). Hierbij geldt dat tellen aan de dorsale zijde vaak gemakkelijker is;
- rotatie: wervelkolom in het midden, met een gelijke afstand van de mediale clavicula-uiteinden tot de processus spinosi (fig. 1.2);
- angulatie: mediale clavicula-uiteinde over vierde dorsale rib (fig. 1.1).

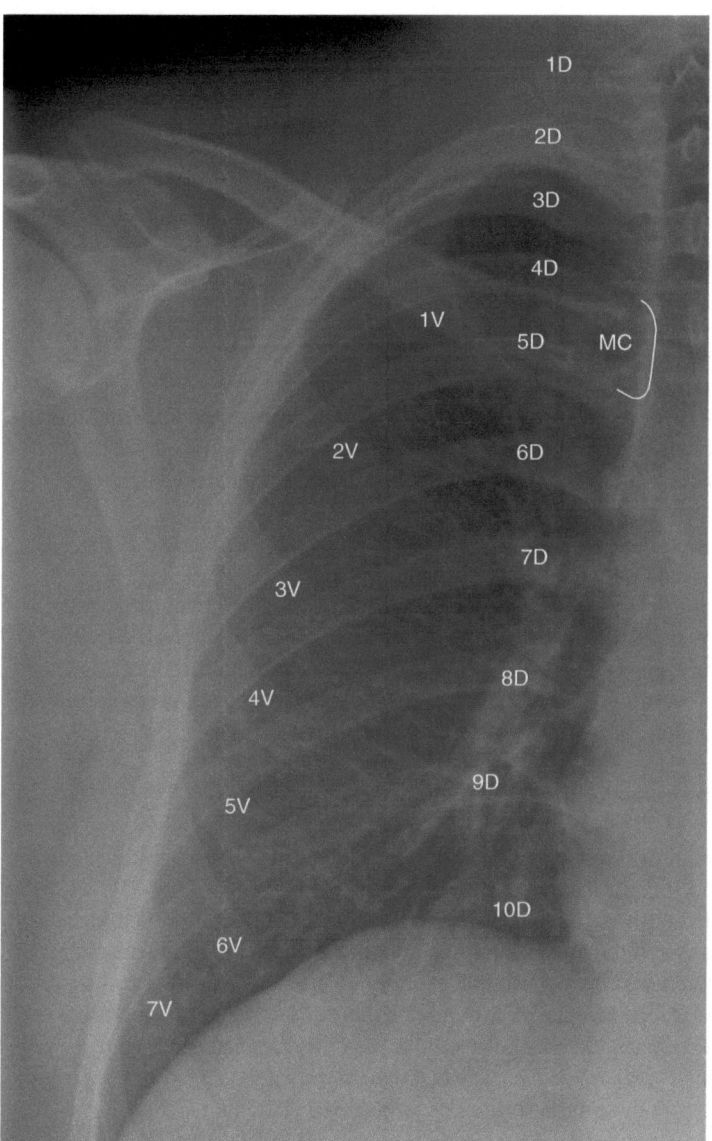

Figuur 1.1
Inspiratiestand en angulatie. De dorsale zijde (D) en de ventrale zijde (V) van de ribben zijn genummerd; mediale clavicula (MC).

Figuur 1.2
Rotatie. De processus spinosi hebben een vrijwel identieke afstand tot het linker en rechter mediale clavicula-uiteinde.

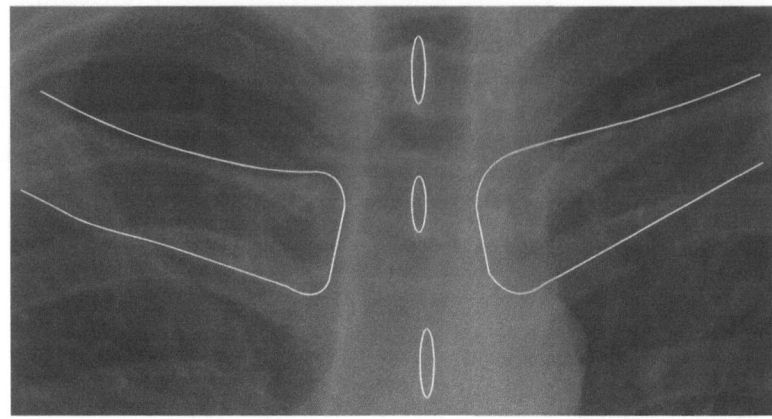

Lateraal

De patiënt wordt in staande houding met de linkerzij tegen de detector geplaatst en de armen worden geheven.

Net als bij de PA-opname geldt dat er rekening moet worden gehouden met de divergentie van de stralenbundel en het vergrotende effect hiervan. Om ook op de laterale opname een zo goed mogelijke indruk van de hartgrootte te krijgen, wordt de patiënt met de linkerzijde tegen de detector geplaatst.

Kwaliteitsparameters:
- inspiratie: niet goed te beoordelen. Overigens zal bij hyperinflatie de normale bolling van de diafragmata verdwijnen (of zelfs omkeren);
- rotatie: geen ribben voor het sternum. De rechter hemithorax, inclusief de ribben, wordt door de divergerende bundel groter geprojecteerd dan de linker, en zal dus op de foto de meest linkse zijn.

Anteroposterior (AP)

De patiënt bevindt zich direct voor de detector in zittende, halfzittende of liggende positie in stoel of bed.

In deze situatie mist het strooistralenrooster. Omdat dit onderzoek vaak noodgedwongen met mobiele (minder krachtige, lager kVp) apparatuur wordt gemaakt en met een korte focus-detector afstand, is het resultaat van dit onderzoek kwalitatief minder dan de PA-opname (verkregen beeld is minder scherp). De kortere afstand focus-detector geeft een hogere vergrotingsfactor, zeker voor het ventraal in de thorax gelegen hart. Meestal lukt het niet om de scapulae buiten de longvelden te draaien.

Kwaliteitsparameters:
- rotatie: wervelkolom in het midden, met een gelijke afstand van de mediale clavicula-uiteinden tot de processus spinosi.
- angulatie: mediale clavicula-uiteinde over vierde tot vijfde dorsale rib.

1 Techniek

1.4 Overwegingen

Wanneer een thoraxfoto technisch niet optimaal is, wordt naar de diagnostische kwaliteit gekeken voordat deze opnieuw wordt gemaakt. Hierbij dient aan twee zaken te worden gedacht:
1 het ALARA-principe (*As Low As Reasonbly Achievable*) met betrekking tot de stralingsdosis;
2 artsen behandelen patiënten en geen radiologische beelden.

Vaak zal een technisch mindere opname prima geschikt zijn voor de oplossing van het klinische probleem, en hoeft een kwalitatief mindere opname dus niet altijd opnieuw te worden gemaakt.

2 De normale thoraxfoto

2.1 Inleiding

In dit hoofdstuk behandelen we de beoordeling van de thoraxfoto stapsgewijs. Het is van belang om iedere foto gestructureerd te beoordelen, waarbij er een vaste volgorde wordt aangehouden bij het beoordelen van de verschillende structuren die op een foto kunnen worden herkend. Het afwerken van deze 'checklist' voorkomt dat onderdelen niet beoordeeld worden, of dat andere belangrijke bevindingen worden overgeslagen (*Satisfaction-Of-Search* oftewel SOS-fenomeen) omdat er al een afwijking is gevonden.

Bij de beoordeling van een foto van een patiënt heeft de beschikbaarheid van mogelijk eerdere foto's een grote toegevoegde waarde, omdat de huidige foto hiermee kan worden vergeleken.

2.2 Stapsgewijze beoordeling van de PA- of AP-thoraxfoto

In het hele boek houden we dezelfde stapsgewijze beoordeling van de thoraxfoto aan. De volgorde van de in dit boek beschreven systematiek kan naar wens veranderd worden, maar het is wel van belang dat alle onderdelen worden beoordeeld (tabel 2.1). Indien er in dit boek over links of rechts op de foto wordt geschreven, dan wordt bedoeld de linker- of rechterzijde van de patiënt. Een voorbeeldfoto die als normaal beschouwd wordt, is hier weergegeven om de beoordeling mee te oefenen (zie fig. 2.1).

Tabel 2.1	Stapsgewijze beoordeling van een thoraxfoto.
1	Identificatie van de patiënt en datum/tijd van opname
2	Technische aspecten van de foto, inspiratiestand en rotatie
3	Weke delen buiten de thorax en het skelet
4	Mediastinum en hili
5	Hart en begrenzingen
6	Diafragma en pleura
7	Longvelden
8	Conclusie

Figuur 2.1A
Zie figuur 2.1B.

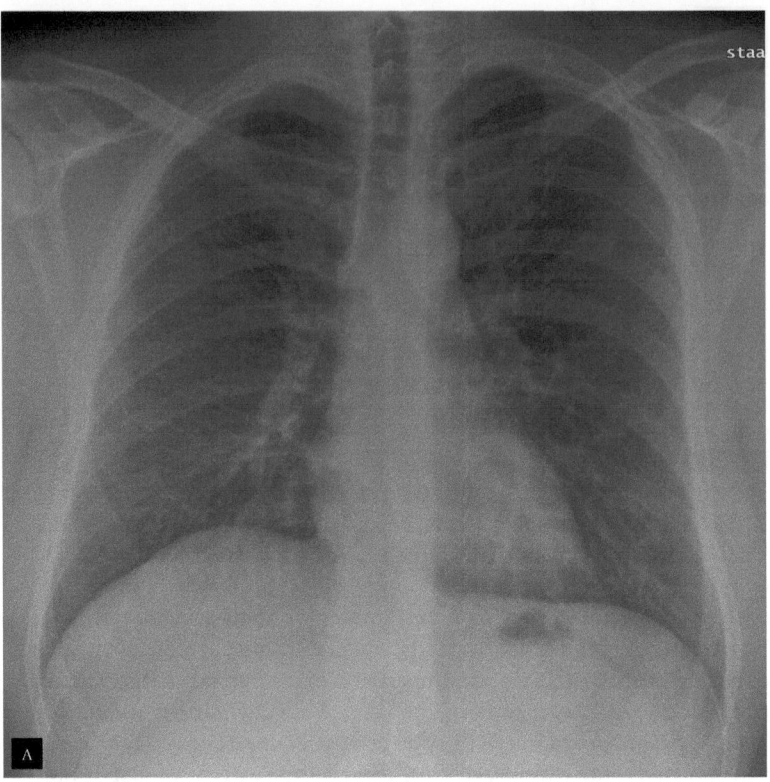

1 Identificatie van de patiënt en datum/tijd van opname

Ook met de huidige geautomatiseerde systemen is het van belang te controleren of het om de juiste foto van de juiste patiënt gaat. Controleer naam, geboortedatum en geslacht van de patiënt, en tevens de datum en zo nodig de tijd van de foto.

Schenk aandacht aan specifieke kenmerken die behulpzaam zijn bij patiëntidentificatie, zoals mammaprojectie, een pacemaker of metalen sternumhechtingen.

2 Technische aspecten van de foto, inspiratiestand en rotatie

U let op de gebruikte projectie (posteroanterior of anteroposterior). Vervolgens controleert u of de longen geheel zijn afgebeeld en wat de kwaliteit van de opname is. Daarbij let u op hardheid, rotatie en inspiratiestand. In hoofdstuk 1 worden de technische aspecten uitgebreider besproken.

In dit boek slaan we stap 1 en meestal ook stap 2 over en beginnen we de beoordeling dus met stap 3.

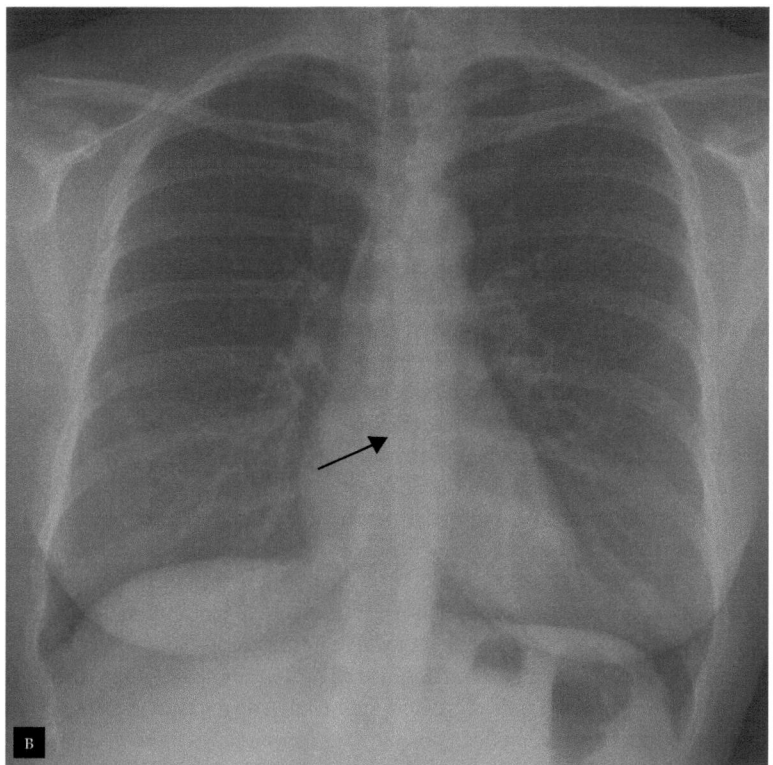

Figuur 2.1
A) De normale thoraxfoto.
B) is een vrouw, merk op dat de beschaduwing in de basale longvelden het gevolg is van (over)projectie van de mammae en dus niet berust op pathologie. Op deze opname is de azygo-oesofageale recessus duidelijk te herkennen (gemarkeerd met een pijl). In de linker cardiofrenische hoek is op beide opnamen enig pericardiaal vet.

3 Weke delen buiten de thorax en het skelet

Kijk naar alle weke delen buiten de thorax. Onder het diafragma is normaliter links lucht in de fundus van de maag te herkennen en soms ook lucht verspreid in enkele darmlissen. Let op vrij lucht onder het diafragma en een abnormaal kaliber en/of beloop van maag en darmlissen. Kijk daarna naar de buitenzijde van de patiënt. De contour van oksels en hals kan uitbochten door klierzwelling. Schenk bij vrouwen aandacht aan de mammae, die zich projecteren als densiteiten over de basale longvelden op de PA- en/of AP-opname. Bij zowel vrouwen als mannen kunnen de tepels zich als ronde densiteiten projecteren, kenmerkend is de scherpe buitencontour (door de overgang naar buitenlucht). Ook wratten kunnen zo zichtbaar worden.

Beoordeel vervolgens de zichtbare benige structuren: het proximale deel van de humeri, de scapulae, de claviculae, de wervelkolom en tot slot de ribben. Om de ribben goed te kunnen beoordelen kan het handig zijn de foto een kwartslag te draaien. Let op asymmetrie tussen links en rechts van de intercostaalruimten; dit kan wijzen op volumeverlies of pijn.

4 Mediastinum en hili

Nu begint pas het beoordelen van de inhoud van de thorax; allereerst het mediastinum. Het mediastinum bevat de trachea, oesofagus, een aantal grote vaten, lymfeklieren en het hart. Binnen de mediastinale contouren zijn deze structuren, behoudens de lucht bevattende trachea, niet afzonderlijk zichtbaar. Door pathologie die aanleiding geeft tot vergroting kan de mediastinale contour veranderen en de afwijking zichtbaar worden.

De ruimte tussen genoemde mediastinale structuren wordt voornamelijk opgevuld met vet. De grens tussen long en mediastinum wordt gevormd door de pleura.

Een toename van de breedte van het mediastinum duidt op pathologie. Aan de rechterkant wordt het bovenste mediastinum begrensd door de rechter paratracheale lijn, ook wel het tracheabandje genoemd. Deze lijn wordt gevormd door de pariëtale en viscerale pleura, de tracheawand en vet. Het tracheabandje is te herkennen als de lineaire verdichting van 1 tot 4 mm breed tussen de lucht in de trachea en de lucht in de rechterlong. Aan de craniale zijde is het te volgen tot de hoogte van de clavicula; aan de onderzijde gaat het over in de schaduw van de vena azygos.

De linker paratracheale lijn wordt gevormd door dezelfde structuren als aan de rechterzijde plus meerdere grote vaten. Omdat het kaliber en de projectie van deze vaten wisselt per individu, is links geen normale dikte aan te geven.

Door het hart is vaak een glooiende verticale lijn te herkennen die zich over de wervelkolom projecteert. Dit wordt de azygo-oesofageale recessus genoemd. Deze wordt zichtbaar doordat de structuren in het retrocardiale mediastinum een hogere densiteit hebben dan de daaraan grenzende rechteronderkwab. Indien deze lijn aan de bovenzijde afwijkend verloopt of niet te herkennen is, moet gedacht worden aan lymfadenopathie, vergroting van het linkeratrium of oesofaguspathologie. Indien de lijn vlak boven het diafragma onderbroken is of afwijkend verloopt, gaat het bijna altijd om oesofageale pathologie, met als frequentste oorzaak een hernia diaphragmatica. De azygo-oesofageale recessus is duidelijk herkenbaar in figuur 2.1.

De trachea bevindt zich normaliter in of net rechts van de mediaanlijn op de PA- of AP-opname. Druk van de ene kant (bijvoorbeeld door een struma of grote hoeveelheid pleuravocht) of tractie van de andere kant (door bijvoorbeeld atelectase) zijn redenen voor deviatie van de trachea.

Identificeer de carina en de hoek die de linker- en rechterhoofdbronchus ten opzichte van elkaar maken. Deze hoek wordt vergroot door subcarinale klierpathologie of doordat het hart (meestal linkeratrium) vergroot is en de linkerhoofdbronchus omhoog duwt. Normaal staat de rechterhoofdbronchus meer naar beneden gericht dan de linkerhoofdbronchus.

De aortaknop is goed te herkennen als een ronde densiteit in het mediastinum superius. Bij verreweg de meeste mensen bevindt deze zich links. De open ruimte tussen aortaknop en linker arteria pulmonalis is het aortopulmonale venster, vaak een plaats voor pathologische klieren.

Na beoordeling van het mediastinum volgt die van de hili. Deze bestaan uit bronchiën, pulmonale arteriële en veneuze vaten en lymfeklieren, en vormen de verbinding tussen mediastinum en long. Positie, grootte en begrenzing van de hili worden bekeken. Meestal (97%) ligt de linkerhilus iets hoger dan de rechterhilus. Vaten projecteren zich als dense (witte) structuren; afhankelijk van hun projectie zijn ze zichtbaar als buizen (lengteprojectie) of als rondjes (dwarse projectie). Van normale bronchiën zijn alleen de wanden te zien (de lucht centraal is niet te zien), mits de bronchus groot genoeg is. De centrale bronchiën zijn net als vaten afhankelijk van hoe ze geprojecteerd worden te zien als spoorrails (lengteprojectie) of cirkels (dwarse projectie). Fysiologisch aanwezige lymfeklieren zijn niet te zien.

5 Hart en begrenzingen

Analoog aan de positie van de aortaknop wordt de positie van het hart beoordeeld, uiteraard vrijwel altijd links van het midden in de thorax. Normaal kent het hart een scherpe begrenzing met het luchthoudende longweefsel. Onder- en bovenzijde van het hart zijn slecht te identificeren, omdat zij overgaan in andere weke delen, respectievelijk diafragma en buikorganen en het mediastinum. Indien de linker- of rechtercontour niet meer zichtbaar is, pleit dat voor een afwijking in de aangrenzende longgebieden (zie paragraaf 7 Longvelden). In de cardiofrenische hoek kan de hartcontour onscherp worden door de aanwezigheid van pericardiaal vet; dit pericardiaal vet is te herkennen als een weinig dense, redelijk scherp begrensde structuur (fig. 2.1). De rechter hartcontour kan niet herkenbaar zijn door veranderde projectie bij bijvoorbeeld een pectus excavatum.

De linker hartcontour wordt voornamelijk gevormd door het linkerventrikel, en de rechtercontour door het rechteratrium. Na vaststelling van de linker- en rechterbegrenzing van het hart kan een inschatting van de hartgrootte worden gemaakt. Dit wordt de cor-thorax-ratio (CTR) genoemd en mag op een PA-opname maximaal de helft zijn van de maximale diameter van de thorax (zie fig. 2.4). De sensitiviteit en specificiteit van de CTR voor hartfalen is echter laag.

In figuur 2.2 en 2.3 is schematisch weergegeven waar de diverse componenten van het hart op zowel de PA- als de laterale thoraxfoto liggen.

6 Diafragma en pleura

Normaliter is het diafragma zelf op een thoraxfoto niet zichtbaar. De scherpe overgang tussen lucht in de long en de inhoud van de buik representeert het diafragma. Meestal staat het rechter hemidiafragma iets hoger dan het linker. De normale diafragmakoepel projecteert zich als een koepel concaaf naar boven, zoals de naam al aangeeft.

Normaal gesproken is ook de pleura, uitgezonderd bij de fissuren, niet zichtbaar op de foto. De pleura is het vlies dat om beide longen ligt en uit twee lagen bestaat: de pleura parietalis (borstvlies) en de pleura visceralis (longvlies). De ruimte tussen beide vliezen wordt de pleuraholte genoemd en bevat in een normale situatie een zeer dunne laag pleuravocht, die ervoor zorgt dat de pleurabladen ten opzichte van elkaar kunnen bewegen.

Als de pleura wel te herkennen is op de thoraxfoto, dan is dit per definitie afwijkend. Controleer de pleura door de rand van de gehele long te vervolgen en te zien of de long overal direct tegen de thoraxwand ligt. Pleurale

Figuur 2.2
Positie van cardiale structuren.

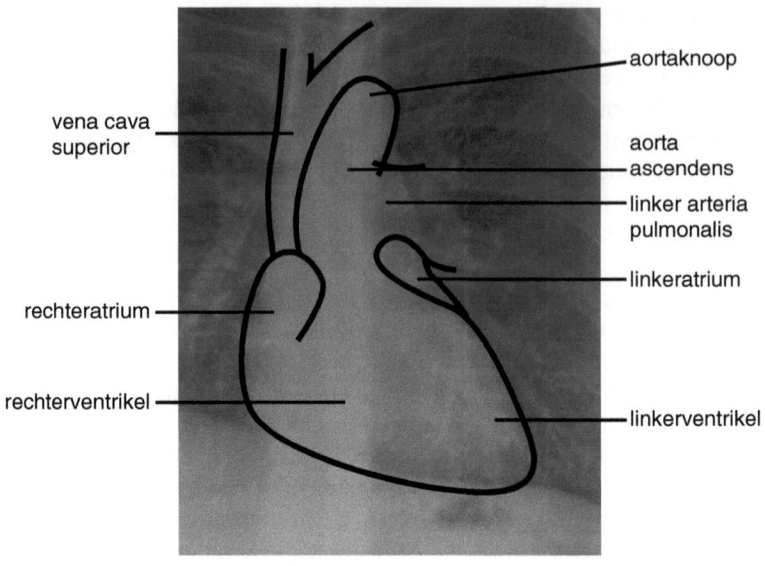

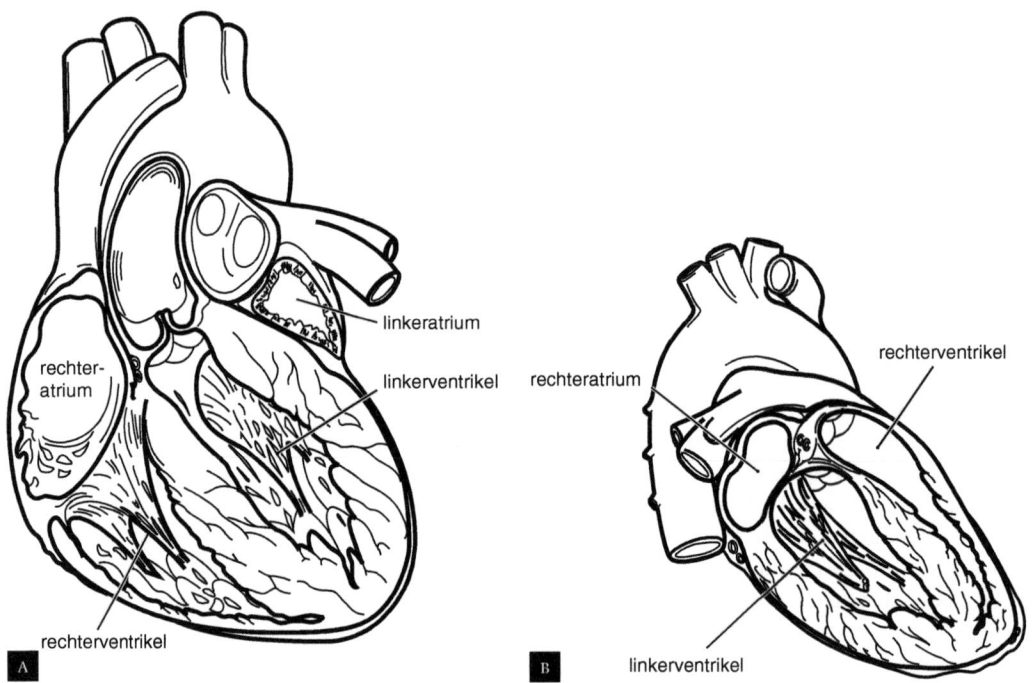

Figuur 2.3
Anatomische positie van het hart. A) Een AP- of PA-opname; B) de laterale thoraxfoto.

2 De normale thoraxfoto

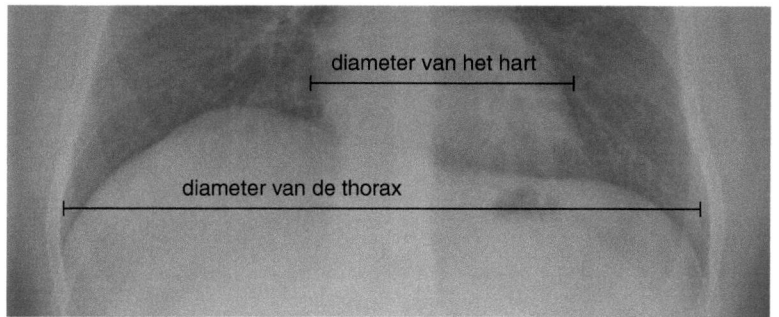

Figuur 2.4
Voorbeeld van bepalen van de cor-thorax-ratio (CTR).

afwijkingen kunnen ook op het diafragma liggen of tegen het mediastinum aan gelokaliseerd zijn

Tussen de diverse kwabben van beide longen bevinden zich fissuren. Dit zijn dubbelbladen van de pleura visceralis. Als ze tangentieel op de foto zijn gezet, projecteren zij zich als een dunne, dense lijn. Op de PA- en/of AP-foto is veelal alleen de fissura minor, de fissuur tussen rechter bovenkwab en middenkwab te zien (fig. 2.5).

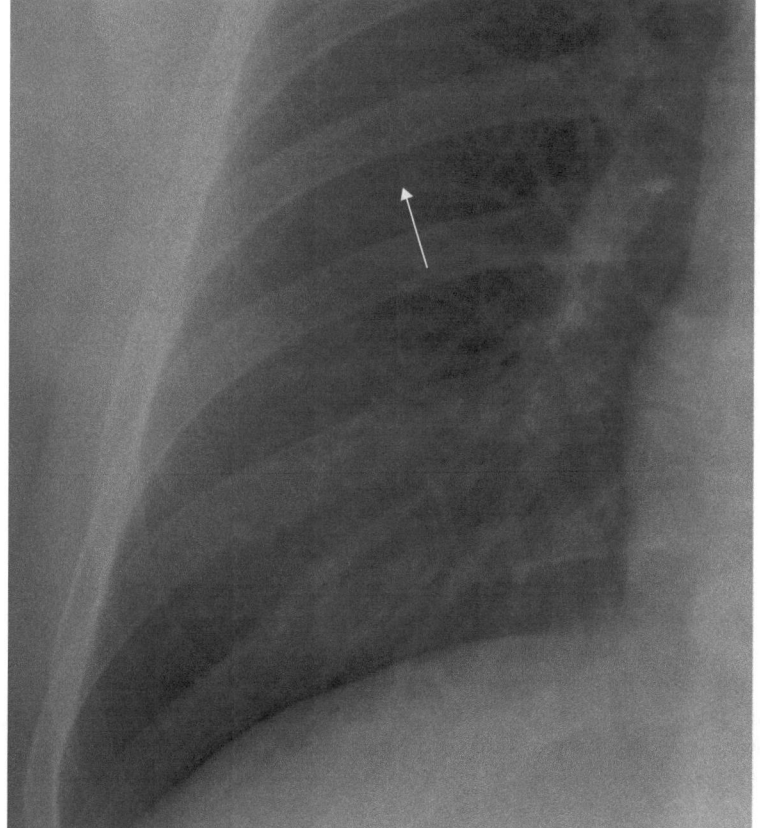

Figuur 2.5
PA-opname. De fissura minor, de fissuur tussen de rechter bovenkwab en middenkwab.

Figuur 2.6A
Voorbeeld van een normale laterale opname bij een man. De uitsnede, die in figuur 2.8 uitvergroot is weergegeven, is hier gemarkeerd. Merk op dat de opname iets geroteerd is (achterste ribben over elkaar heen geprojecteerd en delen van rib(kraakbeen) zijn zichtbaar ventraal van sternum).

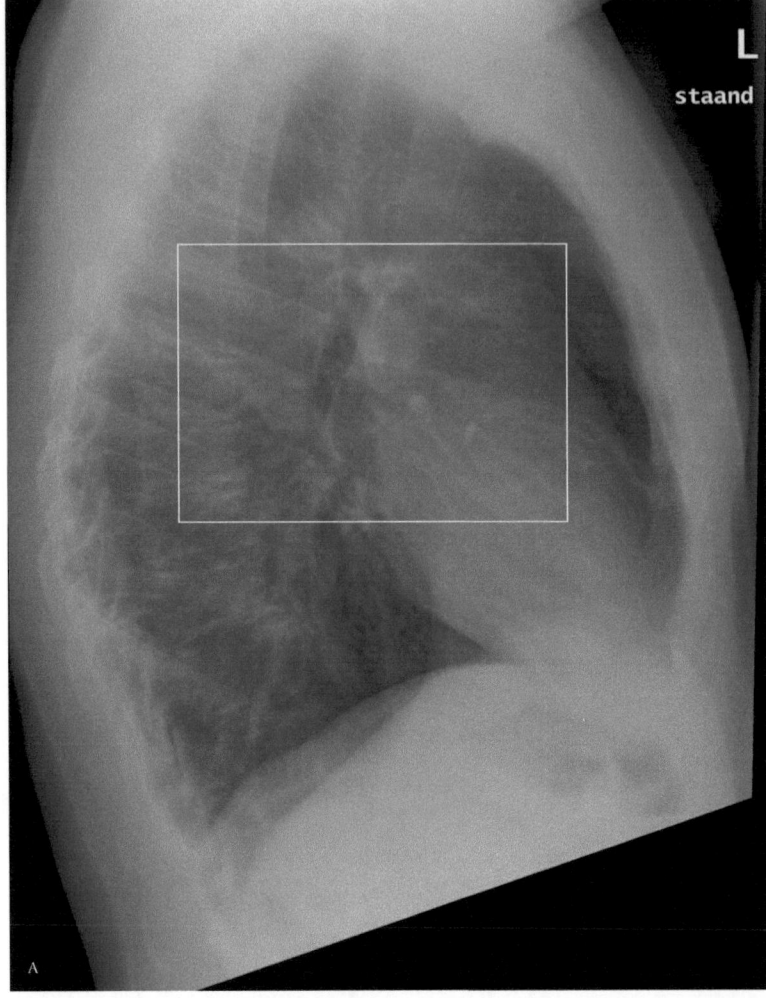

De sinus pleurae, de normaliter scherpe hoek tussen thoraxwand en diafragmakoepel (costofrenische hoek), behoort de normale lucentie van longweefsel te hebben ('leeg' te zijn).

7 Longvelden

Nu pas worden de longvelden beoordeeld. Ofschoon variatie in de volgorde van een systematische beoordeling van de thoraxfoto mogelijk is, blijft het verstandig de longvelden als laatste te beoordelen.

Uiteraard wordt in aansluiting op de vaten vanuit de hili gekeken naar de vasculaire tekening (kaliber, distributie en hoeveelheid vaten). Normaliter is het kaliber van de vaten in de ondervelden groter dan in de bovenvelden; dit wordt veroorzaakt door de zwaartekracht. De vaten zijn gelijk-

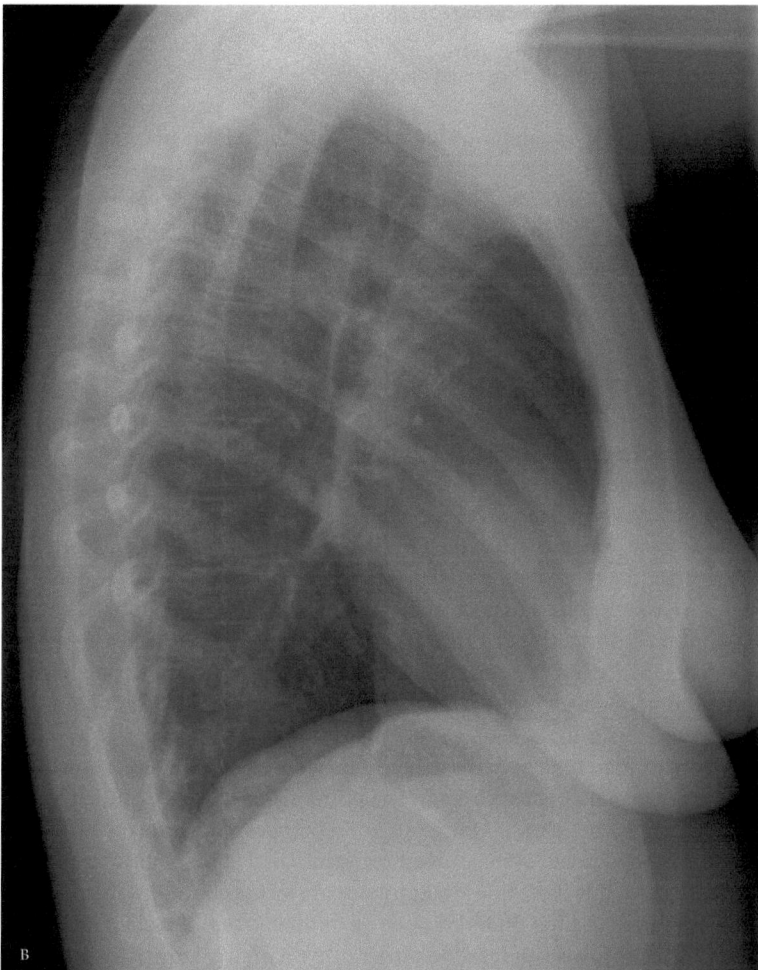

Figuur 2.6B
Voorbeeld van laterale thoraxfoto bij een vrouw. Let op het verschil met figuur 2.6A: deze opname is goed gemaakt.

matig verdeeld over de longen en vanaf de hilus te volgen tot ongeveer 2 cm vanaf de pleura.

Behoudens de projectie van vaten, bronchiën en fissuren is de long leeg. Beoordeel de longvelden zorgvuldig op het bestaan van verdichtingen.

2.3 Stapsgewijze beoordeling van de laterale thoraxfoto

Bij het beoordelen van de laterale foto wordt dezelfde systematiek gebruikt als bij het beoordelen van de PA- en AP-opname. In de praktijk wordt bij het beoordelen per onderdeel geschakeld tussen de PA- en laterale opnamen, waarna wordt overgegaan tot het volgende onderdeel van de beoordeling. Om het overzicht te bewaren, beschrijven we de laterale foto hier separaat. In de rest van het boek vindt de beoordeling van de laterale opname tegelijk met de PA-opname plaats.

De stappen 1 en 2 worden niet apart besproken.

3 Weke delen buiten de thorax en skelet

Ook op de laterale opname wordt gezocht naar lucht in de maag (identificatie linker hemidiafragma) of het colon. Beoordeel de weke delen ook op subcutaan emfyseem of wekedelenzwellingen.

Op de laterale foto kan een goede indruk van de wervels en het sternum verkregen worden. Ribben, claviculae en scapulae zijn meestal niet of nauwelijks te beoordelen op de laterale opname.

4 Mediastinum en hili

De laterale opname kan gebruikt worden voor een nadere plaatsbepaling van een mediastinale afwijking gezien op de PA-opname. Het mediastinum wordt onderscheiden in een voorste, middelste en achterste mediastinum. Dit onderscheid is niet gebaseerd op zuiver anatomische grenzen, maar op de pathologie, omdat afwijkingen in elk compartiment een eigen specifieke differentiaaldiagnose hebben. Het voorste mediastinum is aan de voorzijde begrensd door het sternum. De grens tussen het voorste en middelste mediastinum vindt u door een lijn te trekken anterior van de trachea en achter de vena cava inferior. De grens tussen het middelste en achterste mediastinum vindt u door een lijn te trekken 1 cm achter de voorste begrenzing van de wervels (zie fig. 2.7).

De hili kunnen vaak goed onderscheiden worden op de laterale opname (fig. 2.8). Ventraal ligt de rechter arteria pulmonalis, dorsaal de linker arteria pulmonalis. Ook de aftakking van de rechter bovenkwab bronchus kan vaak herkend worden, evenals de achterwand van de bronchus intermedius (het stuk bronchus tussen de aftakking van de rechter bovenkwab en de splitsing van de rechter onderkwab en de middenkwab). Tot slot ziet u een 'open' gedeelte aan de onderzijde van de hilus, dat bij hilaire pathologie opgevuld kan zijn.

5 Hart en begrenzingen

De hartgrootte wordt ook op de laterale opname beoordeeld. Bij een vergrote hartschaduw op de PA-opname geeft de laterale opname aanvullende informatie over welk deel vergroot is, wat een suggestie kan opleveren voor de diagnose. De dorsale contour van het hart wordt bepaald door het linkeratrium, de caudale zijde door het linkerventrikel, het anterocraniale gedeelte door het rechterventrikel. Het korte stukje thoracale vena cava inferior projecteert zich als een concave lijn achter-onder het hart (fig. 2.9).

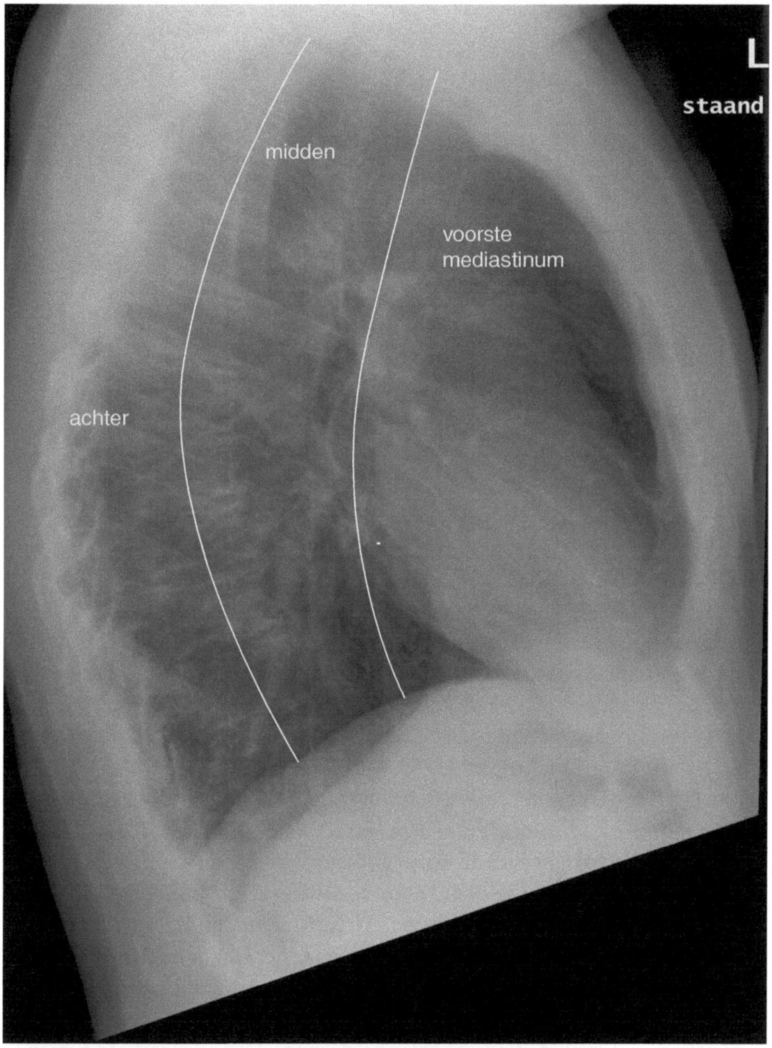

2 De normale thoraxfoto

Figuur 2.7
Indeling mediastinum.

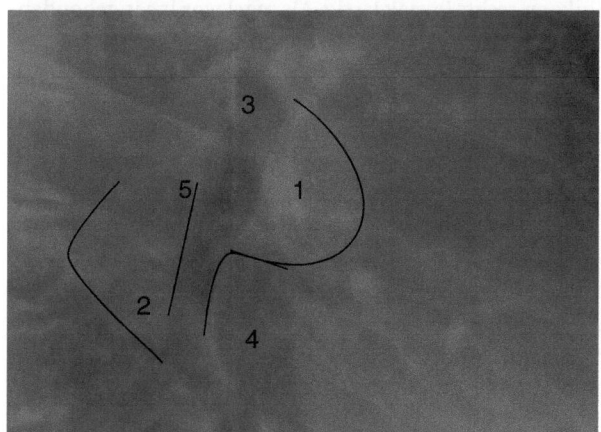

Figuur 2.8
Herkenbare structuren rond hili: 1) rechter arteria pulmonalis; 2) linker arteria pulmonalis; 3) bronchus rechter bovenkwab (RBK); 4) hilus 'opening'; 5) achterwand bronchus intermedius.

Figuur 2.9
Het herkennen van het linker- en rechterdiafragma op de laterale opname. 1) geeft aan waar het linkerdiafragma niet meer van het hart te onderscheiden is; 2) geeft aan dat het rechterdiafragma groter wordt geprojecteerd. De contour van de vena cava inferior wordt geprojecteerd als een verticale lijn (zie pijl).

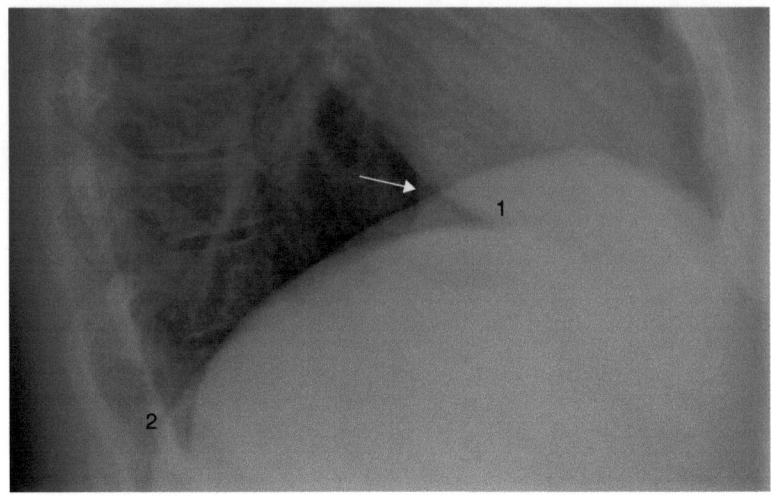

6 Diafragma en pleura

Ook op de laterale thoraxfoto zijn beide hemidiafragmata meestal te herkennen als twee scherp begrensde koepels, die in een normale situatie naar boven toe concaaf zijn.

Het is soms lastig te onderscheiden welke lijn welk hemidiafragma voorstelt. Met de volgende hulpmiddelen lukt het vaak uiteindelijk wel. Ten eerste ligt het hart op het linker hemidiafragma – het hemidiafragma dat aan de ventrale zijde niet afgrensbaar is, zal dan dus het linker zijn. Ten tweede staat de patiënt met de linkerzijde tegen de detector en zal het rechter hemidiafragma (en de ribben) door de divergerende bundel groter worden afgebeeld (zie fig. 2.9). Ten derde kan lucht in de fundus van de maag gebruikt worden – vrijwel altijd zit deze onder het linker hemidiafragma.

Ook op de laterale opname is een gezonde pleura niet zichtbaar. Op de laterale opname zijn verschillende fissuren vaak wel goed te zien, de fissura minor rechts en de fissura major beiderzijds. Het onderscheid tussen de fissura major links en rechts is vaak lastig. Als regel wordt aangehouden dat de fissuur van links wat meer dorsaal eindigt op het diafragma dan de fissuur van rechts (fig. 2.10); in de tekening is het globaal verloop van de fissuren aangegeven.

Als er na het beoordelen van de PA-opname twijfel bestaat of een verdichting pleuraal of intrapulmonaal gelokaliseerd is, dan is dit op een laterale opname vaak alsnog te onderscheiden. Een laterale opname is dikwijls zeer verhelderend als het op een PA-opname moeilijk is om onderscheid te maken tussen hoogstand van een hemidiafragma en pleuravocht.

Conform de PA- en AP-opname behoort de sinus pleurae leeg te zijn en een scherpe hoek te vormen tussen diafragmakoepel en thoraxwand. Aan de ventrale zijde is deze niet altijd zichtbaar, aan de dorsale zijde wel. Indien er pleuravocht is, is dit veelal de eerste plaats waar het te zien is.

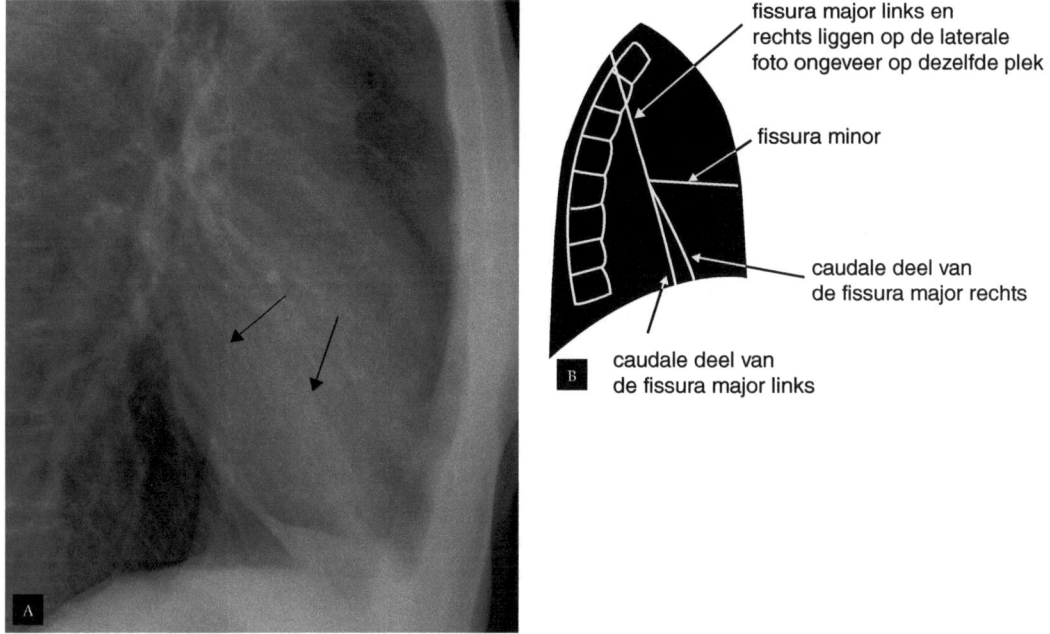

Figuur 2.10
Positie van de fissuren. A) Er zijn twee fissuren te zien over het hart geprojecteerd (zie pijlen). De fissuur die meer dorsaal op het diafragma aankomt, is het meest waarschijnlijk de linker fissuur. De tekening (B) geeft schematisch het verloop van de fissuren op de laterale foto weer.

7 Longvelden

Ook nu weer worden de longvelden pas aan het eind beoordeeld. Afgezien van de algemene beoordeling, is hier een aantal hulpmiddelen beschikbaar. Normaliter neemt de densiteit over de wervelkolom van boven naar beneden, tot aan het diafragma, geleidelijk af. Verder dient een aantal plaatsen luchthoudend te zijn: de retrosternale, retrotracheale en retrocardiale ruimte.

Doordat op de laterale opname beide longen over elkaar heen geprojecteerd worden, ontstaat er summatie van de projecties. Hierdoor wordt subtiele pathologie, zoals sommige interstitiële longziekten, vaak beter zichtbaar op de laterale opname.

Conclusie

Tot slot wordt een conclusie geformuleerd, waarin uiteraard de bevindingen van de diverse opnamen worden geïntegreerd. Een goede conclusie is kort en helder en beantwoordt bovendien de klinische vraagstelling.

2.4 Basisbegrippen pathologie en terminologie

Luchtbronchogram

Normaliter zijn bronchiën, uitgezonderd de grotere centrale, niet zichtbaar op de thoraxfoto. Men spreekt van een luchtbronchogram als de luchtwegen wel zichtbaar zijn op de thoraxfoto. Hierbij worden de met lucht gevulde luchtwegen omgeven door alveoli die niet meer luchthoudend zijn, waardoor ze als lucente structuren zichtbaar worden ten opzichte van het longparenchym. Dit is per definitie een pathologische situatie en wijst meestal op een consolidatie van longweefsel.

Projectie

Omdat de thoraxfoto, indien mogelijk, in twee richtingen wordt gemaakt, worden fysiologische en pathologische structuren op twee manieren afgebeeld. Men spreekt van 'en face' als iets van voren (achteren) wordt geraakt door de stralenbundel en 'tangentieel' als het zijdelings wordt afgebeeld. Een bloedvat vormt dus en face op de thoraxfoto een rondje en tangentieel een buisje.

Silhouetteken

Bij het beoordelen van de longvelden wordt gekeken of alle contouren van organen die grenzen aan de long nog goed afgegrensd zijn. Indien een silhouet niet meer afgrensbaar is, is het normale verschil in absorptie van de röntgenstralen tussen de luchthoudende long en het orgaan opgeheven. Dit wordt een positief silhouetteken genoemd en is vrijwel altijd het gevolg van een longafwijking waarbij de long minder luchthoudend is geworden.

Afhankelijk van waar dit silhouetteken optreedt, kan de longafwijking worden gelokaliseerd (tabel 2.2).

Overigens geeft niet elke afwijking in een kwab een positief silhouetteken. In dat geval is soms de positie van de afwijking ten opzichte van de fissuren behulpzaam bij de plaatsbepaling.

2.5 Beperkingen en leeftijdafhankelijke veranderingen

Beperkingen van de thoraxfoto

De X-thorax is vaak normaal bij longembolieën (zonder longinfarct) en kan dus zeker niet gebruikt worden om een longembolie aan te tonen of uit te sluiten. Een thoraxfoto kan natuurlijk wel aanwijzingen geven voor een eventueel alternatieve diagnose als verklaring voor de klachten.

Ook bij astma is de thoraxfoto vaak niet afwijkend; eventuele hyperinflatie correleert slecht met de ernst van de exacerbatie. Hetzelfde geldt voor

Tabel 2.2	Relatie aangedaan silhouet en aangrenzende longkwab op AP- of PA-opname.
niet herkenbaar silhouet	betrokken longkwab
mediastinum superius rechts	rechter bovenkwab
rechter hartcontour	middenkwab
rechter hemidiafragma*	rechter onderkwab
mediastinum superius links, incl. aortaknop	linker bovenkwab
linker hartcontour	lingulasegmenten van de linker bovenkwab
linker hemidiafragma*	linker onderkwab
aorta descendens	linker onderkwab

* Ook op de laterale opname geldt dat een positief silhouetteken van een hemidiafragma wijst op een longafwijking in de ipsilaterale onderkwab.

emfyseem: hoewel er één of meerdere kenmerken van emfyseem zichtbaar zijn, komen die slecht overeen met de ernst ervan. Uitspraken over de ernst van emfyseem moeten dan ook niet op grond van de X-thorax worden gedaan.

Een myocardinfarct leidt niet tot afwijkingen op de thoraxfoto. Secundaire pathologie, zoals hartfalen of later in het beloop bijvoorbeeld het ontstaan van een aneurysma cordis, of een afwijkende hartcontour, kan wel gezien worden op de X-thorax.

De detectie van pleuravocht op de thoraxfoto is sterk afhankelijk van de houding waarin de foto is gemaakt. Minder dan 50 ml pleuravocht is eigenlijk nooit zichtbaar – zie verder hoofdstuk 8.

Overwegingen bij kinderen

Net als bij volwassenen wordt de thoraxfoto bij kinderen gemaakt gedurende inspiratie. Bij kleine kinderen wordt vrijwel altijd een AP-opname gemaakt. Een laterale opname wordt bij kinderen meestal achterwege gelaten, dit vanwege de afweging tussen blootstelling aan straling en de extra opbrengst van een laterale opname bij de pathologie die bij kinderen te verwachten is.

Gedurende de eerste drie jaar is het mediastinum superius relatief breed ten gevolge van de thymus; daarna neemt de diameter geleidelijk af. Onder invloed van fysieke stresssituaties kan het volume van de thymus tijdelijk afnemen. De thymusgrootte kan dus variëren tussen opeenvolgende opnamen.

Bij jonge kinderen zijn de longen relatief klein. Anderzijds zijn de gevolgen van hyperinflatie (naar buiten uitpuilen van de pleurale contour tussen de ribben en afvlakking van de diafragmata) snel zichtbaar bij dyspneuische kinderen.

In dit boek komen verdere specifiek kinderradiologische aspecten niet aan bod.

Overwegingen bij ouderen

Met het stijgen van de leeftijd ondergaat ook de thorax veranderingen, uiteraard individueel sterk variërend. In de thoracale wervelkolom, waarvan de kalkhoudendheid afneemt, ontstaan degeneratieve veranderingen, bijvoorbeeld verbening van ligamenten en spondylofyten. Een spondylofyt kan aanleiding geven tot een densiteit op de foto die soms maar lastig te onderscheiden is van een longhaard.

Het ribkraakbeen kan in sterk wisselende mate verkalken, waardoor het soms maar moeilijk te differentiëren is van vooral pleurale afwijkingen. De vorm (in het verloop van de rib) en het voorkomen op andere niveaus kunnen helpen bij het maken van dit onderscheid.

Ook het kraakbeen in de grotere luchtwegen kan verkalken, te herkennen aan verkalkte ringen in het verloop van trachea en grote bronchiën.

Door veranderingen in de vaatwand kunnen de grote arteriële vaten gaan 'ontrollen'. Het prominentst is dit het geval bij de thoracale aorta, die daardoor zowel links (aortaknop en aorta descendens) als rechts (aorta ascendens) buiten de normale mediastinale contour kan uitpuilen. Dit kan, maar hoeft niet, gepaard te gaan met atherosclerotische verkalkingen.

3 Mediastinum

3.1 Inleiding

Het mediastinum bevat de trachea, oesofagus, een aantal grote vaten, lymfeklieren, het hart en vet. Binnen de mediastinale contouren zijn deze structuren, behoudens de lucht bevattende trachea, niet afzonderlijk zichtbaar. Door pathologie aan deze structuren kan de mediastinale contour veranderen en de afwijking zichtbaar worden.

Het mediastinum wordt onderscheiden in een voorste, middelste en achterste mediastinum. Dit onderscheid is niet zozeer gebaseerd op zuiver anatomische grenzen, als wel op de pathologie, omdat afwijkingen in elk compartiment een eigen specifieke differentiaaldiagnose hebben.

Het voorste mediastinum wordt aan de voorzijde begrensd door de achterkant van het sternum. Aan de achterzijde wordt de grens gevormd door de voorkant van de trachea en de achterwand van de vena cava inferior.

Het achterste mediastinum is het gedeelte dorsaal gelegen van een denkbeeldige lijn die getrokken wordt 1 cm achter de voorste begrenzing van de wervelkolom.

Het middelste mediastinum is het gedeelte dat zich hiertussen bevindt (fig. 3.1). In deze ruimte bevinden zich onder andere de trachea, oesofagus, aorta en truncus pulmonalis en de lymfeklieren.

3.2 Radiologische kenmerken

Tumoren

Tumoren zijn frequent een oorzaak van mediastinale pathologie. Hun differentiaaldiagnose hangt sterk af van de positie in het mediastinum. Een klassieke indeling van tumoren in het voorste mediastinum zijn de vier T's: teratoom (tegenwoordig kiemceltumor genoemd), thymoom, thyroïd tumor en *terrible lymphoma*. Tumoren in het middelste mediastinum gaan vaak uit van de oesofagus of lymfeklieren (primair en secundair). Tumoren in het achterste mediastinum zijn vaak neurogeen van origine.

Figuur 3.1
Indeling mediastinum.

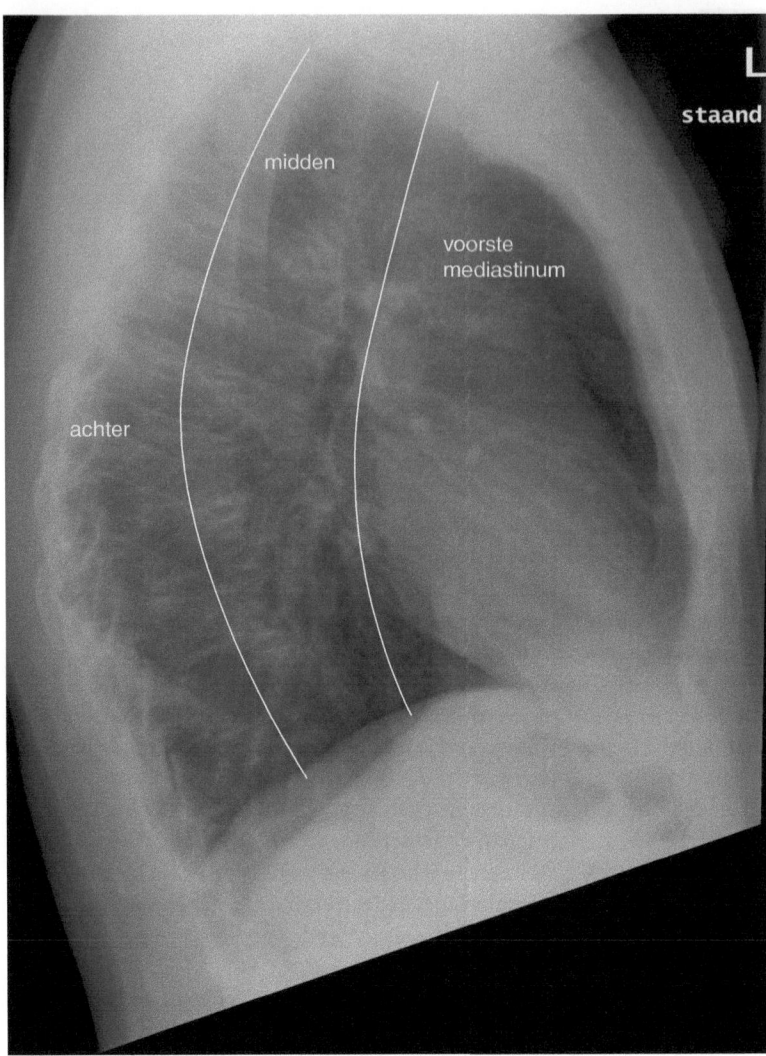

Genoemde mediastinale tumoren hebben uiteraard zowel een benigne als een maligne differentiaaldiagnose, met als frequent voorkomende mediastinale tumor het multinodulaire struma (zie fig. 3.2).

Om te bepalen of een tumor in de long of het mediastinum is gelokaliseerd, bepaalt men eerst de ligging van de tumor op de PA- en laterale opname. Uiteraard is op deze opnamen vaak ook de positie van de tumor binnen het mediastinum vast te stellen.

Bij een tumor die tegen het mediastinum aangelegen is, is de hoek die de afwijking met de pleura (op het mediastinum) maakt een belangrijke aanwijzing. Een stompe hoek, waarbij de pleura opgetild wordt, pleit voor een mediastinale afwijking. Een scherpe hoek past bij een pulmonale laesie (zie fig. 3.3).

3 Mediastinum

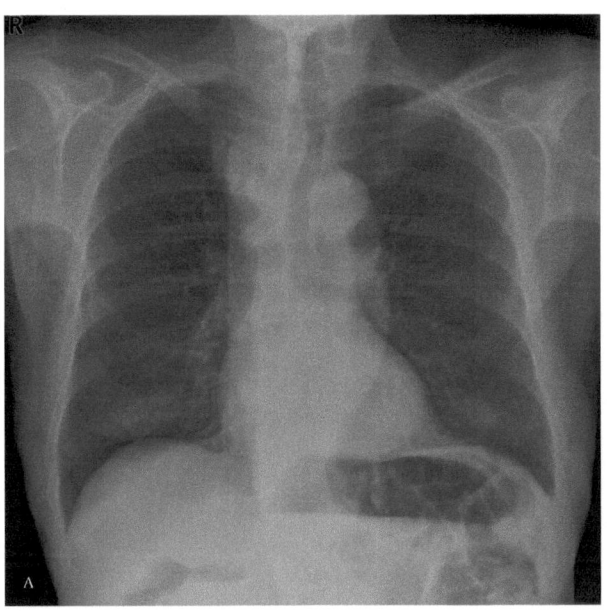

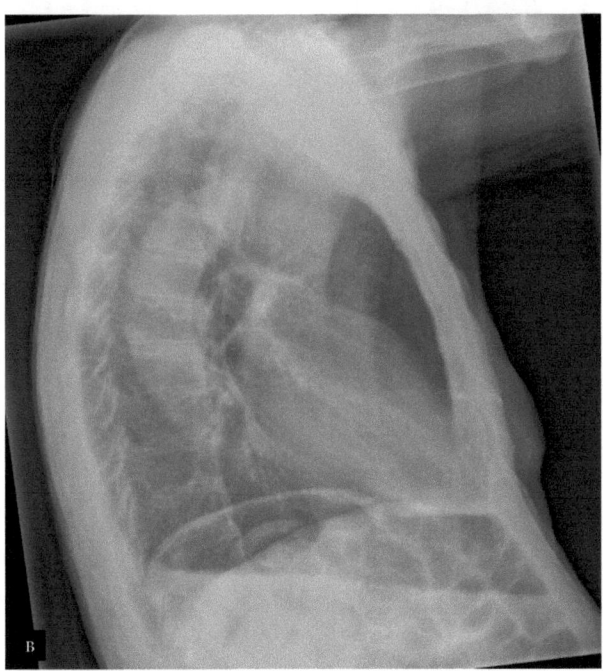

Figuur 3.2
PA- en laterale opname. Rechts (stompe hoek!) in het mediastinum superius is een massa zichtbaar die aanleiding geeft tot deviatie van de trachea naar links. Op de laterale opname is het struma zichtbaar in het voorste mediastinum (dit grote struma breidt zich tevens uit in het middelste mediastinum). Ook de geëlongeerde aorta verandert de mediastinale contouren op de PA- en laterale opname.

Ten slotte is er nog een specifiek type silhouetteken, het *hilus overlay sign* (fig. 3.4). Indien de contouren van de hilus nog herkenbaar zijn door een mediastinale massa heen, pleit dit tegen een lokalisatie in het middelste mediastinum.

Figuur 3.3
Deze longtumor maakt een scherpe hoek met het mediastinum (zie pijl). Dit pleit tegen een mediastinale tumor.

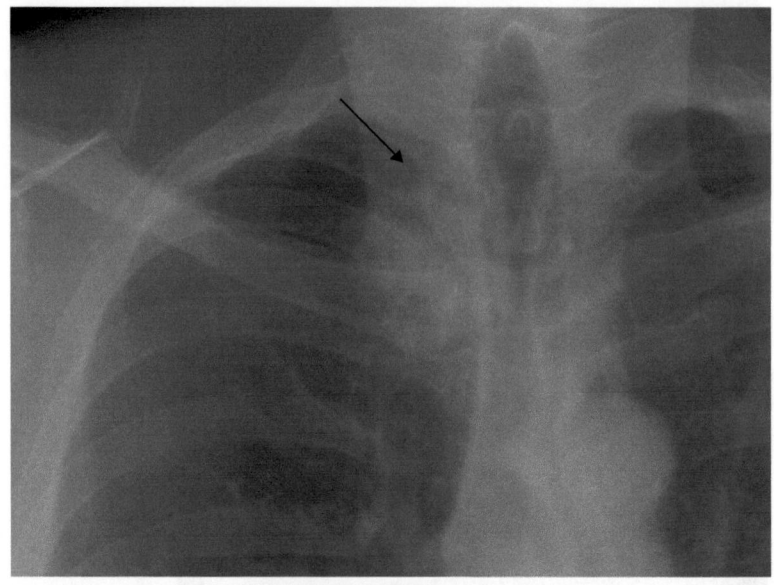

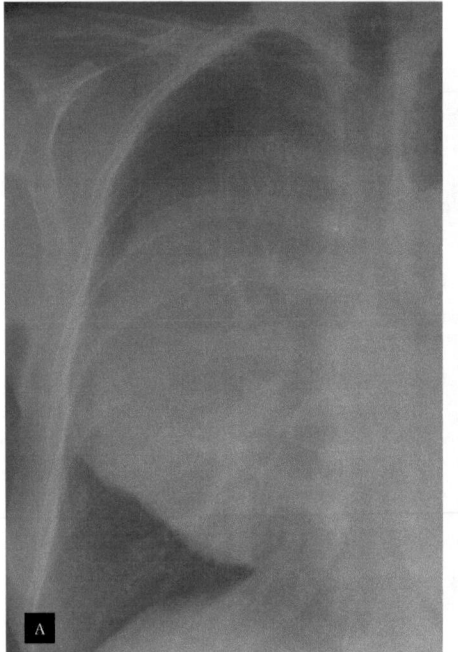

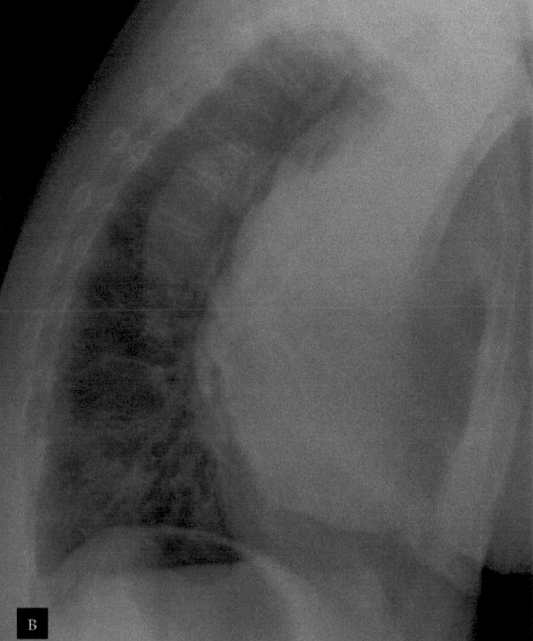

Figuur 3.4
Hilus overlay sign. Door de tumor heen blijven de normale contouren van de hilus nog zichtbaar. De tumor bevindt zich dus niet in het middelste mediastinum. Op de laterale opname (B) is duidelijk te zien dat het om een grote tumor in het voorste deel van de thorax gaat.

Hernia diaphragmatica

Behalve tumoren kunnen andere afwijkingen de mediastinale contour veranderen. Een hernia diaphragmatica heeft veelal een typische presentatie op een thoraxfoto (zie hoofdstuk 6).

Vasculaire afwijkingen

Zowel elongatie als dilatatie van de grote vaten in het mediastinum, met als belangrijkste de aorta, geeft op de X-thorax een verandering van het mediastinum.

Op een normale thoraxfoto is de aorta vanaf de aortaknop aan de linkerkant tot aan het diafragma te volgen. Bij oudere mensen is de aorta vaak beter te herkennen doordat er ten gevolge van atherosclerose kalkafzettingen zijn ontstaan. Deze zijn het eerst te zien in de aortaboog, doordat de röntgenstralen op de PA/AP-opname hier de wand over een lang traject raken. In figuur 3.5 is dit duidelijk herkenbaar.

Door atherosclerose in combinatie met hypertensie kan de aorta langer worden. Deze extra lengte maakt dat de descenderende aorta minder strak langs de wervelkolom komt te liggen. Soms is de ascenderende aorta dan ook rechts over de hilus te zien. Dit wordt een geëlongeerde of ontrolde aorta genoemd (een voorbeeld is te zien in fig. 3.5).

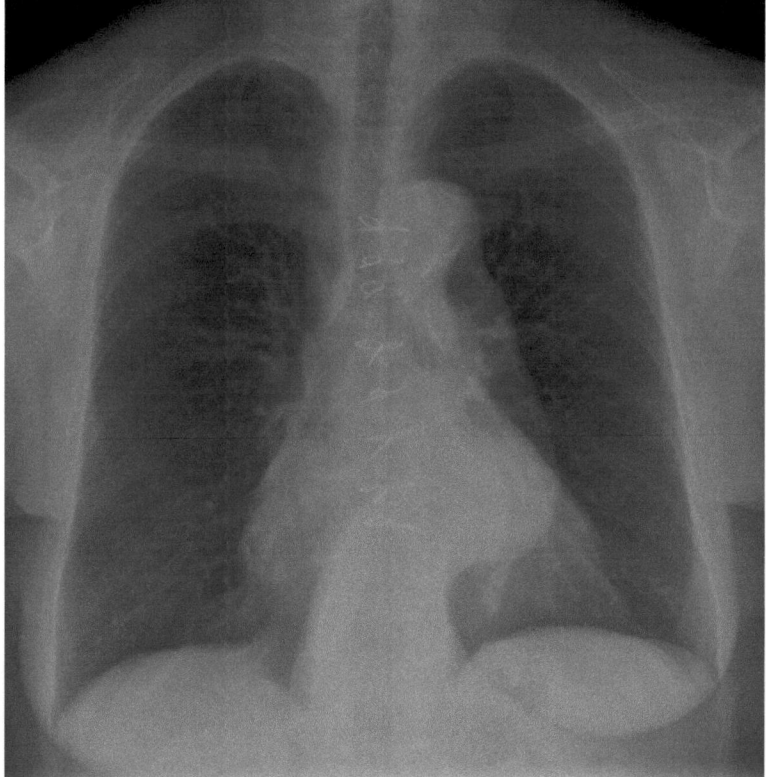

Figuur 3.5
Een geëlongeerde aorta met verkalkingen zichtbaar in de boog. Deze patiënte heeft een sternotomie gehad, hetgeen haar al verdacht maakt voor cardiovasculaire problematiek. De aorta loopt vanaf de boog niet direct terug naar de wervelkolom, maar maakt een 'slinger', waardoor deze achter het hart wordt geprojecteerd.

Figuur 3.6
Duidelijk verwijde en ontrolde aorta. Bij aanvullend CT-onderzoek blijkt dit een acute dissectie van de aorta thoracalis descendens.

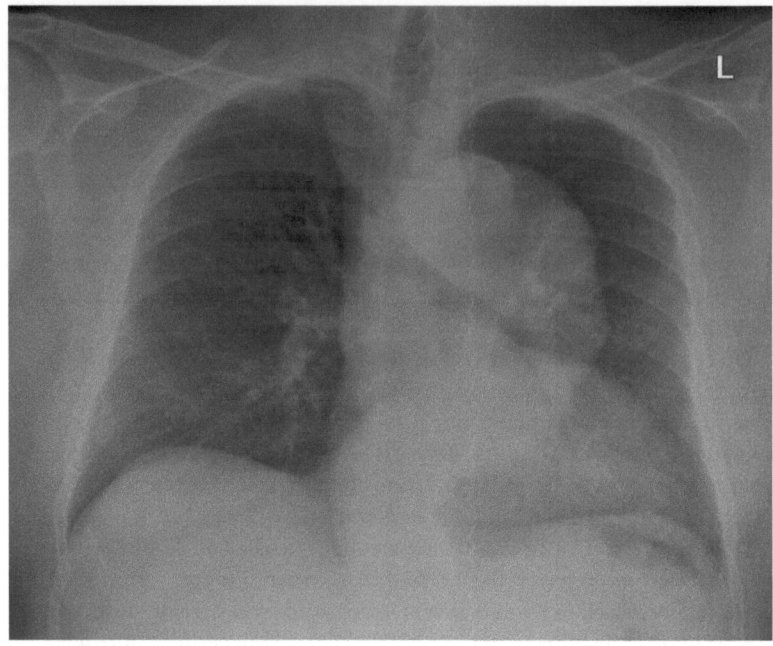

Een dissectie van de thoracale aorta is niet zichtbaar op de thoraxfoto (een scheur in de wand hoeft de contour van de aorta niet te veranderen). Secundaire veranderingen, zoals een bijkomend aneurysma, mediastinale bloeding, doorbraak van de bloeding in de pleura, zijn vaak wel zichtbaar (fig. 3.6). Een doorbraak van een bloeding naar de pleura treedt vaak linksboven op; dit veroorzaakt een zogeheten *apical cap*.

Pneumomediastinum

Bij een pneumomediastinum is er lucht aanwezig in het mediastinum. Dit is te herkennen doordat er scherpe, lucente lijnen of dubbelcontouren ontstaan van structuren die mediastinaal gelegen zijn. Een pneumomediastinum is meestal het gevolg van een perforatie van de oesofagus, soms van de trachea of hoofdbronchus. Soms veroorzaakt een pneumothorax of zelfs een pneumoperitoneum een pneumomediastinum.

3 Mediastinum

3.3 Oefencasus

Casus 3.1 Geknisper in de hals

Een jonge vrouw van 21 jaar meldt zich op de Spoedeisende Hulp, omdat ze geknisper in haar hals voelt. Beoordeel de thoraxfoto (fig. 3.7).

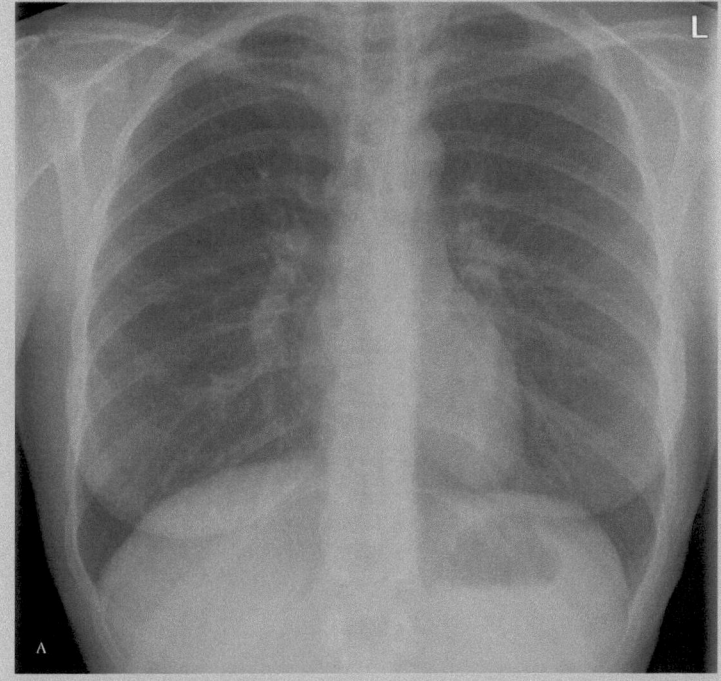

Figuur 3.7A
Zie figuur 3.7B.

3 Bij het beoordelen van de weke delen is er rechts in de hals lucht, subcutaan emfyseem. Geen afwijkingen aan het skelet.
4 Het mediastinum is niet verbreed, met op de PA-foto een dubbelcontour aan de linkerzijde van de tracheawand. Op de laterale foto is er een opvallend scherpe lijn aan de dorsale zijde van de retrosternale ruimte en wordt de craniale aorta thoracalis descendens omgeven door lucht. De hili zijn normaal.
5 Het hart is niet vergroot en de begrenzingen zijn duidelijk.
6 Er zijn geen afwijkingen aan pleura of diafragma. Omdat er subcutaan emfyseem is, dient nadrukkelijk gezocht te worden naar een pneumothorax; deze is hier dus niet aanwezig.
7 De longvelden zijn normaal.

Conclusie
Pneumomediastinum met subcutaan emfyseem in de hals zonder aanwijzingen voor een oorzakelijk lijden.

Figuur 3.7
Geknisper in de hals.

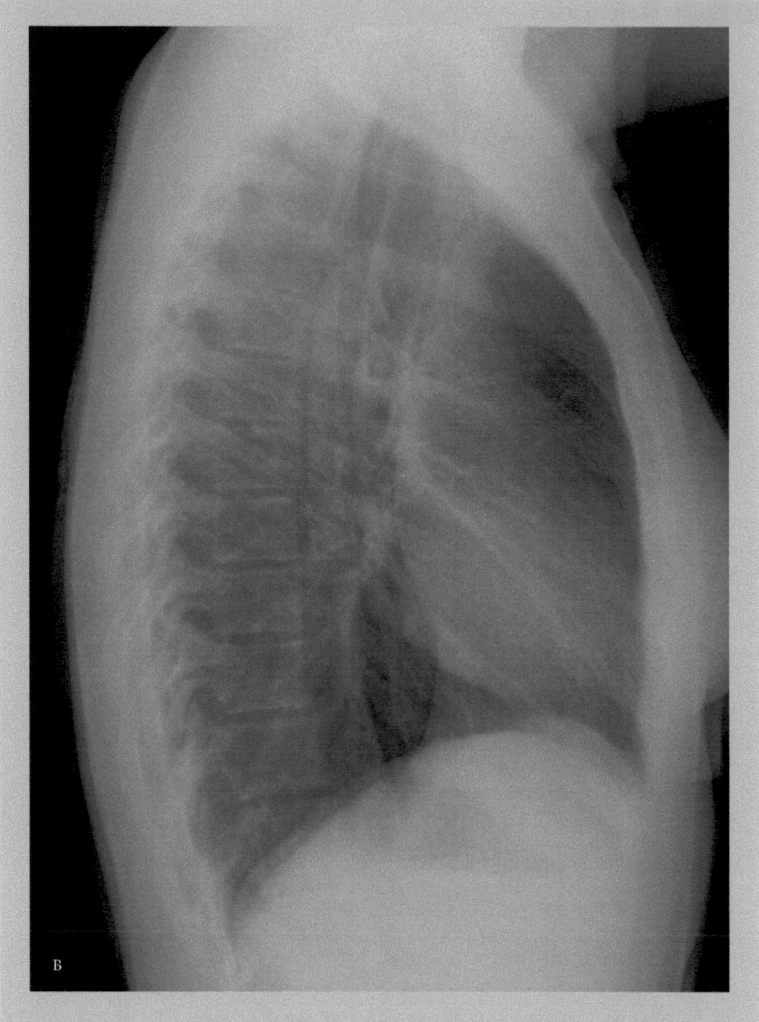

Casus 3.2 Algehele malaise en gewichtsverlies

Een 50-jarige vrouw wordt routinematig voor controle gezien in verband met COPD (Chronic Obstructive Pulmonary Disease). Ze geeft bij het consult klachten aan van algehele malaise en gewichtsverlies. Beoordeel de foto van deze patiënte.

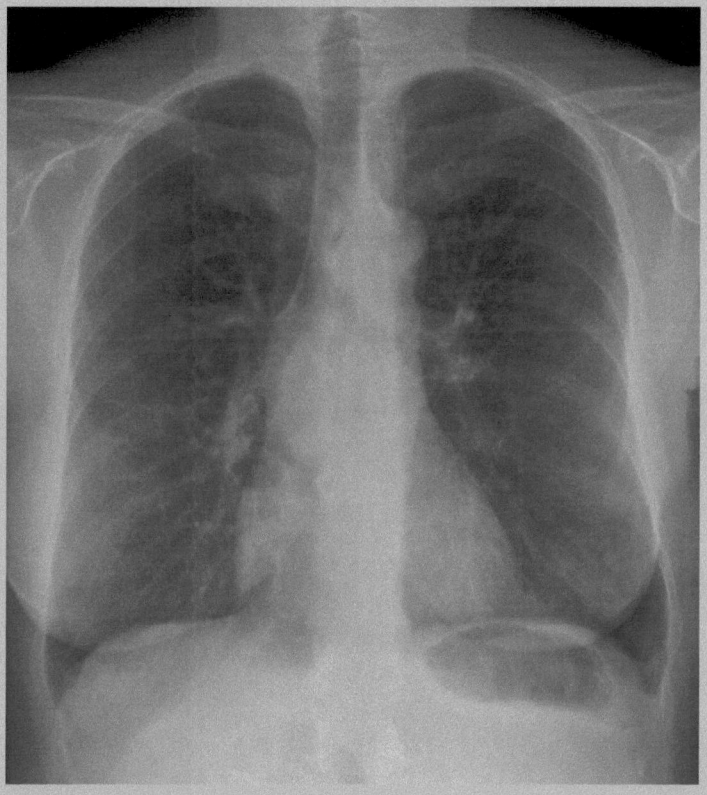

Figuur 3.8
Algehele malaise en gewichtsverlies.

3 Er zijn geen afwijkingen aan botten en weke delen buiten de thorax. Normale mammaschaduw links en rechts.
4 Het bovenste mediastinum is slank. De azygo-oesofageale recessus onder de carina bolt uit naar rechts, passend bij een subcarinale tumor. De hili zijn normaal.
5 Het hart is slank en goed afgrensbaar.
6 Het diafragma is licht afgevlakt, hetgeen past bij enige hyperinflatie. Er zijn geen pleurale afwijkingen.
7 In de longvelden is geen pathologie zichtbaar.

Conclusie
Subcarinale massa, verdacht voor een maligniteit, zonder dat er een primaire tumor in het longparenchym herkenbaar is. Emfysemateuze kenmerken.

4 Hilaire pathologie

4.1 Inleiding

De hilus is de plaats waar de long verbonden is met het mediastinum. De structuren waaruit de hilus bestaat zijn: arteriële en veneuze vaten van de pulmonale circulatie, bronchiën en lymfeklieren. Op een normale thoraxfoto zijn alleen de vaten en de bronchiën zichtbaar (zie verder hoofdstuk 2).

Afwijkingen van de vaten en lymfeklieren zijn in frequentie de belangrijkste hilaire pathologie. Voor een optimaal onderscheid van deze afwijkingen en om hun uitbreiding te beoordelen wordt vaak aanvullend beeldvormend onderzoek met CT gedaan. Pathologie van de bronchus is zeldzaam.

Wijziging van de positie van de hili duidt op pathologie. Zo suggereert bijvoorbeeld verplaatsing van de hilus naar boven volumeverlies in het bovenveld.

4.2 Radiologische kenmerken

Vasculaire afwijkingen

Afwijkingen die primair uitgaan van de hilaire vaten zelf komen zeer zelden voor. Vrijwel altijd zijn veranderingen aan deze vaten een gevolg van pathologie elders. Mede daardoor zijn afwijkingen van de hilus vaak bilateraal.

Bij hartfalen zijn de vaten in de hili diffuus vergroot, onscherp begrensd en verandert de normale verhouding in kaliber tussen de vaten in onder- en bovenvelden (redistributie). De onscherpte wordt veroorzaakt door transsudaat in het interstitium van de bronchovasculaire bundels; ook de bronchiën krijgen dan een verdikte en onscherpe wand (dit wordt *cuffing* genoemd, zie figuur 4.1). Het verschil tussen cuffing en een verdikt vat is dat de bronchus een lucentie (lucht) in het midden heeft.

Bij pulmonale hypertensie zijn de afwijkingen vaak minder duidelijk; de centrale vaten zijn dan groot van kaliber met een plotse kalibersprong naar kleiner voor de vaten die vanuit de hilus ontspringen. Deze kalibersprong

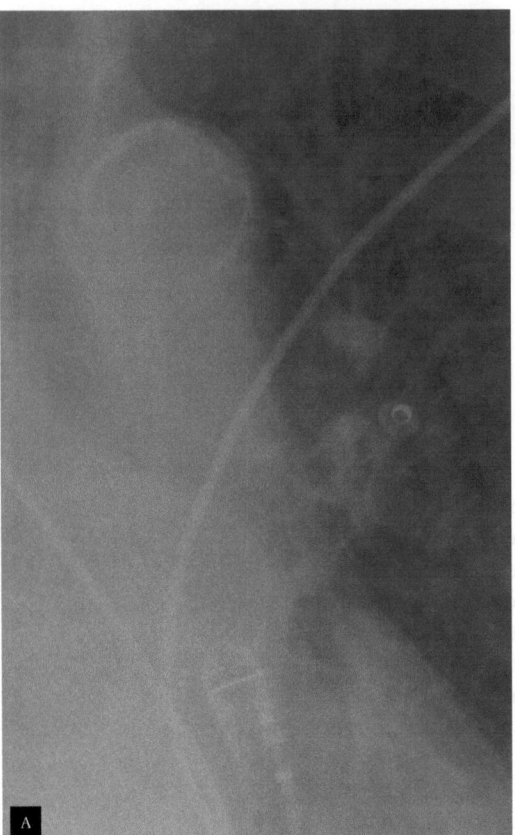
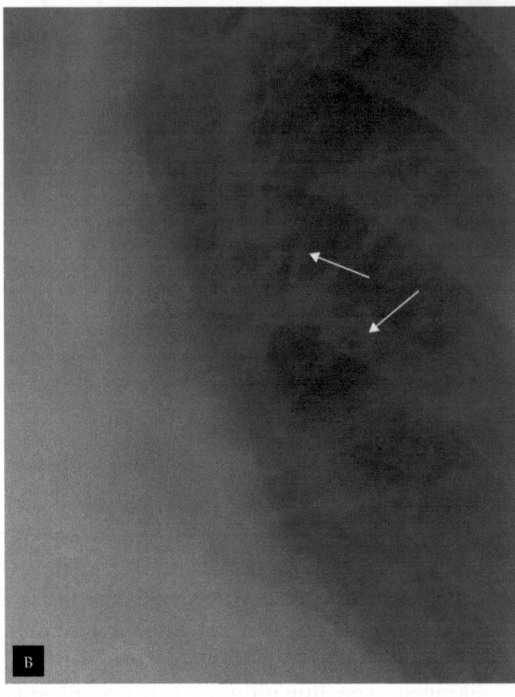

Figuur 4.1
Decompensatio cordis. A) Hier is goed te zien dat de begrenzingen van de hilus minder scherp geworden zijn. B) De verdikte bronchuswand is zichtbaar; dit komt door oedeem van de bronchuswand en wordt 'bronchial cuffing' genoemd. De bovenste pijl toont een bronchus die in de lengte getroffen is, de onderste toont een dwars getroffen bronchus.

kan ook bij COPD gezien worden. Een normale foto sluit pulmonale hypertensie zeker niet uit.

Lymfadenopathie

Hilaire lymfadenopathie is soms moeilijk herkenbaar. De grootte van de hilus wordt het best beoordeeld na zorgvuldige bestudering van de PA- en laterale opname.
Unilaterale lymfeklierzwelling duidt vaak op een maligniteit, terwijl bilaterale lymfeklierzwelling beter past bij een systemische afwijking zoals sarcoïdose (zie fig. 4.2). Uiteraard kan ook een lymfogeen gemetastaseerde maligniteit of een lymforeticulaire maligniteit bilaterale hilaire lymfadenopathie veroorzaken. Ook infecties kunnen, afhankelijk van de verwekker, uni- of bilateraal hilaire lymfadenopathie veroorzaken.

4 Hilaire pathologie

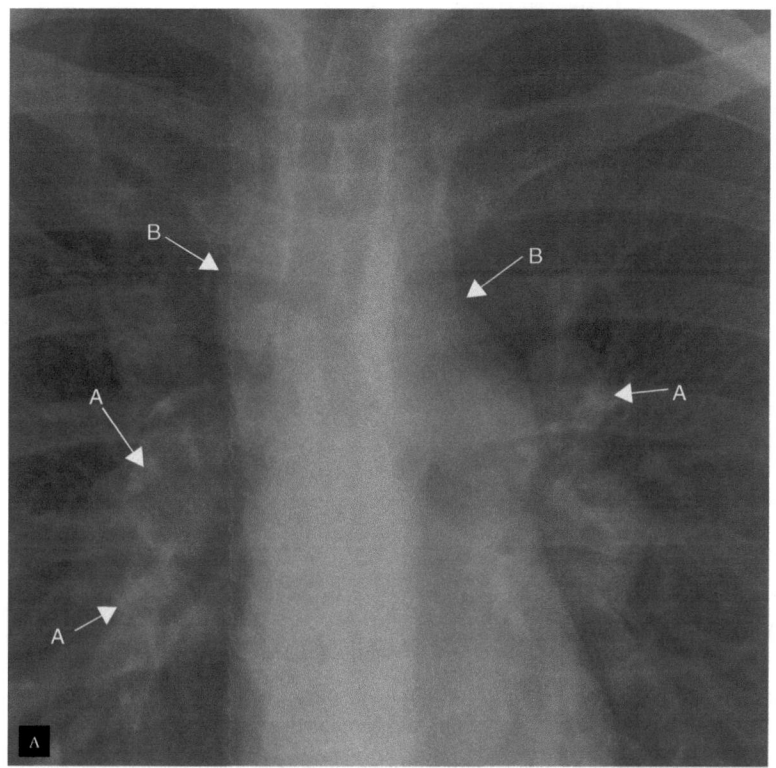

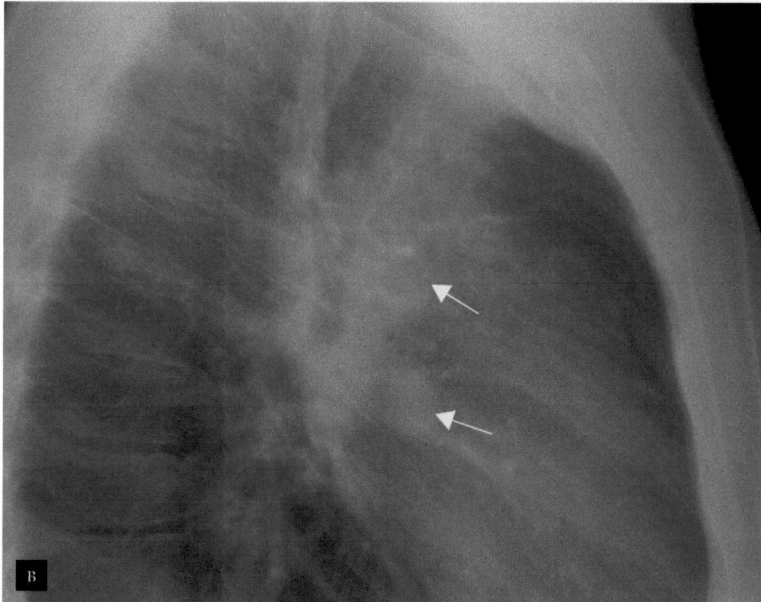

Figuur 4.2
Hilaire lymfadenopathie.
A) Op de PA-foto scherp begrensde afwijkingen in beide hili (A); tevens een verbreed mediastinum op basis van lymfadenopathie (B). Deze combinatie van symmetrisch hilaire en mediastinale lymfadenopathie is zeer verdacht voor sarcoïdose.
B) De vergrote lymfeklieren zijn op de laterale foto duidelijk zichtbaar (zie pijlen).

Figuur 4.3
Primair complex. Op deze detailopname is er (A) naast een verkalking in de hilus, (B) een kleine verkalkte afwijking (granuloom) in het longparenchym. Dit wordt een primair complex of Rankecomplex genoemd en past bij een in het verleden doorgemaakte tuberculose.

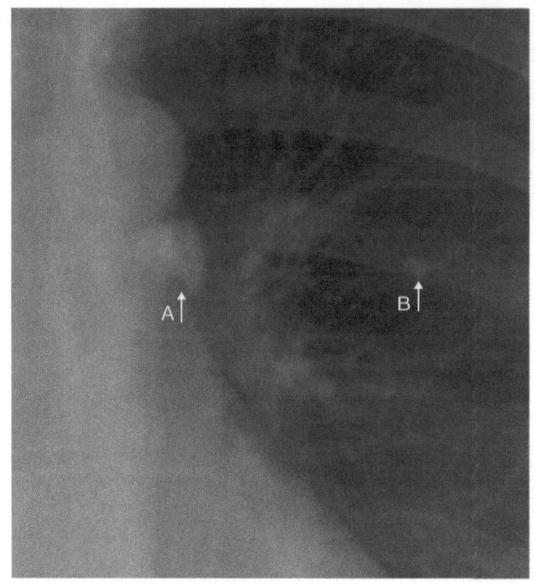

Verkalkingen in de hilus

Soms worden kleine verkalkingen in de hilus gezien. Deze verkalkte lymfeklieren zijn suggestief voor een doorgemaakte granulomateuze ziekte, meestal tuberculose en soms sarcoïdose (zie fig. 4.3).

4.3 Oefencasus

Casus 4.1 Hoesten en subfebriele temperatuur

Een man van 31 jaar wordt naar de longarts verwezen in verband met hoesten en een subfebriele temperatuur. Beoordeel de thoraxfoto (fig. 4.4).

3 Aan de weke delen en het skelet zijn geen afwijkingen zichtbaar.
4 Het bovenste mediastinum is slank, de rechter paratracheale lijn is goed te volgen. Beide hili zijn vergroot, waarbij de vergroting bestaat uit meerdere bolvormige structuren (met name op de laterale opname is het bolvormige karakter goed zichtbaar). Dit maakt dat de hilusvergroting als lymfeklierpathologie wordt geïnterpreteerd.
5 Het hart is niet vergroot en goed afgrensbaar.
6 Het diafragma is goed te volgen en heeft een normale stand. De pleura is niet zichtbaar.
7 In de longvelden is diffuus fijn reticulaire en nodulaire tekening te zien (zie hoofdstuk 10 voor meer informatie hierover).

Conclusie
Bilaterale hilaire, zonder mediastinale, lymfeklierzwelling. In het longbeeld subtiel versterkt reticulo-nodulaire tekening. Het beeld past bij sarcoïdose.

4 Hilaire pathologie

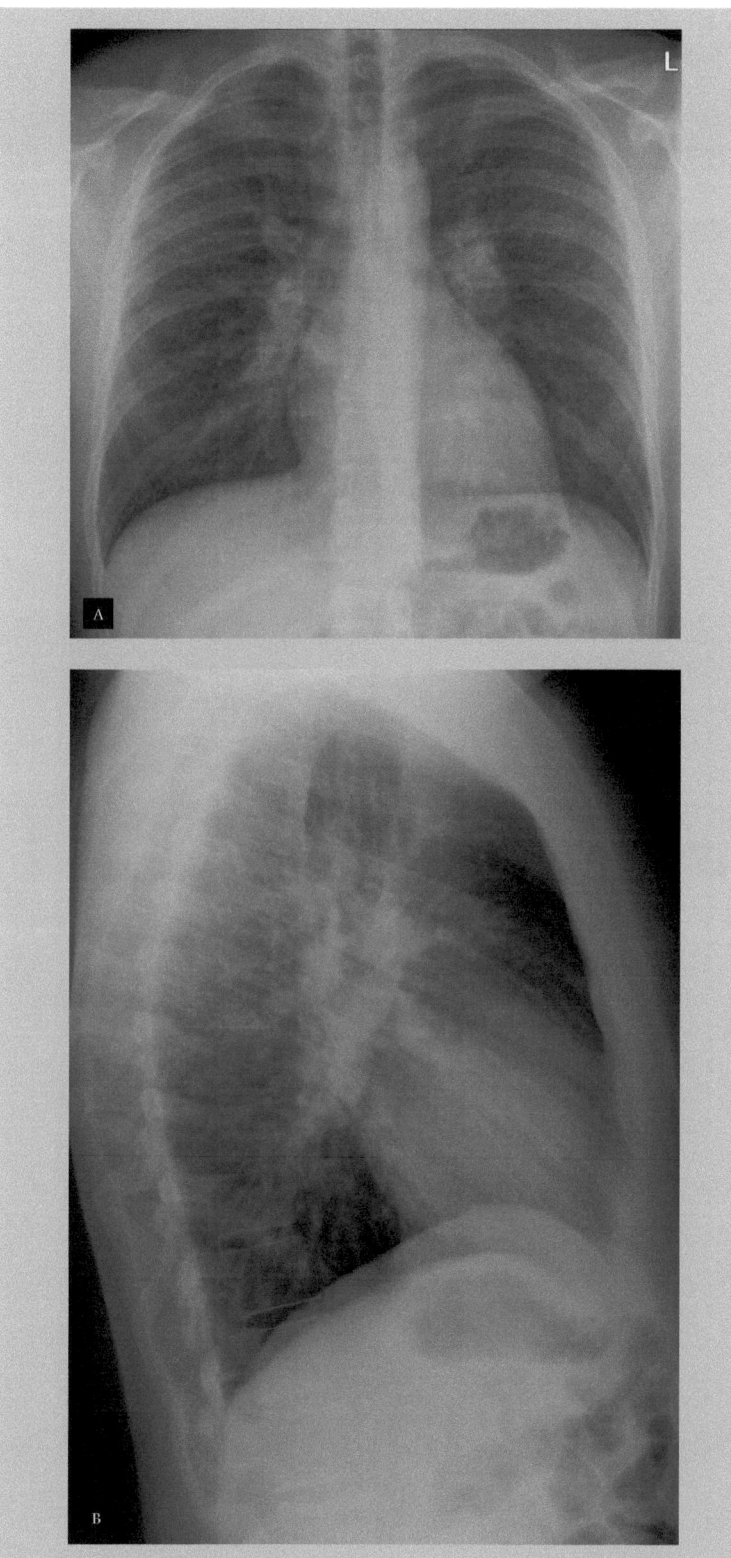

Figuur 4.4
Hoesten en subfebriele temperatuur.

Figuur 4.5A
Zie figuur 4.5B.

Casus 4.2 Hoesten en algehele malaise

Een 57-jarige man, die zijn hele leven veel heeft gerookt, bezoekt de longarts met klachten van hoesten en algehele malaise. Beoordeel de thoraxfoto (fig. 4.5).

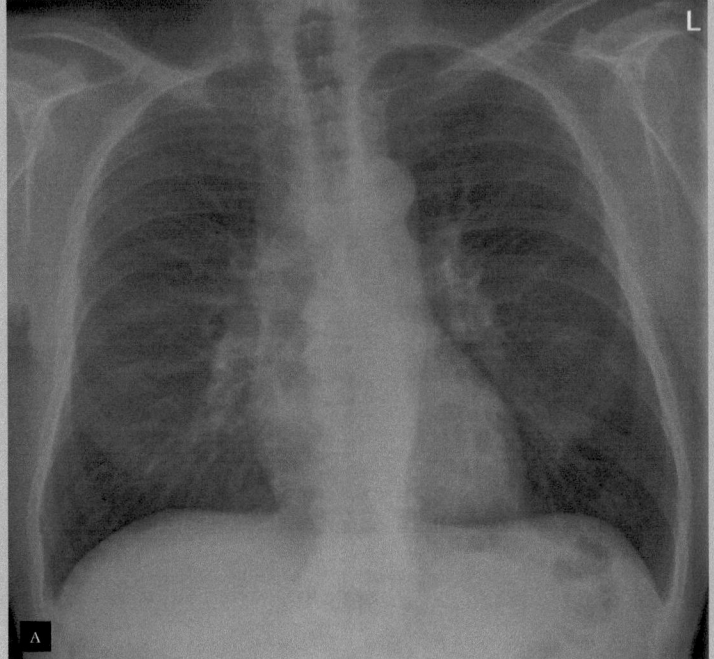

3 De weke delen zijn normaal. Er is een geringe scoliose, waarbij de linkerschouder wat hoger is afgebeeld dan de rechter. Het ribverloop is opvallend horizontaal, passend bij een diepe inspiratiestand. Geen andere afwijkingen aan het skelet.
4 Het bovenste mediastinum is verbreed, dit is te herkennen aan de rechter paratracheale lijn die duidelijk dikker is dan 4 mm. Zowel de linker- als de rechterhilus is vergroot, passend bij lymfeklierpathologie.
5 Het hart is niet vergroot en duidelijk af te grenzen.
6 Het diafragma staat wat vlak en is duidelijk af te grenzen. De pleura is niet zichtbaar.
7 Aan het longparenchym zijn geen afwijkingen te zien, wel is er een licht toegenomen luchthoudende ruimte retrosternaal zichtbaar op de laterale opname en is er lucht zichtbaar onder het hart op de PA-opname.

4 Hilaire pathologie

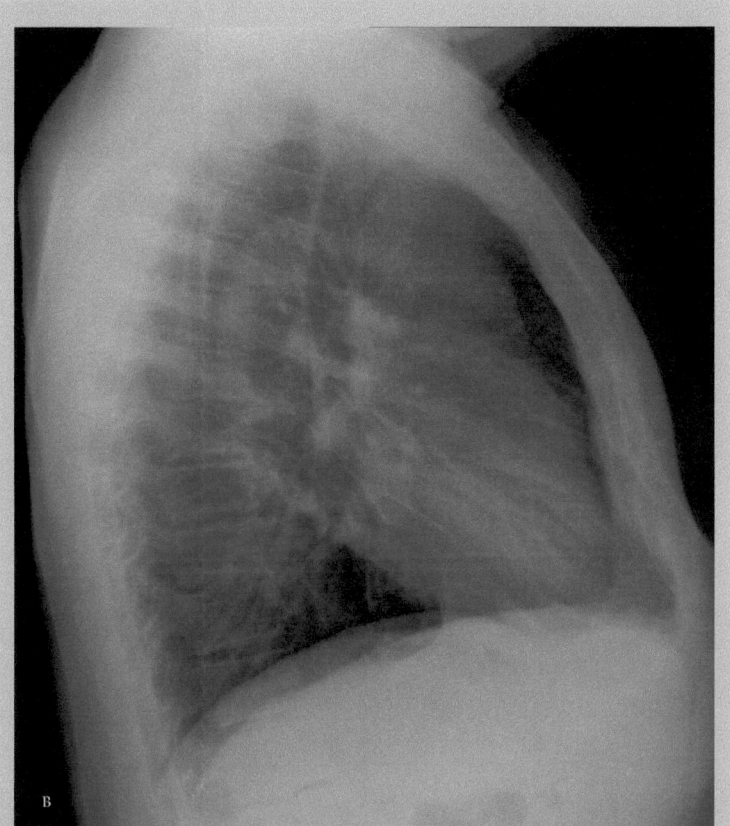

Figuur 4.5
Hoesten en algehele malaise.

Conclusie
Horizontaal ribverloop, subcardiaal lucht, toegenomen retrosternale ruimte en diepe inspiratiestand: kenmerken passend bij hyperinflatie. Er is bilateraal hilaire lymfeklierpathologie zichtbaar met ook een verbreed mediastinum. Het beeld is uitermate suggestief voor maligniteit. In het longparenchym is geen primaire tumor zichtbaar.

5 Cardiale afwijkingen

5.1 Inleiding

Veelvoorkomende indicaties om een thoraxfoto te laten maken zijn kortademigheid en thoracale pijn. Naast pulmonale oorzaken kunnen deze klachten ontstaan door cardiale pathologie of pathologie van de grote vaten.

Cardiale of vasculaire pathologie is vaak niet zichtbaar op de thoraxfoto. Vergroting van het hart, veranderingen in vasculaire anatomie of sporen van cardiothoracale chirurgie (bijvoorbeeld de sternumdraden na een sternotomie) zijn vaak wel zichtbaar op een foto. Daarnaast kan cardiale apparatuur, zoals een pacemaker of inwendige defibrillator, zichtbaar zijn op de foto.

5.2 Radiologische kenmerken

Hartfalen

Bij hartfalen kunnen op de thoraxfoto diverse afwijkingen zichtbaar zijn: een vergroot hart, stuwing in de pulmonale vaten en/of hili en soms pleuravocht.

Om de grootte van het hart vast te stellen wordt de cor-thorax-ratio (afgekort: CTR) gebruikt, die normaal gesproken op een PA-opname kleiner is dan 0,5 (zie verder hoofdstuk 2). Uiteraard is het hart dan ook op een AP-opname vergroot, maar daarvoor is geen exact getal te geven, omdat de grootte van de projectie afhankelijk is van de afstand tussen de stralenbron en de plaat (zie fig. 5.1).

Om longstuwing vast te stellen, worden de hili beoordeeld, zoals beschreven in hoofdstuk 4. Ten gevolge van de redistributie neemt de vaattekening in de bovenvelden verhoudingsgewijs meer toe dan in de ondervelden. Door het uittreden van vocht kunnen de interlobulaire septa (van de secundaire pulmonale lobulus) zichtbaar worden. Deze lijntjes zijn vooral in de perifere ondervelden zichtbaar en worden Kerley-b-lijntjes genoemd (zie hoofdstuk 10).

Figuur 5.1
Hartfalen. Ondanks dat dit een liggende AP-opname is, is het duidelijk dat het hart fors is vergroot. De hili zijn onscherp begrensd en er is bilateraal pleuravocht.

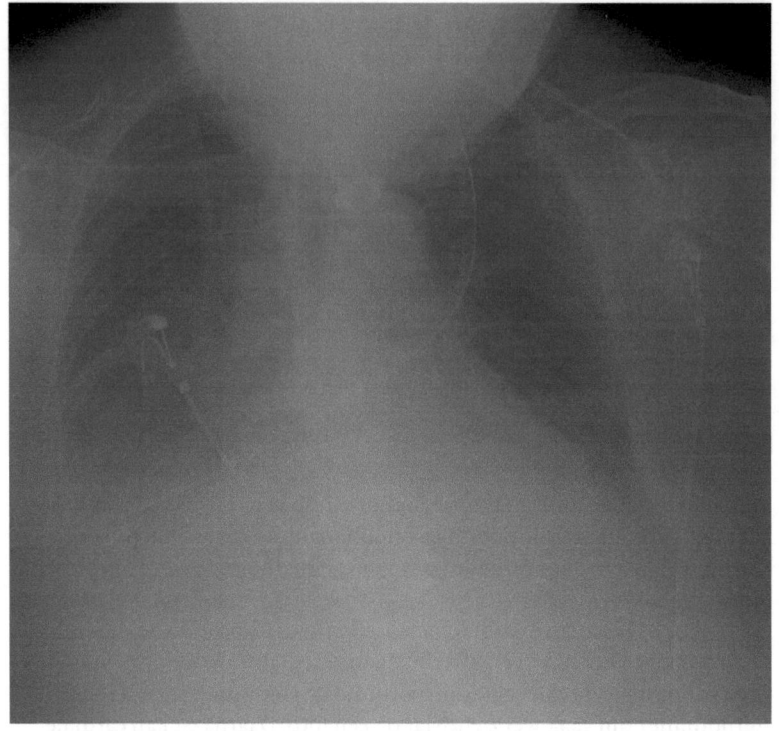

Langer bestaande stuwing kan leiden tot de ontwikkeling van pleuravocht. Omdat de pleura tot de systeemcirculatie behoort, zal dit meestal het geval zijn bij rechtszijdig hartfalen. Bij ernstig of langer bestaand linkszijdig hartfalen kan er echter ook pleuravocht ontstaan. Pleuravocht ten gevolge van hartfalen is vaak bilateraal aanwezig, maar ook unilateraal (meestal rechtszijdig) is niet ongebruikelijk.

Pericardvocht

Bij pericardvocht wordt op de thoraxfoto het beeld van een vergroot hart gezien. Door de zwaartekracht zal het pericardvocht zich meer basaal ophopen, waardoor het vergrote hart soms een klassieke 'tentvorm' krijgt (zie fig. 5.2). Uiteindelijk is de diagnose met echografie van het hart met zekerheid te stellen.

Geïmplanteerde cardiale apparatuur en andere cardiale ingrepen

Bij de behandeling van cardiale ziekten wordt nogal eens gebruikgemaakt van implantaten. Men kan hierbij denken aan een pacemaker of een inwendige defibrillator (ICD). Deze apparatuur en de draden (leads genoemd) die naar het hart lopen zijn goed te zien op een X-thorax. Men kan leads van een pacemaker van die van een ICD onderscheiden doordat de leads van

5 Cardiale afwijkingen

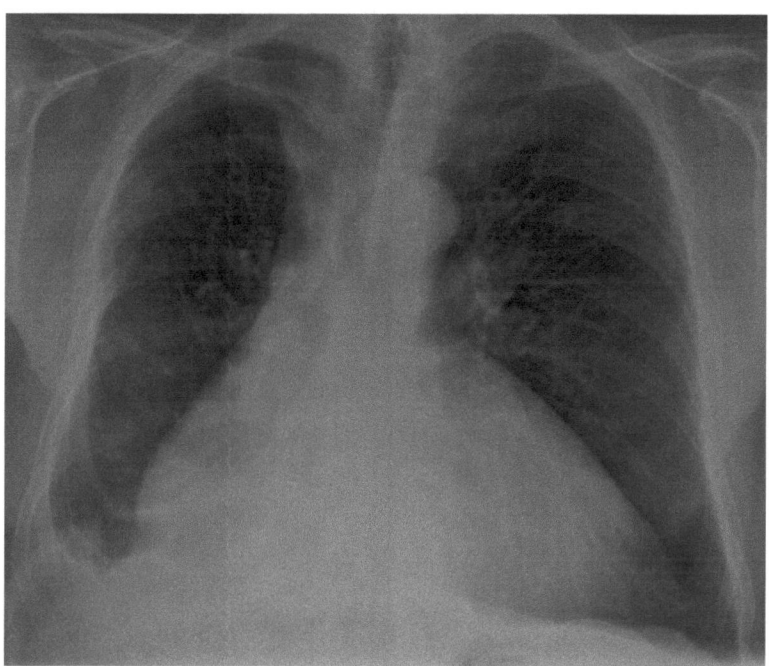

Figuur 5.2
Pericardvocht. Klassieke presentatie van een 'tentvormig' vergroot hart. Merk op dat ondanks het sterk vergrote hart de pulmonale vaattekening normaal is.

een ICD een spoeltje hebben; dit is een van de punten waar de schok wordt afgegeven. Omdat pacemakers alleen pulsjes afgeven in de punt van de draad, is deze verdikking bij pacemaker leads niet aanwezig (fig. 5.3).

Afhankelijk van het onderliggend lijden kiest de cardioloog voor een pacemaker of een ICD. Per patiënt verschilt het aantal leads, de ligging van de leads en waar ze eindigen.

Staaldraden om het sternum geven aan dat er een sternotomie is verricht (fig. 5.3b). Dit is vaak het geval na cardiovasculaire chirurgie, maar soms ook na pulmonale chirurgie.

Coronary Artery Bypass Grafting (CABG) is een zeer frequent uitgevoerd type cardiale chirurgie. Afhankelijk van het gebruikte type bypass kunnen dan enkele tot een groot aantal vaatclips in de thorax aanwezig zijn. Vooral het aantal clips na gebruik van de arteria mammaria interna (meestal links) is groot.

Afhankelijk van de aangedane hartklep kunnen kleppen worden geopereerd of vervangen. Sommige kunstkleppen bevatten metaal en zijn zichtbaar op een foto. Andere, onder meer de biokleppen, zijn bijna of geheel onzichtbaar. Tegenwoordig kunnen kleppen ook endovasculair geplaatst worden; deze zijn te herkennen aan de stent, waarin de klep zich bevindt (fig. 5.4).

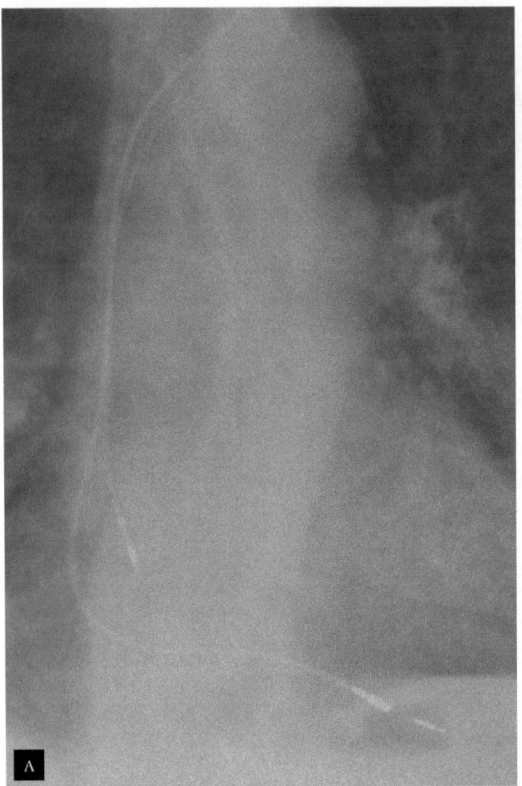 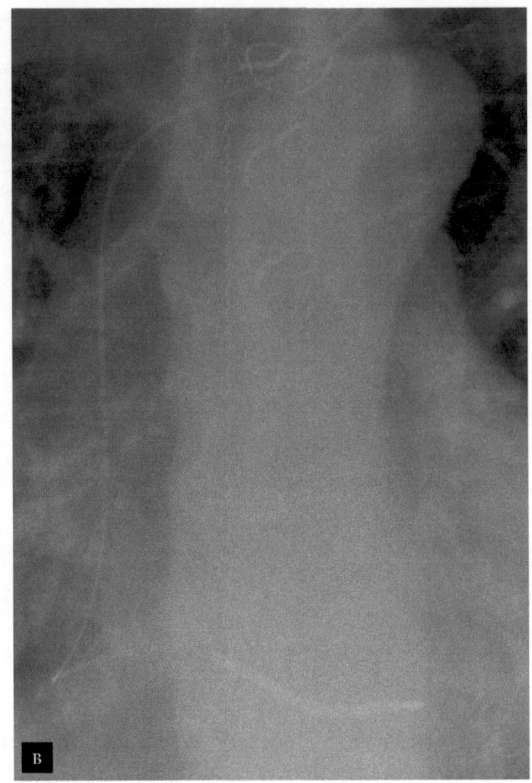

Figuur 5.3
Pacemaker en ICD leads. A) Twee pacemaker leads met de verdikking aan het einde van de lead. B) Een ICD lead met de verdikking van enkele centimeters in de lead, het spoeltje. Ook zijn hier staaldraden zichtbaar in het sternum; deze patiënt heeft een sternotomie gehad.

5 Cardiale afwijkingen

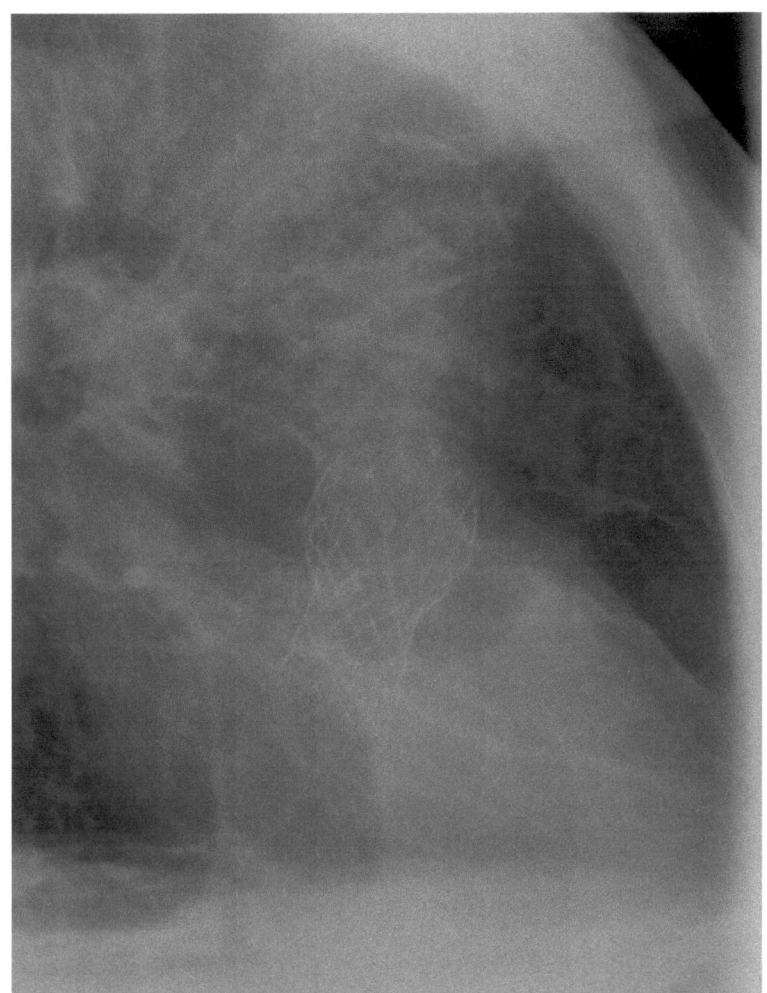

Figuur 5.4
Endovasculaire aortaklepvervanging. De klep zit verwerkt in een stent die endovasculair geplaatst wordt.

5.3 Oefencasus

Casus 5.1 Toename van dyspneu na een vaatoperatie

Er wordt een consult gevraagd bij deze 74-jarige man, die op de chirurgische afdeling is opgenomen na een vaatoperatie van de benen. De reden van het consult is toename van dyspneu. Beoordeel de thoraxfoto (fig. 5.5).

Figuur 5.5
Toename van dyspneu na een vaatoperatie.

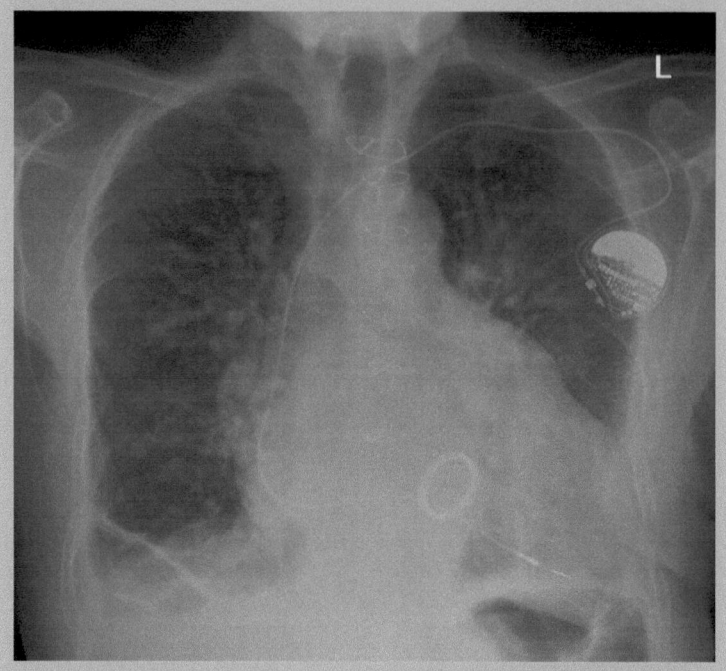

3 Status na sternotomie en er is een cardiaal *device* rechts met één lead.
4 Het mediastinum is niet verbreed. De hili zijn fors en onscherp begrensd. Tevens zijn er tekenen van bronchiale cuffing. De vaattekening in de longvelden is licht versterkt, ook naar de bovenvelden toe (redistributie).
5 Het hart is fors vergroot (CTR 0,7) en goed afgrensbaar. In het hart is een ronde ring, de ophanging van een mitralisbiokunstklep, zichtbaar. De lead is intact en reikt vanuit het *device* tot in de punt van het hart (rechterventrikel). Omdat de lead alleen een verdikking bij de punt heeft, gaat het om een pacemaker met alleen een ventriculaire draad.
6 Het diafragma heeft een vlak verloop en de sinus pleurae is beiderzijds niet scherp. Links kan dit komen door het grote hart, rechts is enig pleuravocht aanwezig.
7 Rechts basaal is er een scherpe lijn van de laterale thoraxwand naar het diafragma: dit betreft een plaatatelectase (zie hoofdstuk 9 voor uitleg over plaatatelectase).

Conclusie
Status na sternotomie, mitralisklepvervanging en pacemakerimplantatie met alleen een ventriculaire lead. Vergroot hart met meerdere tekenen van stuwing, passend bij hartfalen. Plaatatelectase rechts basaal.

6 Het diafragma

6.1 Inleiding

Het diafragma (middenrif) is de belangrijkste inspiratoire ademhalingsspier en begrenst de thorax aan de caudale zijde. Het is opgebouwd uit een centrale bindweefselplaat en drie groepen spierbundels. Het diafragma speelt een cruciale rol bij de inspiratie en wordt vrijwel uitsluitend aangestuurd door de nervus phrenicus. Deze zenuw ontspringt vanuit het derde, vierde en vijfde cervicale ruggenmergsegment en loopt dan via het mediastinum naar het diafragma.

6.2 Radiologische kenmerken

Hoogstand van het diafragma

Hoogstand van een diafragmakoepel kan verschillende oorzaken hebben (fig. 6.1). Een belangrijke oorzaak is een diafragmaparalyse, die meestal unilateraal, maar soms bilateraal voorkomt. De etiologie is meestal idiopathisch, maar letsel van de nervus phrenicus is niet ongebruikelijk, bijvoorbeeld na cardiothoracale chirurgie of ingroei van een tumor. Gezien deze differentiaaldiagnose dient men bij een hoogstand van het diafragma bedacht te zijn op zowel mediastinale als cervicale pathologie.

Hoogstand van een diafragmakoepel kan ook reactief zijn op gebeurtenissen boven of onder het diafragma. Dit kan optreden bij volumeverlies in een hemithorax, bijvoorbeeld door een atelectase of na een chirurgische resectie. Subpulmonaal vocht (pleuravocht) kan de suggestie van hoogstand wekken. Dit kan worden uitgesloten door specifiek te letten op luchtconfiguraties (darmlissen/maag) direct onder het diafragma. Ten slotte kan ook subdiafragmale pathologie, zoals levermetastasen, een subfrenisch abces of massale ascites, leiden tot diafragmahoogstand.

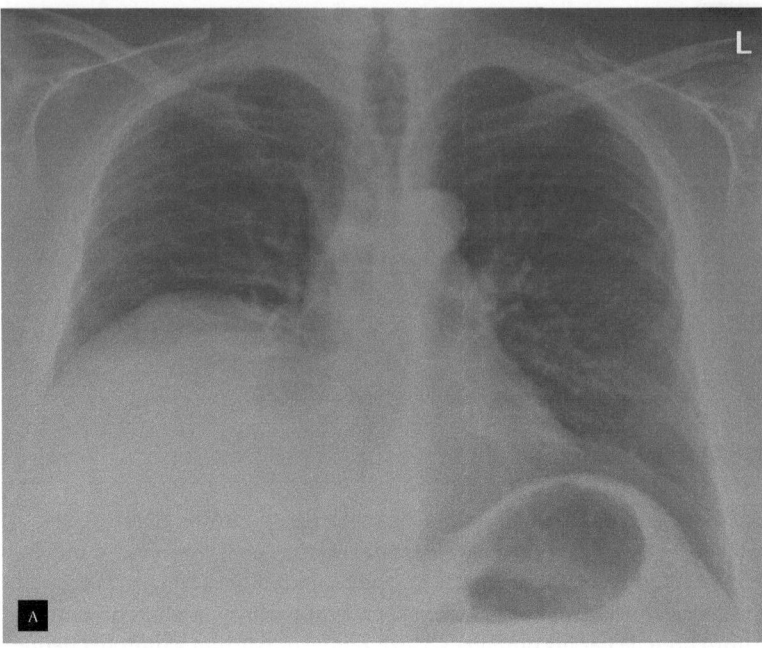

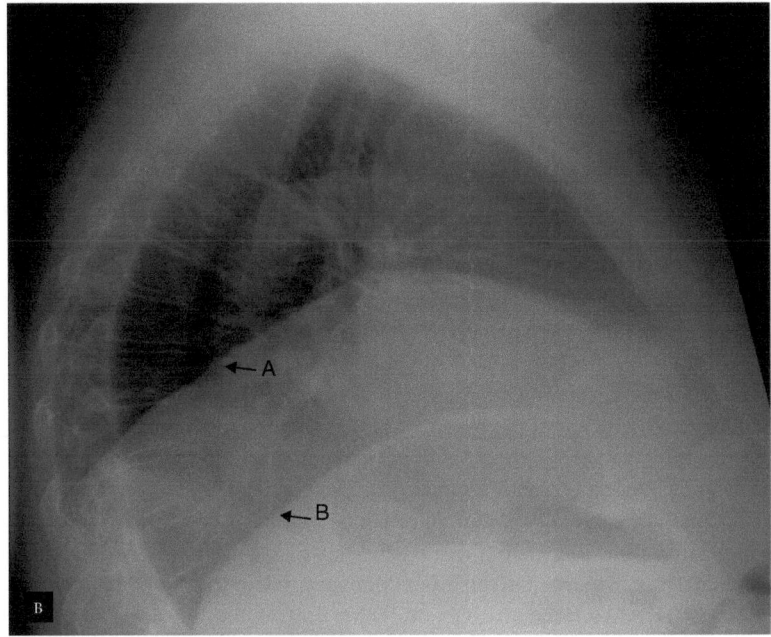

Figuur 6.1
Hoogstand van het rechterdiafragma. B) Op de dwarse foto is zowel het rechter- (pijl A) als het linkerdiafragma (pijl B) goed te zien. Bij patiënt bleek uiteindelijk sprake te zijn van een metastase van een prostaatcarcinoom in C4 en C5 met compressie van de uittredende nervus phrenicus.

Vlakke/lage stand van het diafragma

Door een toename van het longvolume kan de normale bolling van het diafragma afvlakken en in een zeldzaam geval zelfs inverteren. Men spreekt bij dit fenomeen van hyperinflatie, die veroorzaakt wordt door longziekten zoals emfyseem/COPD of astma. Hierbij zijn zowel de linker- als de rechterzijde van het diafragma aangedaan. Dit fenomeen kan ook gezien worden bij een spanningspneumothorax, waarbij de verhoogde intrapleurale druk zal leiden tot een vlakkere stand van het diafragma, maar in deze situatie is het een unilaterale bevinding.

Hernia van Bochdalek

Een hernia van Bochdalek is een congenitale aandoening, waarbij de fusie van de pleuroperitoneale lagen niet goed heeft plaatsgevonden (fig. 6.2). De typische locatie van de hernia is posterolateraal, meestal rechts. De herniatie wordt frequent ontdekt bij neonaten, maar bij volwassenen kan na drukverhogende intra-abdominale momenten (bijvoorbeeld een partus) het reeds bestaande defect groter worden. Dit kan leiden tot verplaatsing van intraperitoneale organen door de herniapoort naar intrathoracaal, wat vervolgens kan leiden tot inklemming en necrose van darmlissen.

Hernia diaphragmatica

Een hernia diaphragmatica ontstaat door een defect van de spiervezels of peesplaten van het diafragma rond de doorgang van de oesofagus (fig. 6.3). Hierdoor kan een deel van de maag zich naar intrathoracaal verplaatsen. De typische radiologische verschijning is een retrocardiaal gelegen, met lucht gevulde massa; vaak is een lucht-vloeistofspiegel aanwezig.

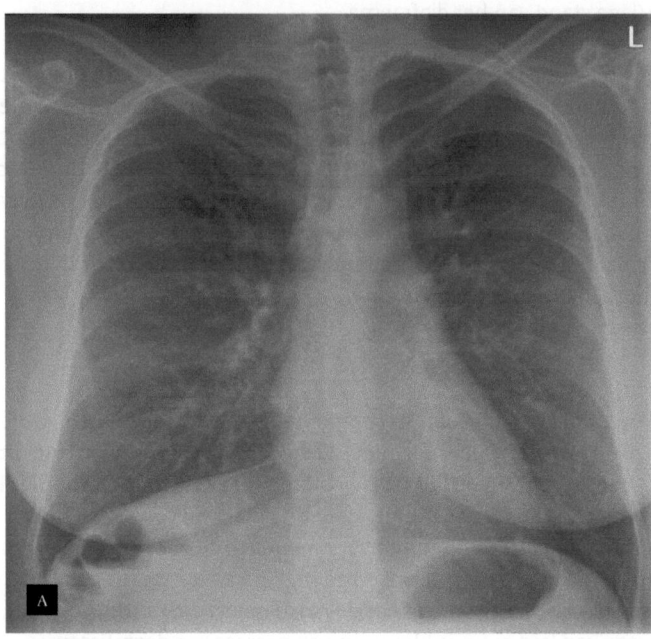

Figuur 6.2
Hernia van Bochdalek.
Patiënte meldt zich op de Spoedeisende Hulp met pijnklachten in de rechterflank.
A) Rechts posterolateraal zijn enkele gedilateerde darmlissen met daarin spiegels zichtbaar. B) Op de laterale foto is te zien dat een darmlis (pijl) zich intrathoracaal bevindt. De luchtfiguur met vloeistofspiegel onder de linker diafragmakoepel is de normale maag.

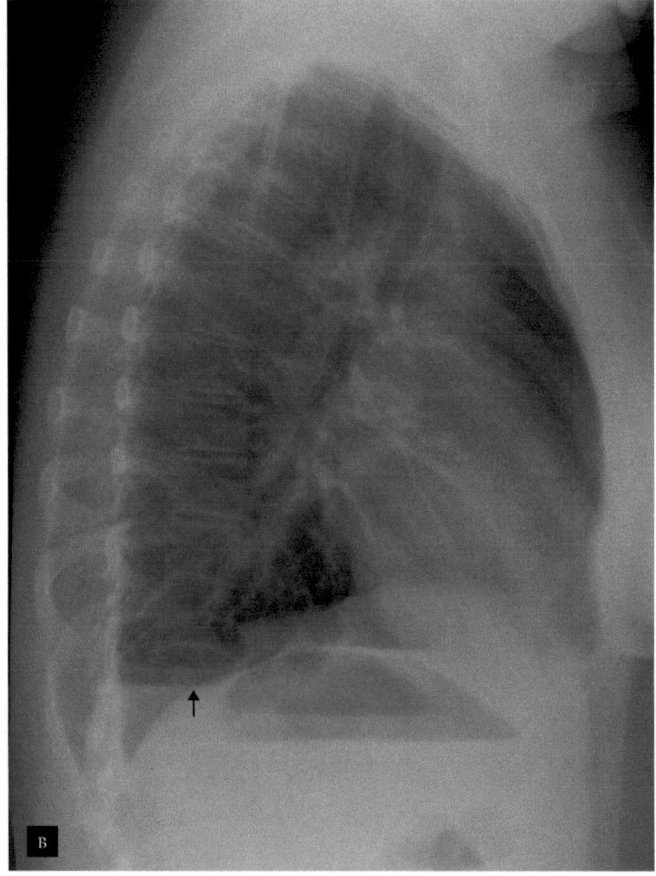

6 Het diafragma

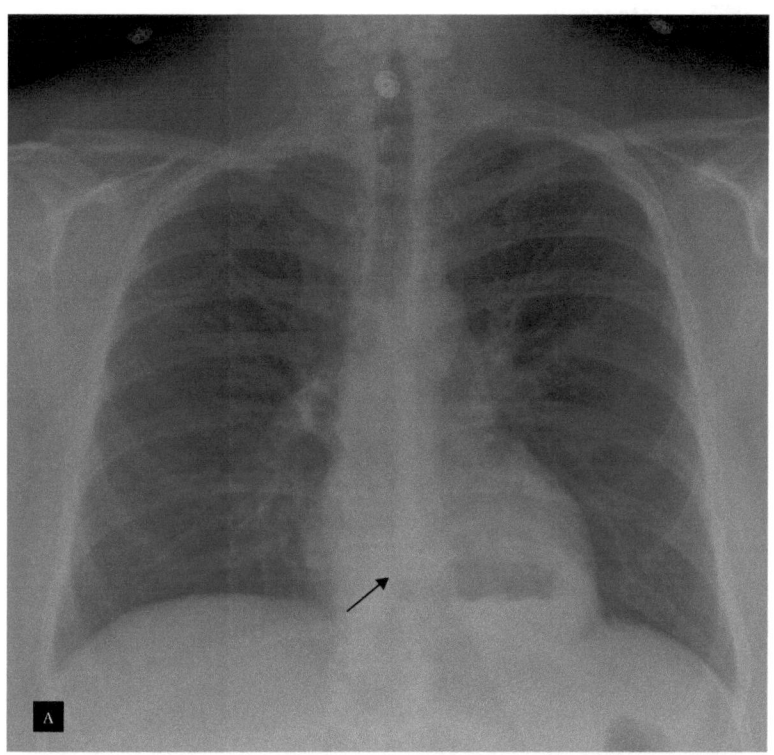

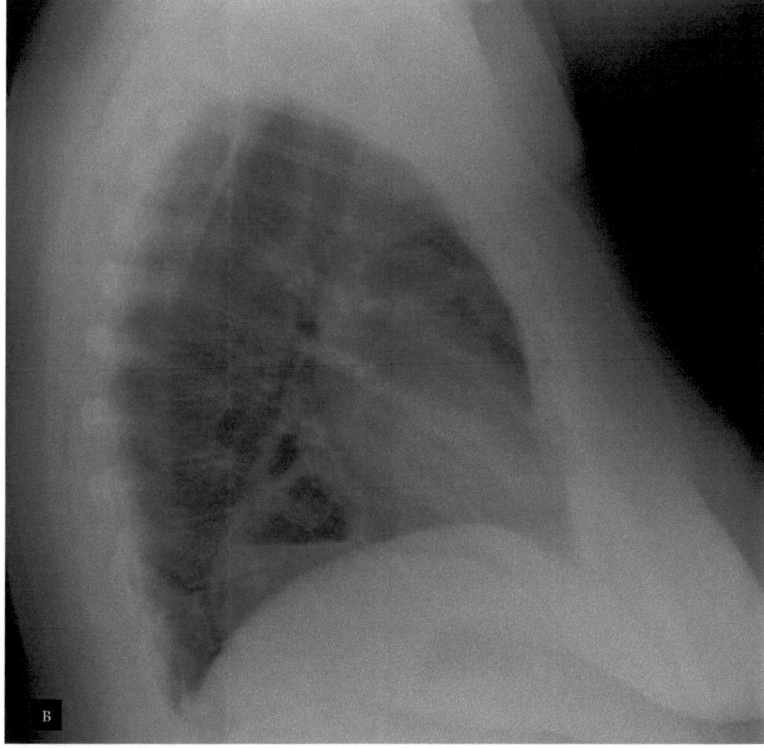

Figuur 6.3
Hernia diaphragmatica. A) Op de PA-foto wordt door het hart een ronde afwijking met een lucht-vloeistofspiegel gezien. B) Op de laterale foto is te zien dat de afwijking dorsaal van het hart ligt, maar ook op de PA-foto kan de ligging in het middelste mediastinum worden bevestigd door de uitbochting van de azygo-oesofageale recessus naar rechts (pijl). Onder de linker diafragmakoepel is nu geen lucht in de maag zichtbaar, maar alleen lucht in het colon.

6.3 Oefencasus

Casus 6.1 Dyspneu na aspiratie

Deze 73-jarige vrouw presenteert zich op de spoedpolikliniek met dyspneu, nadat ze geaspireerd heeft. Ze heeft al langer zuurbranden en oprispingen. Beoordeel deze PA-opname (fig. 6.4).

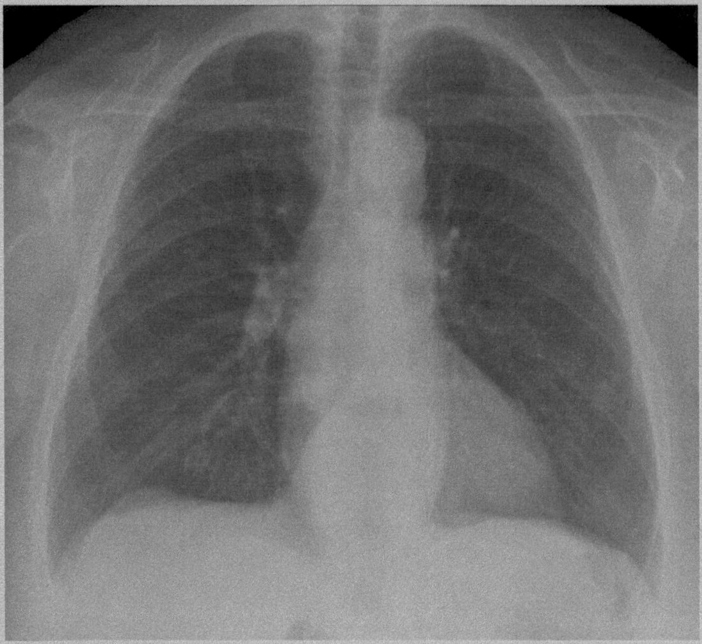

Figuur 6.4
Dyspneu na aspiratie. PA-opname.

3 De ribben zijn intact. Onder het diafragma is geen luchtbel in de maag aanwezig. Buiten de thorax worden geen andere afwijkingen gezien.
4 De trachea staat in het midden. Het mediastinum is niet verbreed. De aortaknop is niet vergroot. De hili zijn normaal. Er is een uitbochting van de azygo-oesofageale recessus te zien naar rechts.
5 De contouren van het hart zijn scherp, maar er is wel een afwijking met een lucht-vloeistofspiegel door het hart zichtbaar.
6 Het diafragma is beiderzijds goed afgrensbaar. Er wordt geen pleurale pathologie gezien.
7 Over de longvelden worden geen duidelijke afwijkingen gezien.

Conclusie
Hernia diaphragmatica.

7 Pleurale afwijkingen

7.1 Inleiding

Om iedere long ligt een vlies dat de pleura visceralis (het longvlies) wordt genoemd. Bij de hilus loopt het longvlies door in het borstvlies (pleura parietalis), dat de borstkas, het mediastinum en het diafragma bedekt. De ruimte tussen beide vliezen wordt de pleuraholte genoemd en bevat in een normale situatie een zeer dunne laag pleuravocht, die ervoor zorgt dat de pleurabladen ten opzichte van elkaar kunnen bewegen.

Normaal is de pleura niet zichtbaar op een thoraxfoto. Pleurale afwijkingen zijn in principe het best zichtbaar op de plaats waar de pleurabladen tangentieel getroffen worden; op een PA- of AP-opname is dit aan de laterale zijde van de long en op een laterale opname aan de voor- en met name achterzijde. En face getroffen afwijkingen, dat wil zeggen ventraal of dorsaal gelegen voor de PA-opname en juist lateraal of mediaal voor de laterale opname, zijn vaak moeilijker te onderscheiden en leiden soms alleen tot een subtiele, vaak slecht afgrensbare densiteit.

Pleurale pathologie kan worden onderverdeeld in benigne (plaques, diffuse verbreding) en maligne laesies (mesothelioom, pleuritis lymphomatosa of carcinomatosa). Op een thoraxfoto kunnen deze zich presenteren als solitaire of diffuse afwijkingen. Als in laesies verkalkingen ontstaan, uiteraard afhankelijk van de grootte van de verkalking, vergroot dit de zichtbaarheid op de thoraxfoto.

Pleurale pathologie kan resulteren in de ontwikkeling van pleuravocht dat zich normaliter ophoopt in de laagst gelegen delen van de pleuraholte. De röntgenologische manifestaties van pleuravocht worden besproken in hoofdstuk 8.

Een pneumothorax is een specifieke entiteit binnen de pleurale ziekten en kenmerkt zich door lucht in de pleuraholte.

7.2 Radiologische kenmerken

Pleurale plaques

Pleurale plaques zijn fibrotische afwijkingen van vooral de pleura parietalis. Afhankelijk van de oorzaak manifesteren zij zich solitair of juist diffuus verspreid op de thoraxfoto.

Asbestexpositie is een frequente oorzaak van pleurale plaques, die dan vrijwel altijd dubbelzijdig gelokaliseerd zijn. De plaques kennen een typische 'guirlande' (boogachtige) vorm en hebben aan één zijde een scherpe begrenzing, terwijl de andere zijde niet scherp begrensd is. Typische lokalisaties voor asbestgerelateerde plaques zijn: diafragma, costochondrale overgang (anterieur) en costovertebrale overgang (posterieur). Bij ongeveer 50% treedt uiteindelijk verkalking op in deze plaques, die de zichtbaarheid op de thoraxfoto kan vergroten (fig. 7.1 en 7.2).

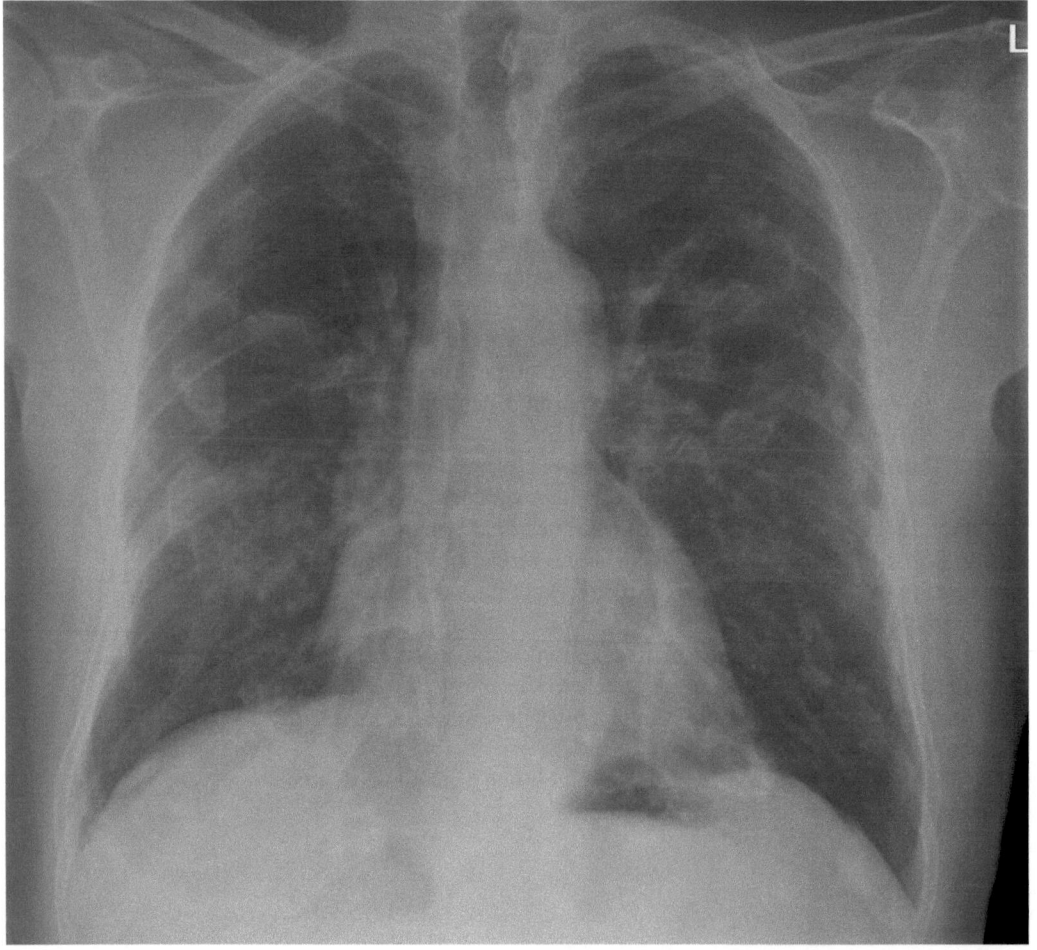

Figuur 7.1
Pleurale plaques. Over beide longvelden is de typische presentatie van pleurale plaques zichtbaar: scherp begrensde, guirlandeachtige en verkalkte laesies.

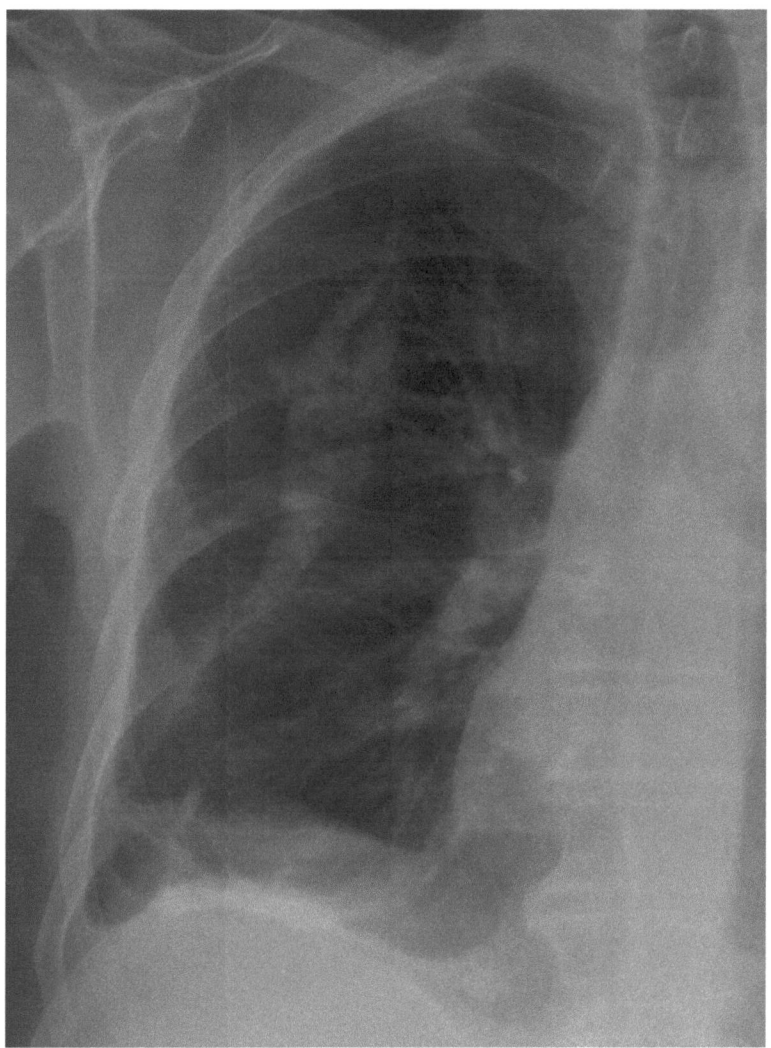

Figuur 7.2
Detailopname pleurale verkalking. Patiënt heeft tien jaar eerder een pleuritis tuberculosa doorgemaakt. Rechts is een scherp begrensde pleurale laesie in het bovenveld zichtbaar en een duidelijk verkalkte plaque op het diafragma.

Een plaque kan ook een resttoestand zijn na een infectie van de pleura (empyeem, pleuritis tuberculosa), na een hematothorax of na een pleurodese (plakken van de longvliezen bij bijvoorbeeld een pneumothorax of pleuravocht) en kan dan, afhankelijk van de oorzaak, enkelzijdig gelokaliseerd zijn.

Het kan moeilijk zijn een pleurale plaque te differentiëren van een intrapulmonaal gelegen laesie. Een pleurale plaque die op een PA-opname wordt waargenomen, is meestal op een dwarse opname niet zichtbaar. Een tweede aanwijzing dat het om een pleurale plaque gaat, is dat de laesie aan de ene zijde relatief scherp begrensd is, terwijl de andere zijde onscherp gedemarqueerd is.

Figuur 7.3
Detailfoto diffuse pleurale verbreding links, die na analyse blijkt te berusten op een fibrineuze pleuritis ten gevolge van medicatiegebruik.

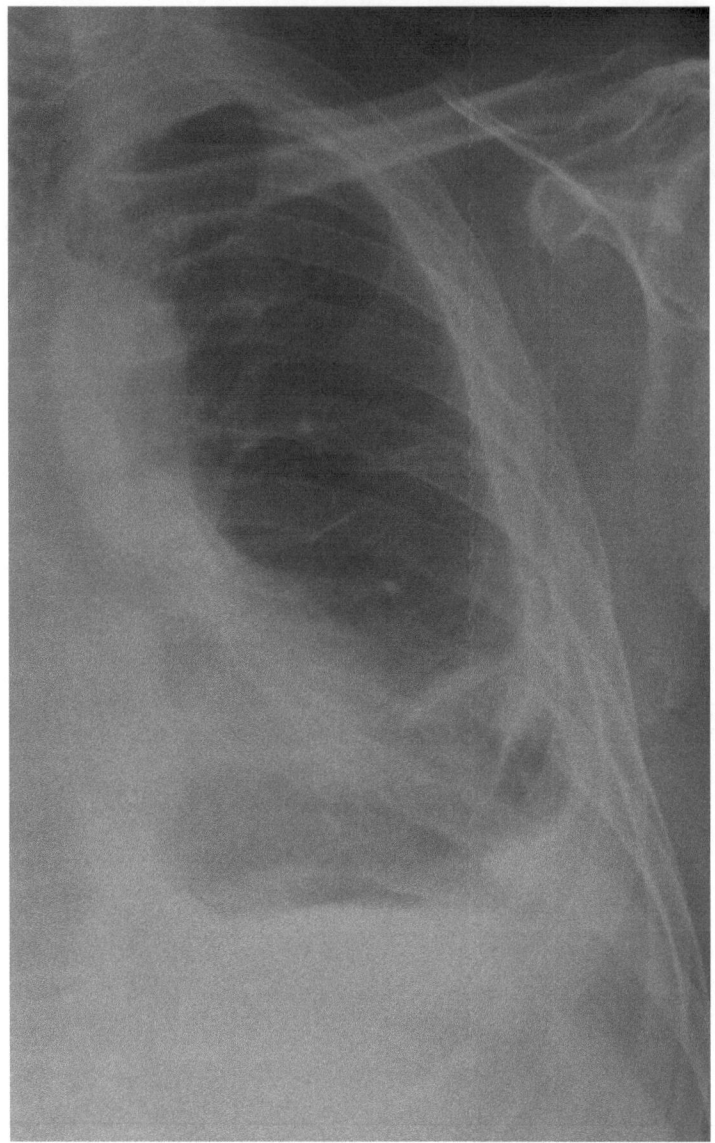

Diffuse pleurale verbreding

Een diffuse pleurale verbreding is meestal het gevolg van een maligniteit en minder vaak van asbestexpositie. Heel zelden wordt de verbreding gezien bij bepaalde systeemaandoeningen of medicatiegebruik.

De verbreding bij asbestexpositie wordt vooral aan de laterale zijde gezien, maar uitgebreide afwijkingen kunnen ook een beschaduwing geven over de longvelden, die in tegenstelling tot de pleurale plaques meestal niet scherp begrensd is (fig. 7.3). De aanwezigheid van extrapleuraal vet (vooral bij adipeuze patiënten) kan aanleiding zijn voor een pleurale verbreding.

7 Pleurale afwijkingen

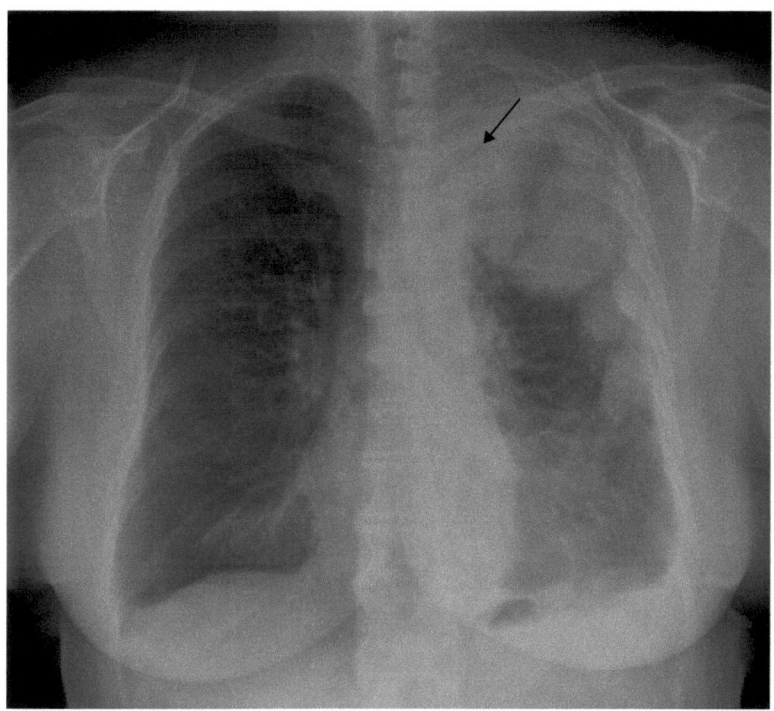

Figuur 7.4
Mesothelioom. Meerdere tumoren in de linkerpleuraholte, met afwijkingen aan de mediale (pijl) en laterale zijde. Er is sprake van een irregulair nodulair verloop met basaal een geringe hoeveelheid pleuravocht. In tegenstelling tot wat de foto doet vermoeden, is 85% van de patiënten met een mesothelioom man.

Lokale pleurale verbreding

Een lokale pleurale verbreding wordt vaak basaal ter hoogte van de costofrenische sinus gezien en is meestal het gevolg van een (doorgemaakte) pleuritis, maar kan ook wijzen op een geringe hoeveelheid pleuravocht. Een apicale pleurale verbreding ('*apical pleural cap*') is een pleurale verbreding ter hoogte van de apex van de long, doorgaans kleiner dan vijf millimeter in doorsnee en vaker bilateraal dan unilateraal. Deze verbreding is het gevolg van normale veroudering en de incidentie neemt dus toe met de leeftijd. Differentiaaldiagnostisch moet gedacht worden aan een pancoasttumor, een doorgemaakte infectie (tuberculose), bestralingseffect en (geloketteerd) pleuravocht.

Maligne pleurale afwijkingen

In de pleura kan zich een primaire maligniteit ontwikkelen, maar ook kunnen er metastasen ontstaan. De meest voorkomende primaire maligniteit van de pleura is het mesothelioom, doorgaans het gevolg van asbestexpositie (fig. 7.4).
Radiologische kenmerken van een mesothelioom op een thoraxfoto zijn betrokkenheid van de pleura aan de mediastinale zijde, *encasement* en volumeverlies van de long, een nodulair of golvend verloop van de afwijking en aanwijzingen voor invasieve groei in de thoraxwand, al dan niet met destructie van ribben. In een latere fase treedt progressief volumeverlies van de aangedane hemithorax op met shift van de mediastinale structuren

Figuur 7.5
Bij deze 23-jarige patiënt is er sprake van een pneumothorax links. De pleura visceralis is hierbij duidelijk zichtbaar (1). Basaal valt een evidente lucht-vloeistofspiegel op (2).

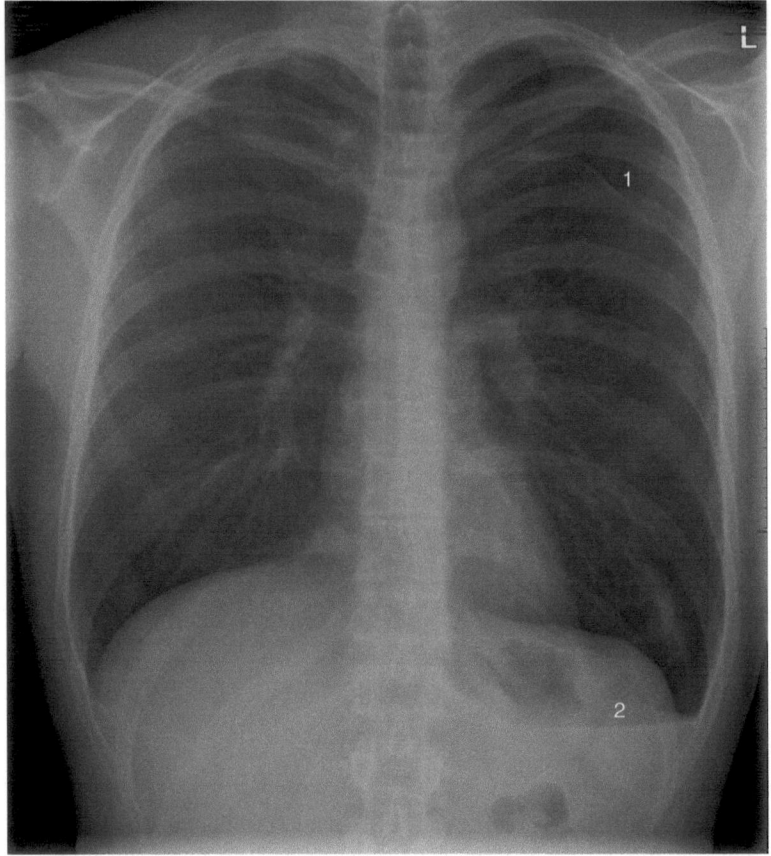

naar de aangedane zijde. Bij de meerderheid van de patiënten is eenzijdig pleuravocht de initiële radiologische bevinding.

Bij metastasen in de pleura spreekt men van pleuritis carcinomatosa als er metastasen van een solide tumor aanwezig zijn en van een pleuritis lymphomatosa bij metastasen van een lymfoom. Deze maligne aandoeningen presenteren zich meestal met (veel) pleuravocht.

Uiteraard is het van belang ook de rest van de thoraxfoto goed te beoordelen. De aanwezigheid van intrapulmonale haarden of hilaire dan wel mediastinale lymfadenopathie kan een extra aanwijzing zijn voor het bestaan van een maligniteit.

Pneumothorax

Bij een pneumothorax is er lucht aanwezig tussen de pleura visceralis en parietalis. Hierdoor collabeert de long geheel of gedeeltelijk. Een pneumothorax kan spontaan optreden of het gevolg zijn van traumatisch of iatrogeen letsel.

Op de thoraxfoto wordt een pneumothorax herkend aan het losliggen van de long van de thoraxwand. De scherpe lijn die in de thoraxholte wordt gezien is de pleura visceralis (fig. 7.5). Perifeer van deze lijn is geen long-

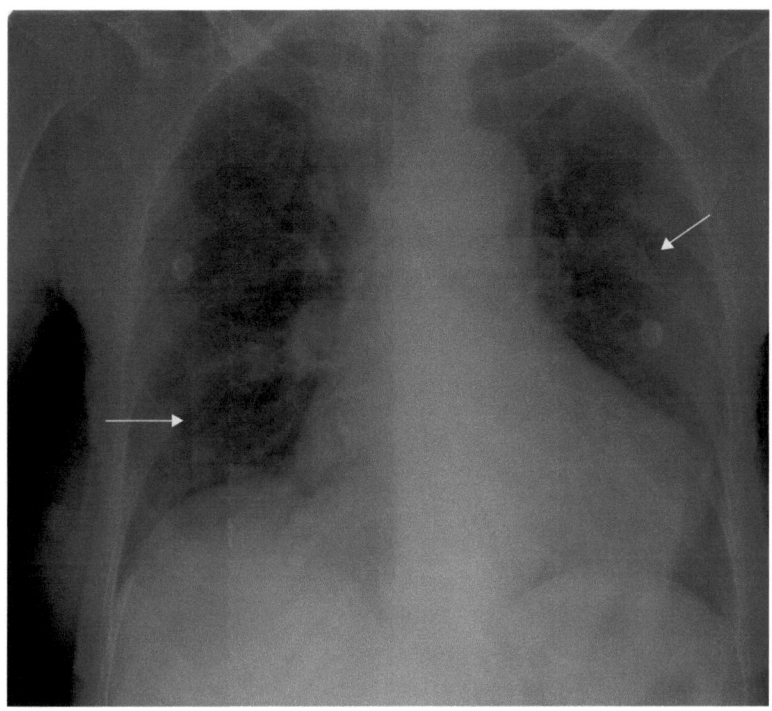

Figuur 7.6
Huidplooi. Op deze AP liggende X-thorax zijn over beide perifere longvelden enkele huidplooien aanwezig (zie pijlen). Zij zijn slechts over een beperkte lengte te volgen en perifeer ervan is longvaattekening zichtbaar. Dit pleit tegen een pneumothorax.

vaattekening meer zichtbaar. Indien pleuravocht aanwezig is, zal basaal op een staande of zittende thoraxfoto een lucht-vloeistofspiegel ontstaan.

Door de thoraxfoto een kwartslag te draaien, is de pneumothorax soms beter te herkennen. Ook het aanpassen of inverteren van het contrast van de thoraxfoto op het scherm kan helpen de pneumothorax beter te visualiseren.

Een huidplooi kan soms moeilijk te onderscheiden zijn van een pneumothorax, zeker op een AP-opname (liggende foto). Het belangrijkste kenmerk van een huidplooi is dat perifeer van de lijn longvaattekening aanwezig is. Daarnaast is de lijn naar craniaal en/of caudaal niet te volgen en is de huidplooi als een zwarte lijn zichtbaar (fig. 7.6).

Doordat de losliggende long bij een pneumothorax in meer of mindere mate collabeert, verplaatst lucht zich naar het hoogstgelegen punt. Bij een staande foto bevindt de lucht zich dan ook in de top. Bij een liggende foto (bijvoorbeeld bij een patiënt op de Intensive Care) verzamelt de lucht zich juist ventraal, waardoor dit op een AP- (liggende) opname moeilijker zichtbaar wordt. In dergelijke gevallen moet men alert zijn op de aanwezigheid van een zeer diepe sinus pleurae, ook wel *deep sulcus sign* genoemd, of extreem scherpe contouren van het hart (fig. 7.7). Dit *deep sulcus sign* ontstaat door verplaatsing van het diafragma naar caudaal. Dit teken kan een aanwijzing zijn voor overdruk in de pleuraholte, die kan passen bij een spanningspneumothorax.

Figuur 7.7
Deep sulcus sign. Pneumothorax links, waarvoor inmiddels een thoraxdrain is ingebracht. Op deze opname is het deep sulcus sign nog goed te zien: het linker hemidiafragma is naar beneden verplaatst, waarbij de sulcus zeer diep ligt en er een hyperlucentie is van het linker bovenste kwadrant van het abdomen. Het rechter hemidiafragma is niet meer goed zichtbaar ten gevolge van pleuravocht, maar duidelijk is dat het links veel dieper ligt dan het rechts: het deep sulcus sign.

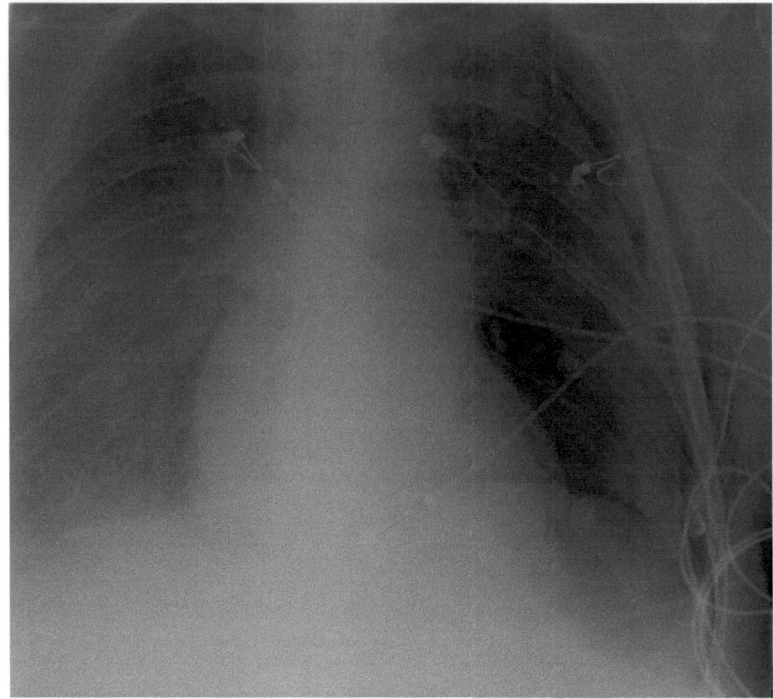

Als behalve de pleura visceralis ook de pleura parietalis onderbroken is, ontstaat subcutaan emfyseem. Meest voorkomende oorzaken zijn penetrerende letsels (messteek, schotverwonding, ribfractuur), maar ook iatrogene beschadiging door plaatsing van een centraal veneuze lijn kan aanleiding geven tot subcutaan emfyseem.

Subcutaan emfyseem duidt op de aanwezigheid van lucht in de weke delen, dat zich kan uitbreiden onder spierbuiken, tussen andere weke delen zoals in de hals en zelfs naar contralateraal (fig. 7.8). Door de aanwezigheid van uitgebreid subcutaan emfyseem is de pneumothorax zelf vaak minder goed zichtbaar.

Spanningspneumothorax

Een speciale vorm van de pneumothorax is de spanningspneumothorax (fig. 7.9). Hierbij accumuleert zo veel lucht in de pleuraholte dat door een verhoogde intrathoracale druk de veneuze terugvloed naar het hart wordt belemmerd. Dit uit zich in hypotensie en tachycardie.

Doordat bij een spanningspneumothorax een overdruk in de pleuraholte ontstaat, zal verplaatsing van het mediastinum naar contralateraal optreden. Daarnaast kan een *deep sulcus sign* ontstaan en kan er vervlakking van de cardiale afgrenzing zijn.

De mate waarin contralaterale verplaatsing bij een spanningspneumothorax optreedt, wisselt sterk. Daarnaast zal bij een pneumothorax aan

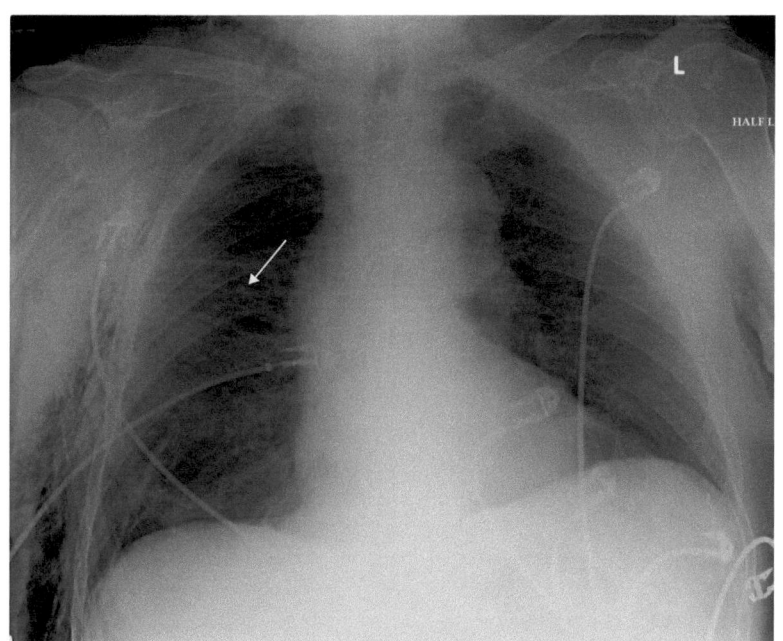

Figuur 7.8
Subcutaan emfyseem. Lucht subcutaan in de rechter thoraxwand en ook hoger in de hals. Er blijkt sprake van een pneumothorax ten gevolge van multipele ribfracturen (beide niet goed zichtbaar op deze thoraxfoto). De pijl wijst op lucht tussen de vezels van de musculus pectoralis major.

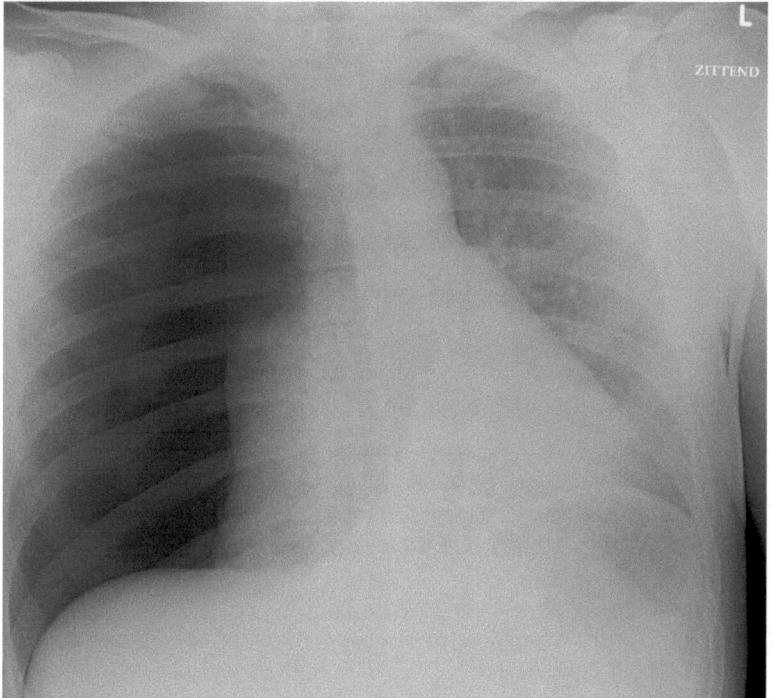

Figuur 7.9
Pneumothorax met mediastinale shift. Pneumothorax rechts met volledige collaps van de long en verplaatsing van het mediastinum (inclusief het hart) naar links. Het rechter hemidiafragma is door de druk naar beneden verplaatst. Omdat de patiënt hypotensief en tachycard was, mag er gesproken worden van een spanningspneumothorax (die direct ingrijpen vereist).

de aangedane zijde de negatieve druk in de pleuraholte wegvallen, zodat ook bij een pneumothorax zonder spanningscomponent een (geringe) verschuiving van het mediastinum naar de niet-aangedane zijde wordt gezien.

De diagnose spanningspneumothorax wordt dan ook uitsluitend gesteld op grond van de kliniek en niet op basis van de foto.

7.3 Oefencasus

Casus 7.1 Acute pijn op de borst

Een 19-jarige man presenteert zich op de Spoedeisende Hulp met acute pijn rechts op de borst en benauwdheid. Beoordeel de thoraxfoto (fig. 7.10).

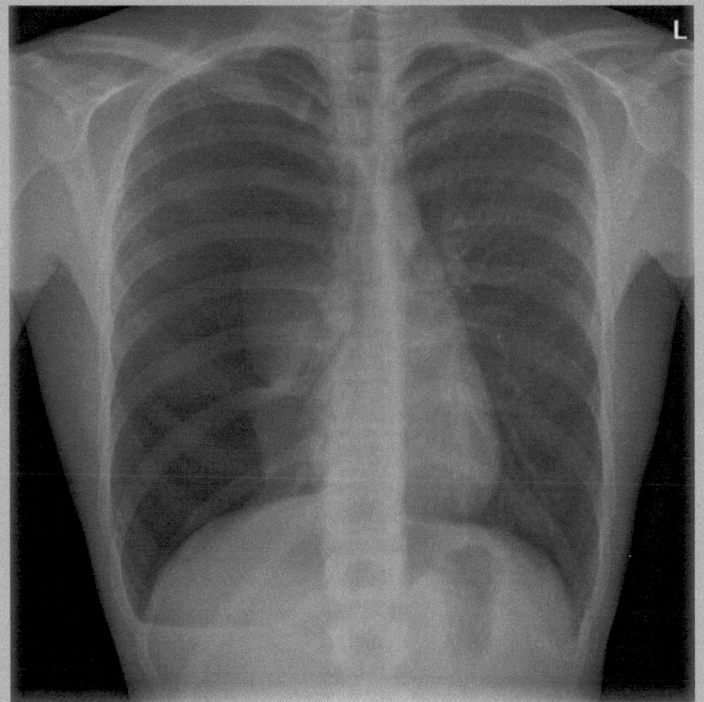

Figuur 7.10
Acute pijn op de borst.

3 De extrathoracale structuren zijn niet afwijkend.
4 De trachea staat in het midden. Het mediastinum is niet verbreed. De aortaknop is niet vergroot. De linkerhilus is normaal, de rechterhilus is niet te beoordelen.
5 Het hart is niet vergroot en niet verplaatst.
6 Het diafragma is aan de rechterzijde opvallend scherp. Links is er een normaal goed afgrensbaar diafragma. Ter hoogte van de dorsale sinus rechts is een lucht-vloeistofspiegel aanwezig.
7 De rechterlong is volledig gecollabeerd en ligt tegen het mediastinum aan. Hierbij is aan de buitenzijde van de gecollabeerde long een scherpe

lijn te zijn, waarvan perifeer geen longvaattekening meer te zien is. Aan de linkerzijde zijn in de long geen afwijkingen zichtbaar.

Conclusie
Er is sprake van een complete pneumothorax rechts.

Casus 7.2   Pijn op de borst en afvallen

Een 63-jarige man meldt zich op de polikliniek longziekten met pijn in regio van het schouderblad rechts en afvallen. Hij heeft als timmerman met asbest gewerkt. Beoordeel de thoraxfoto (fig. 7.11).

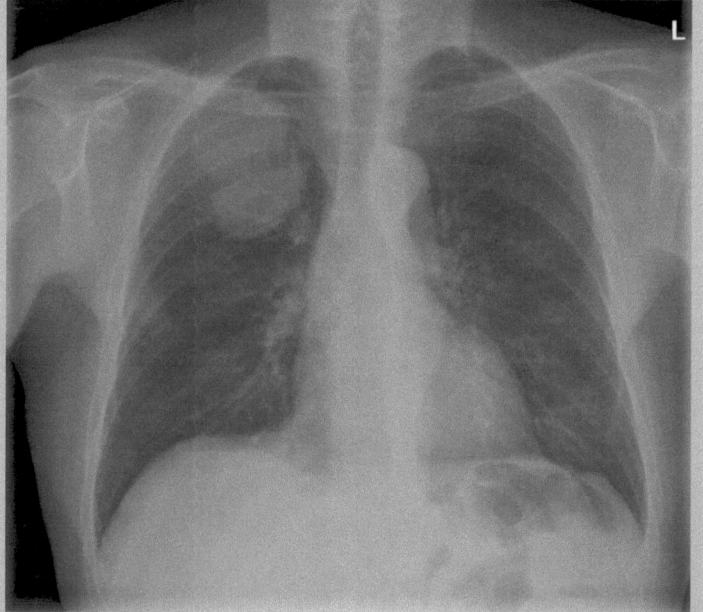

Figuur 7.11
Pijn op de borst en afvallen.

2 Aan de extrathoracale structuren worden geen afwijkingen gezien.
3 De trachea staat in het midden. Het mediastinum is niet verbreed. De hili zijn niet vergroot.
4 Het hart is niet vergroot.
5 Het diafragma is aan beide zijden scherp.
6 Links zijn er geen pleurale afwijkingen. Rechtsboven is er een grote, scherp begrensde afwijking, waarbij niet goed zichtbaar is of deze uitgaat van de pleura, dan wel van het longparenchym. Gezien de stompe hoek is er echter het vermoeden dat het een pleurale afwijking betreft. Deze hypothese wordt verder ondersteund doordat de afwijking aan de mediale zijde scherp en aan de laterale zijde onscherp begrensd is.
7 Het longparenchym aan de linkerzijde toont geen afwijkingen.

Conclusie
Massa in het rechter bovenveld, gezien het aspect waarschijnlijk uitgaande van de pleura.
 In combinatie met de asbestexpositie in het verleden moet gedacht worden aan een pleurale maligniteit.

8 Pleuravocht

8.1 Inleiding

De pleuraholte is de ruimte tussen de longvliezen (pleurae) die om beide longen liggen en bevat in een normale situatie een dun laagje vocht dat ervoor zorgt dat beide vliezen ten opzichte van elkaar kunnen bewegen. Dit vocht is (net als de pleurae zelf) op een normale foto niet zichtbaar. Door pathologische processen kan de hoeveelheid vocht zodanig toenemen dat het zichtbaar wordt op de thoraxfoto.

Pleuravocht kan veel verschillende oorzaken hebben, onder andere maligniteit, infecties, decompensatio cordis of secundair aan buikproblematiek. Op een thoraxfoto is verdere differentiatie tussen deze oorzaken veelal niet goed mogelijk.

8.2 Radiologische kenmerken

Detectie van pleuravocht

Pleuravocht zal door de zwaartekracht altijd het laagst gelegen gedeelte van de pleuraholte opzoeken. De costofrenische hoek (sinus pleurae), aan de uiterst laterale zijde van beide diafragmata, is op een staande PA-opname het diepst gelegen gedeelte van de pleuraholte en opvulling daarvan is dan ook een eerste aanwijzing voor de aanwezigheid van pleuravocht (fig. 8.1).

In de laagst gelegen gebieden kan zich relatief veel pleuraal vocht ophopen zonder dat dit op een thoraxfoto zichtbaar is. Vanaf ongeveer 150-200 ml is vocht op een staande thoraxfoto zichtbaar. Om die reden kan de beoordeling van pleuravocht het best (en gemakkelijkst) plaatsvinden op een staande foto. Bij een liggende patiënt zal het pleuravocht zich ten gevolge van de zwaartekracht verdelen over de gehele thorax, terwijl bij een staande foto het vocht naar beneden zakt en beter geëvalueerd kan worden (fig. 8.2).

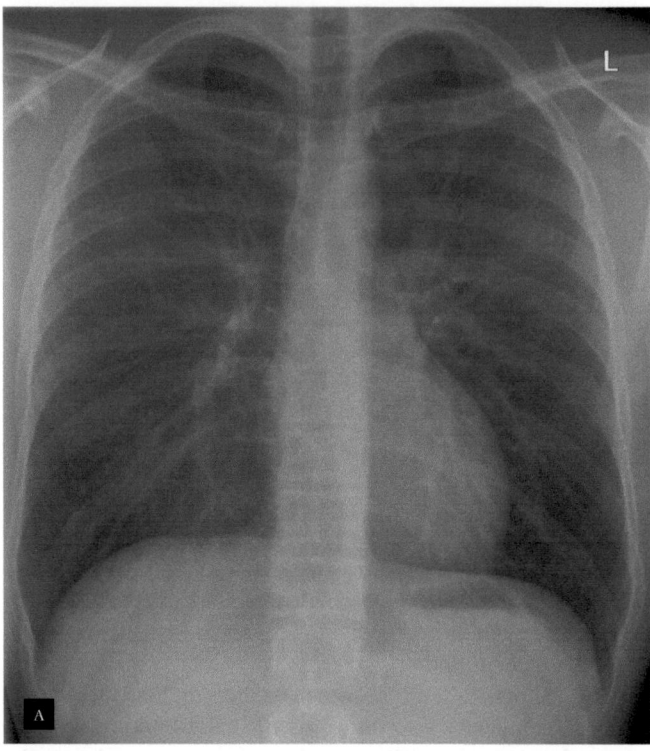

Figuur 8.1
Opgevulde costofrenische hoek. PA-opnamen van 26-jarige patiënt, met een interval van drie dagen tussen beide foto's. A) Beide sinus pleurae zijn leeg. B) Na drie dagen is zichtbaar dat zowel de linker als de rechter costofrenische hoek gevuld is met pleuravocht (zie pijltjes). Er bleek sprake te zijn van een longembolie met pleurale prikkeling/pleuritis, waardoor pleuravocht ontstond.

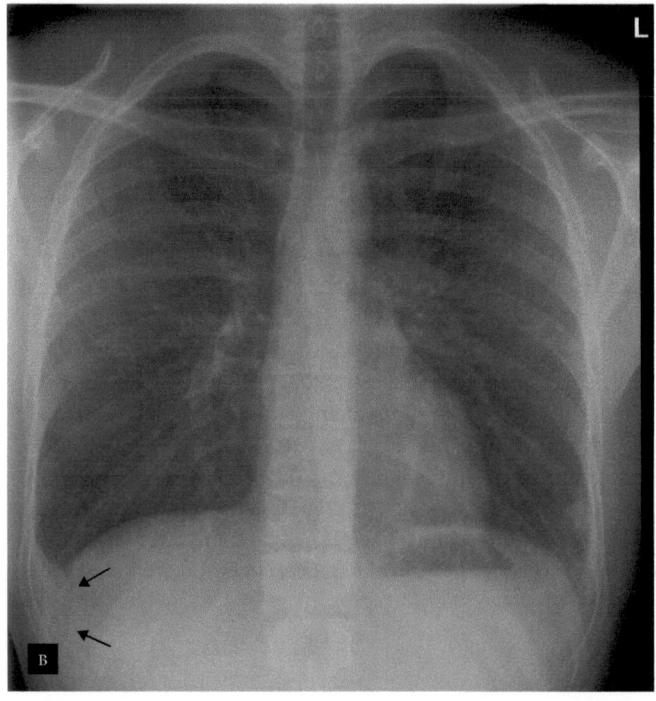

8 Pleuravocht

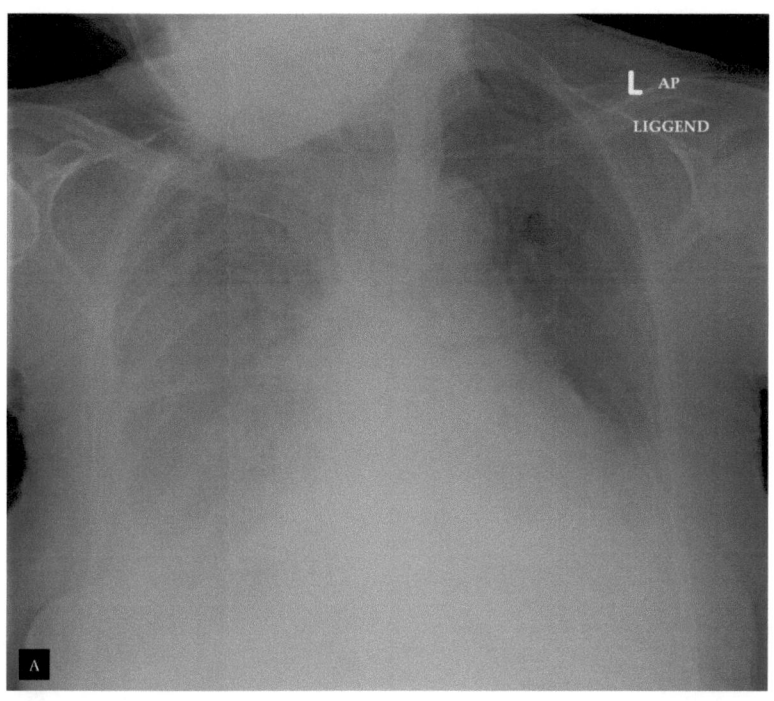

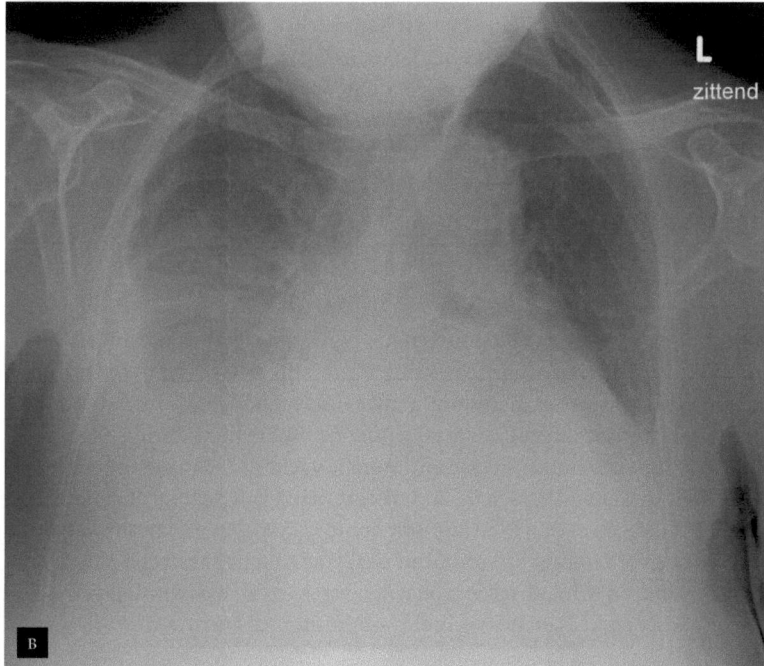

Figuur 8.2
De invloed van houding op pleuravocht. A) Foto die liggend gemaakt is; er is een waas over de rechter hemithorax zichtbaar. B) Als de patiënte zit, is duidelijker te zien dat er sprake is van pleuravocht door het ontstaan van de lijn van Damoiseau-Ellis; het vocht zakt richting het diafragma.

Figuur 8.3
Vocht in de fissuur. Op deze foto is een verdichting in het rechter onderveld zichtbaar. Bij nadere analyse met een CT-thorax bleek het inderdaad te gaan om vocht in de fissura minor. Lokale vochtcollecties in een fissuur kunnen soms sterke gelijkenis vertonen met een intrapulmonaal proces, vandaar dat de term 'pseudotumor' wordt gebruikt. Bij twijfel wordt er een CT-thorax verricht om te differentiëren tussen beide entiteiten.

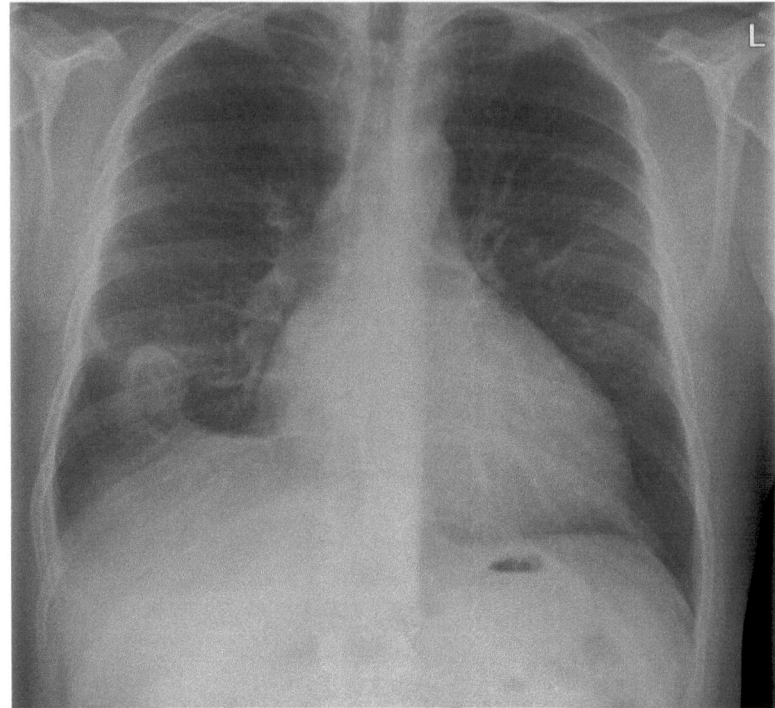

Bij de beoordeling van pleuravocht is het nuttig een dwarse foto te laten vervaardigen. Hierop is het vocht (dat zich dan in de dieper gelegen dorsale sinus bevindt) nog beter te beoordelen dan op een PA- of AP-opname; op deze manier is 150 ml vocht al zichtbaar. Het sensitiefst is een opname in laterale decubitus (liggende) positie; hierop kan circa 50 ml pleuravocht al aangetoond worden. Minst sensitief is een liggende AP-opname (detectie vanaf 500-1000 ml).

Subpulmonaal pleuravocht

Soms hoopt het vocht zich op tussen het diafragma en de long zonder verspreiding naar de costofrenische sinus. Op de thoraxfoto is dan een schijnbare hoogstand van het diafragma aanwezig. Het hoogste punt van het 'diafragma' is naar lateraal verplaatst, met een steile lijn richting de costofrenische sinus. Wanneer het subpulmonale vocht zich aan de linkerzijde bevindt, is de afstand tussen de onderbegrenzing van de long en de luchtbel in de maag meer dan 2 cm (zie ook hoofdstuk 6). Het is daarom van belang bij een verdenking op subpulmonaal vocht lucht bevattende organen in de bovenbuik te lokaliseren, zodat een inschatting kan worden gemaakt van de aanwezigheid en hoeveelheid subpulmonaal vocht. Bij twijfel kan een opname in zijligging (bij voorkeur liggend op de mogelijk afwijkende zijde) met horizontale stralen worden gemaakt.

Vocht in de fissuur: pseudotumor

In de fissuren, die een continuüm met de pleuraholte vormen, kan zich lokaal vocht ophopen. Een dergelijke vochtophoping kan de vorm van een ronde densiteit aannemen, die een 'pseudotumor' wordt genoemd. In de differentiaaldiagnose wordt met name gedacht aan een primair bronchuscarcinoom of een metastase. De diagnose kan met een CT-thorax gesteld worden, aangezien de collectie zich in de fissuur bevindt (fig. 8.3).

Lijn van Damoiseau-Ellis (meniscusteken)

Bij toename van pleuravocht verdwijnt de scherpe contour van de rest van het diafragma. Pleuravocht vertoont naar lateraal en dorsaal een parabolische vorm. Deze lijn noemt met het meniscusteken (ook wel lijn van Damoiseau-Ellis). Doordat pleuravocht zich aan beide zijden van de long in de pleuraholte ophoopt, kan een dubbel meniscusteken ontstaan (fig. 8.4).

Een witte long: onderscheid tussen atelectase en pleuravocht

Bij verdere accumulatie van pleuravocht kan een geheel witte hemithorax ontstaan. Bij een dergelijk beeld is de differentiaaldiagnose massaal pleuravocht of atelectase van de gehele long. Dit is te differentiëren door te kijken naar de stand van mediastinale structuren zoals de trachea. Bij pleuravocht zal de trachea door de massawerking vanuit de aangedane zijde naar contralateraal verplaatsen (fig. 8.5). Dit in tegenstelling tot een atelectase van de gehele long, waarbij door het volumeverlies van de aangedane long de trachea juist naar de aangedane zijde verplaatst zal worden. Bij twijfel kan een echo of CT van de thorax uitkomst bieden (zie ook hoofdstuk 9).

8.3 Specifieke ziektebeelden

Decompensatio cordis

Een belangrijke oorzaak voor het ontstaan van pleuravocht is decompensatio cordis. Hierbij ontstaat meestal bilateraal pleuravocht, unilateraal pleuravocht komt minder voor en is dan vaker rechtszijdig gelokaliseerd. Zie verder hoofdstuk 5.

Figuur 8.4
Dubbel meniscusteken. Er is een forse hoeveelheid pleuravocht rechts. Tevens is een dubbel meniscusteken zichtbaar (zie pijlen).

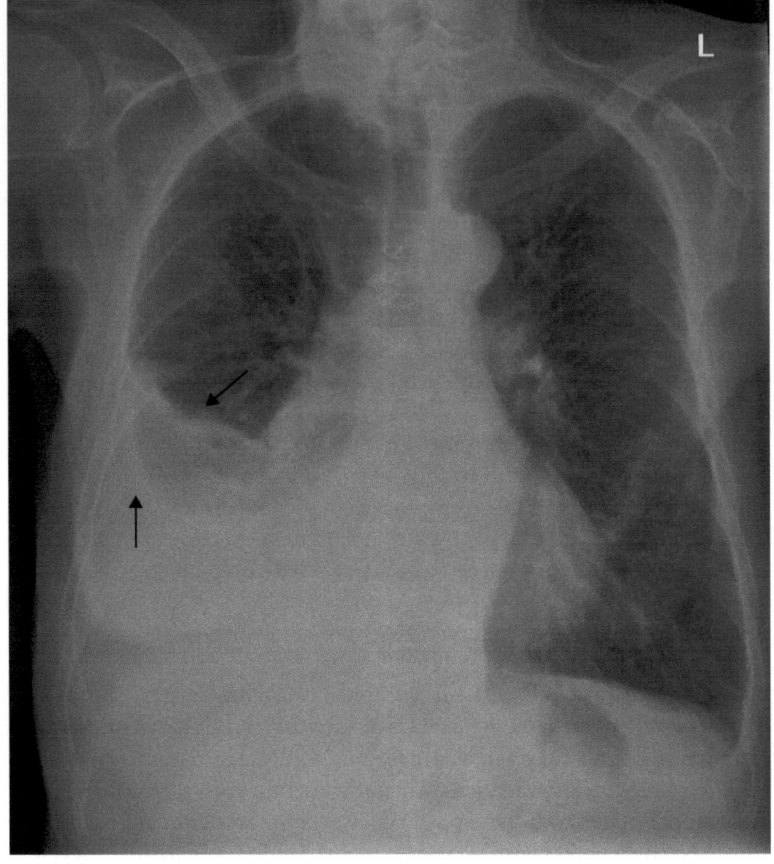

Parapneumonische effusie/empyeem

Pleuravocht kan ook ontstaan als epifenomeen bij een pneumonie ('parapneumonische effusie'). Indien er pus aanwezig is of er bacteriën in het vocht gekweekt worden, spreekt men van een empyeem (fig. 8.6).

Op een thoraxfoto is het onderscheid tussen geïnfecteerd en niet-geïnfecteerd pleuravocht lastig te maken. Indien het pleuravocht zich atypisch verdeelt in loketten (een bacteriële ontsteking van pleuravocht kan tot vorming van fibrineschotten leiden) met convexe of gelobde (irregulaire) configuraties, dan is dit suggestief voor een empyeem. Ook het ontstaan van (uiteraard zichtbare) lucht-vloeistofspiegels, soms op meerdere niveaus, past bij infectie van het pleuravocht.

Maligne pleuravocht

Maligne pleuravocht (fig. 8.7) kan ontstaan ten gevolge van primaire pleuratumoren (mesothelioom) of pleurale metastasen van solide tumoren of lym-

8 Pleuravocht

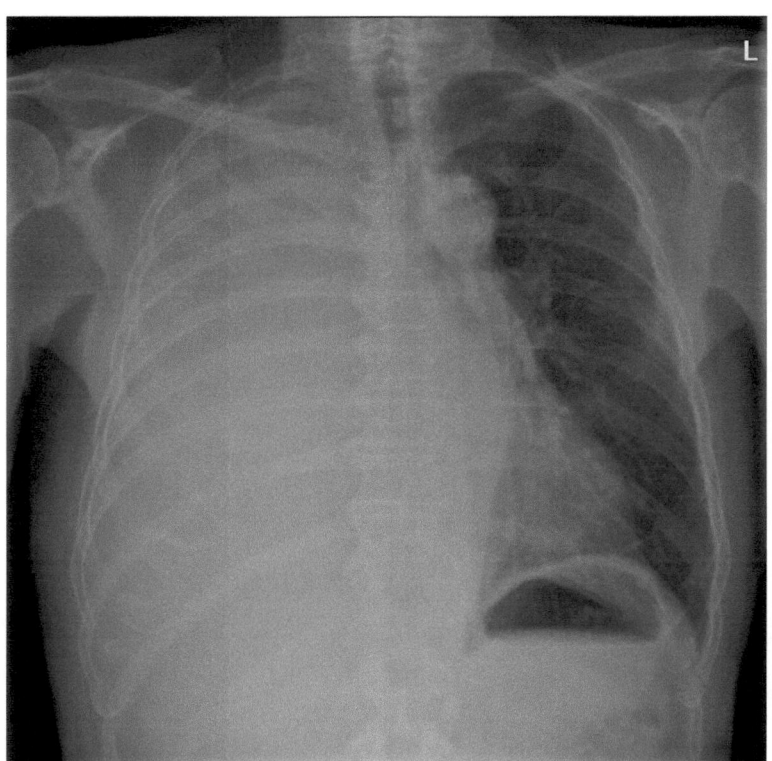

Figuur 8.5
Massaal pleuravocht rechts. Bij deze patiënt is er een massale hoeveelheid pleuravocht aan de rechterzijde aanwezig. Er is verplaatsing van het mediastinum (zie de contour van de trachea) naar de contralaterale zijde. (Voor een onderscheid met een totale atelectase, zie fig. 9.5.)

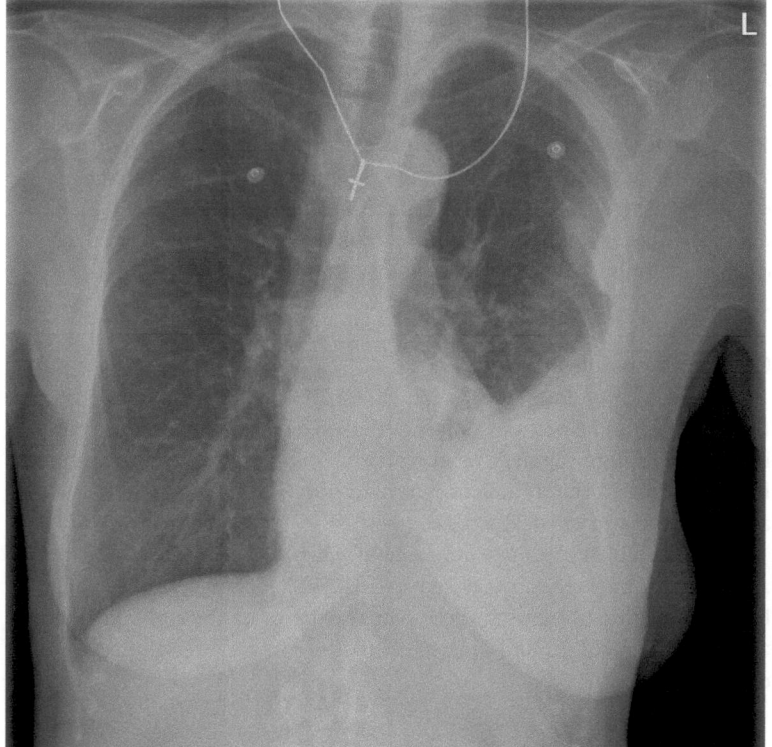

Figuur 8.6
Empyeem. Bij patiënte is er pleuravocht links zichtbaar. Opvallend is de gelobde configuratie, die duidt op afkapseling door fibrineschotten. Differentiaaldiagnostisch kan gedacht worden aan een pleurale verbreding of een mesothelioom. Bij een pleurapunctie bleek inderdaad pus aanwezig.

Figuur 8.7
Maligne pleuravocht links. Behalve het pleuravocht links is er beiderzijds een versterkt reticulaire tekening. Uiteindelijk bleek sprake van lymfangitis en pleuritis carcinomatosa bij een galgangtumor.

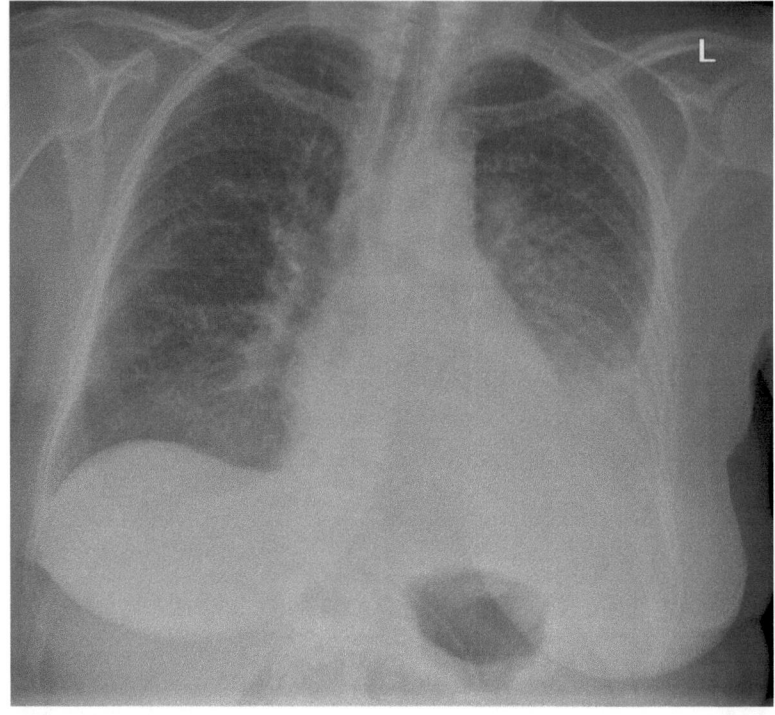

fomen. Deze tumoren kunnen zichtbaar zijn op een thoraxfoto, maar ook verborgen worden door het pleuravocht.

Pneumothorax na drainage pleuravocht

Bij een langer bestaande pleurale effusie komt het soms voor dat de long na een geslaagde thoraxdrainage niet meer expandeert; dit heet een *trapped lung* (fig. 8.8). Hierbij kan de long zich niet goed ontplooien, doordat de pleura visceralis gefibroseerd is geraakt. Op de foto is dan een (hydro)pneumothorax te zien met soms een verdikking van de pleura visceralis.

Overige oorzaken pleuravocht

Bij pleuravocht kan ook aan andere oorzaken dan decompensatio cordis, infecties of maligniteiten gedacht worden. Zo kan er sprake zijn van een hematothorax na een trauma of een chylothorax (ten gevolge van schade aan of compressie van de ductus thoracicus).

Ten slotte wordt pleuravocht gezien bij een pleuritis ten gevolge van auto-immuunziekten (reumatoïde artritis, SLE), bij longembolieën en bij buikpathologie (subfrenisch abces, pancreatitis) of na abdominale ingrepen zoals een laparotomie. Radiologisch zijn deze oorzaken veelal niet te onderscheiden.

8 Pleuravocht

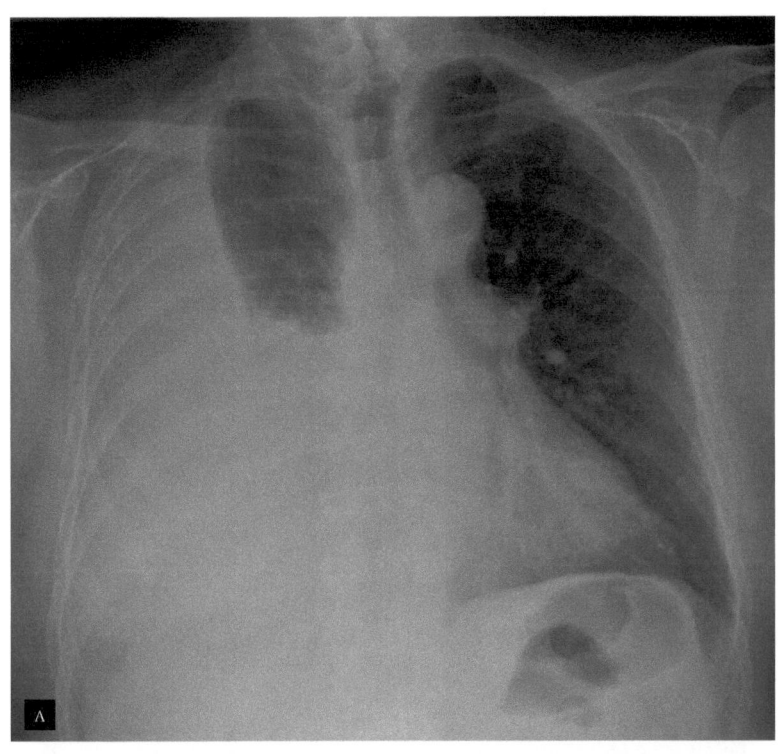

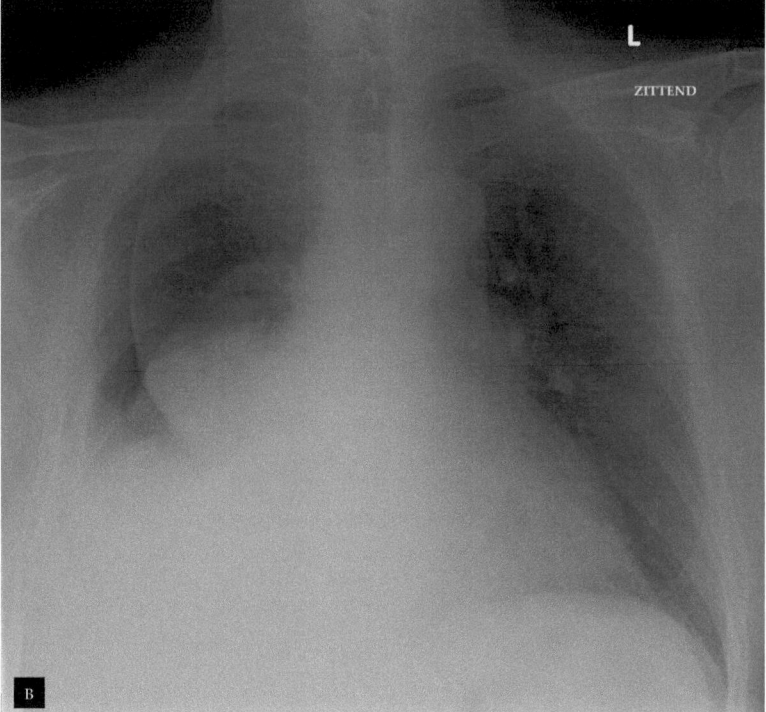

Figuur 8.8
Trapped lung. A) Bij deze patiënt, die opgenomen was met een langer bestaande massale hoeveelheid pleuravocht rechts, werd een thoraxdrainage uitgevoerd. B) Hierna bleef de long gecollabeerd ondanks adequate zuigdrainage.

Figuur 8.9
Bekend met ovariumcarcinoom en nu benauwdheid.

8.4 Oefencasus

Casus 8.1 Bekend met ovariumcarcinoom en nu benauwdheid

Een 53-jarige patiënte die bekend is met een ovariumcarcinoom presenteert zich met benauwdheid. Beoordeel haar thoraxfoto (fig. 8.9).

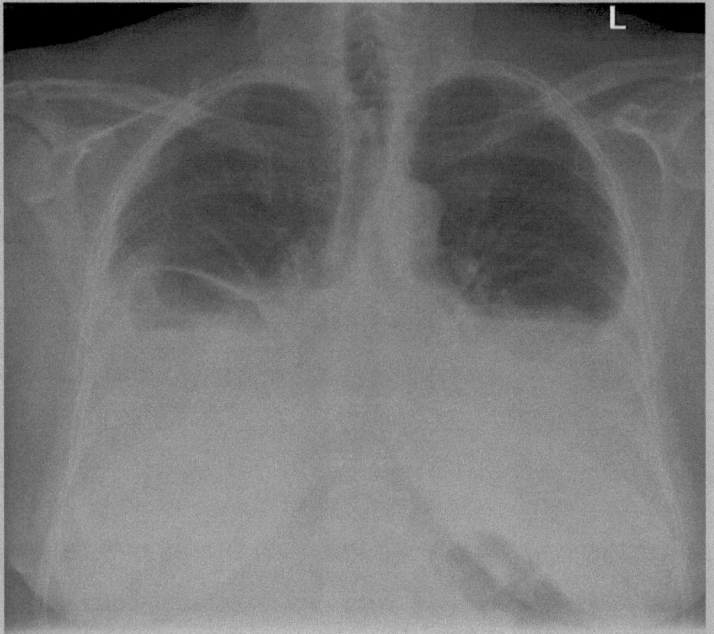

3 De ribben zijn intact. Er is geen luchtbel in de maag zichtbaar, wel in de colonlissen. Beiderzijds normale mammaprojectie.
4 De trachea staat in het midden. Het mediastinum en aortaboog zijn niet verbreed. De hili zijn niet goed te beoordelen.
5 De contouren van het hart zijn niet zichtbaar.
6 De diafragmakoepels zijn beiderzijds niet zichtbaar als gevolg van een forse hoeveelheid pleuravocht beiderzijds. Dit wordt tevens gesuggereerd door de grote afstand tussen de zichtbare lucht in de colonlissen en de luchthoudende delen van de linkerlong en het meniscusteken beiderzijds. De pleura is apicaal niet verdikt. Er is vocht zichtbaar in de fissura minor rechts.
7 Er is toename van longvaattekening in beide longvelden.

Conclusie
Forse hoeveelheid pleuravocht beiderzijds met interlobair vocht rechts.

Casus 8.2 Dyspneu, nachtzweten en hoge koorts

Deze 47-jarige patiënt presenteert zich met dyspneu, nachtzweten en hoge koorts. Beoordeel de thoraxfoto (fig. 8.10).

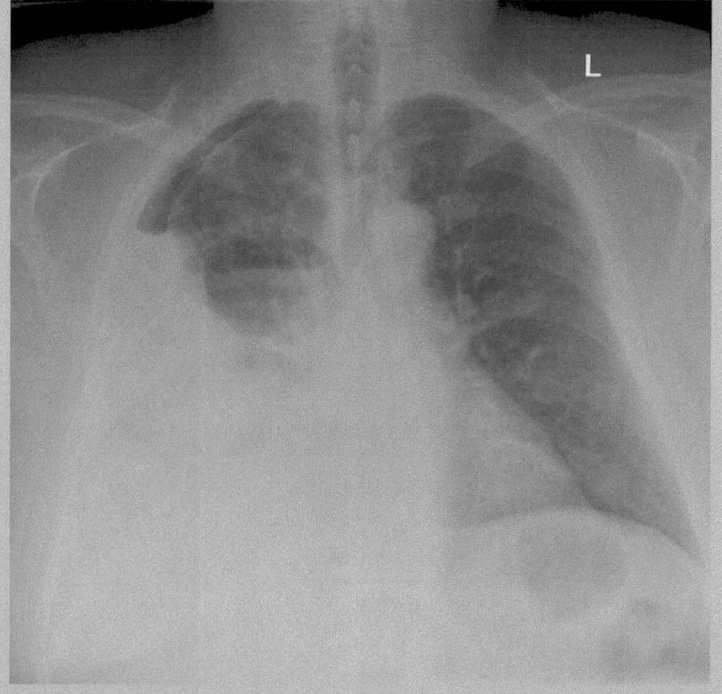

Figuur 8.10
Dyspneu, nachtzweten en hoge koorts.

3 De ribben zijn intact. Er is een luchtbel in de maag en in een colonlis die naar caudaal en lateraal van de maag ligt. Er zijn geen andere afwijkingen buiten de thorax.
4 De trachea devieert minimaal naar links. Het mediastinum is in toto niet verbreed, maar de rechter paratracheale lijn wel. De hilus rechts is niet goed te beoordelen; links lijkt deze niet vergroot.
5 De rechter hartcontour is niet te beoordelen; links is de hartcontour scherp.
6 Het linker hemidiafragma is scherp; rechts is dit niet te beoordelen door de aanwezigheid van een forse hoeveelheid pleuravocht. Het valt op dat het vocht een convexe vorm heeft. Rechts in de top van de hemithorax is er lucht tussen de pleurabladen, waarbij de pleura visceralis verdikt lijkt.
7 Er is beiderzijds een drukke vaattekening. Er zijn geen duidelijke infiltraten zichtbaar.

Conclusie
Forse hoeveelheid pleuravocht rechts met daarbij een top-pneumothorax.

Bij nadere analyse blijkt sprake van een empyeem. De pneumothorax en het empyeem zijn vermoedelijk ontstaan door een bronchopleurale fistel als complicatie van een pneumonie.

9 Atelectase

9.1 Inleiding

Een atelectase is een stuk long dat gecollabeerd is doordat er geen vrije luchtverplaatsing mogelijk is en de resterende lucht uit de alveolaire ruimte is geresorbeerd. Een atelectase is per definitie pathologisch. De grootte van een atelectase kan variëren, soms gaat het om een klein perifeer gelegen deel longweefsel dat geen lucht bevat (bijvoorbeeld een plaatatelectase bij patiënten die slecht doorademen), maar ook een atelectase van een gehele long is mogelijk. Het kenmerkende van een atelectase op een thoraxfoto is dat er tekenen van volumeverlies van de long zichtbaar zijn.

Een atelectase kan ontstaan door een afsluiting in de bronchiaalboom, waarbij de lucht distaal van de obstructie geresorbeerd wordt. Dit beeld kent een brede differentiaaldiagnose, met als belangrijkste oorzaken een tumor, een sputum- of mucusplug of een corpus alienum. Doordat de linker hoofdbronchus iets horizontaler verloopt dan de rechter, zal aspiratie van een corpus alienum vaker een atelectase rechts dan links geven. Dikwijls treedt geen volledige atelectase van betrokken segment of kwab op door verplaatsing van lucht door openingen tussen alveoli (poriën van Kohn) en verbindingen tussen alveoli en bronchioli (kanalen van Lambert). Dit fenomeen wordt *collateral air drift* genoemd.

Ook bij hoogstand van het diafragma of bij grote hoeveelheden pleuravocht zal het aanliggende deel van de long door compressie samenvallen. In deze gevallen spreekt men van een compressieatelectase. Bij IC-patiënten treedt nogal eens een atelectase van de linker onderkwab op, vermoedelijk wordt dit veroorzaakt door compressie door het hart bij een liggende patiënt.

9.2 Radiologische kenmerken

Herkennen van een atelectase

Doordat het atelectatisch gedeelte van de long geen lucht meer bevat, ontstaat er een scherp begrensde verdichting. Een atelectase gaat altijd gepaard met volumeverlies van het aangedane longweefsel, waardoor, afhankelijk van de grootte van de atelectase, de gevolgen hiervan zichtbaar zijn op de thoraxfoto. Door het volumeverlies verplaatsen structuren in de omgeving richting het aangedane longweefsel, zoals verschuiving van

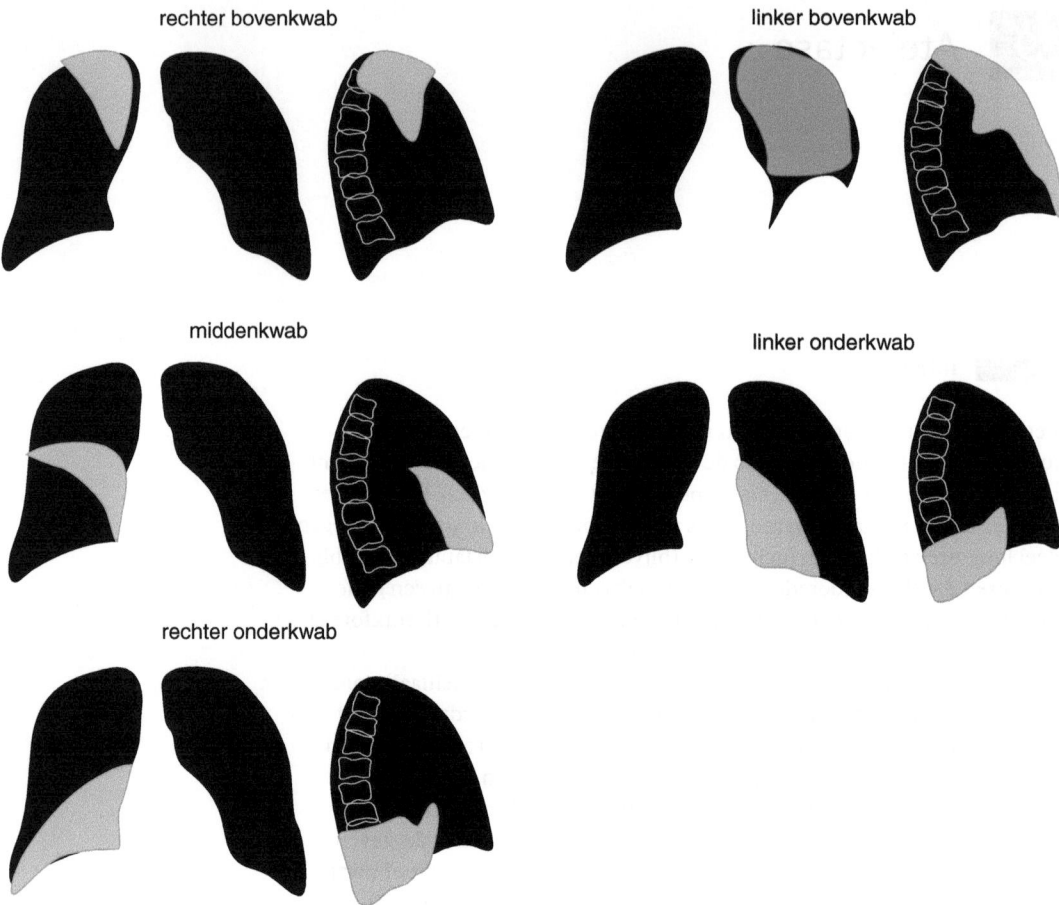

Figuur 9.1
Schematische weergave van de alectasen van longkwabben op de PA- en laterale opname.

fissuren, hoogstand van het diafragma en/of verschuiving van het mediastinum/hart naar de aangedane zijde. Ook ontstaat er hyperinflatie in het resterende longweefsel, dat daardoor donkerder wordt en waarin de vaten zich meer verspreiden.

De verschillende longkwabben vallen volgens een bepaald patroon samen (zie fig. 9.1). Zeker wanneer er geen sprake is van een typisch samenvallen van een gehele kwab, kan het silhouetteken helpen (tabel 9.1).

Afhankelijk van het type atelectase is er lucht in de bronchiaalboom aanwezig (niet bij obstructie, wel bij compressie). In de verdichting van een compressieatelectase kan daardoor een luchtbronchogram zichtbaar zijn.

Tabel 9.1	Positief silhouetteken bij atelectase van kwabben.
atelectatische kwab	aangedane silhouet
rechter bovenkwab	bovenste mediastinum rechts
middenkwab	rechter hartcontour
rechter onderkwab	rechterdiafragma
linker bovenkwab	linker hartcontour (contour bovenste mediastinum links blijft vaak zichtbaar)
linker onderkwab	linkerdiafragma, aorta descendens

Als een atelectase langere tijd bestaat, kan de pleura geïrriteerd raken, waardoor pleuravocht kan ontstaan. Dit kan uiteraard zichtbaar zijn op de thoraxfoto.

Een laatste kenmerk van een atelectase is dat deze snel kan ontstaan, maar ook snel weer kan verdwijnen. Op de thoraxfoto van een (klinische) patiënt kan zo binnen een dag een verdichting ontstaan die daags erna alweer is verdwenen. Andere pathologie, zoals consolidaties of pleuravocht, hebben een veel trager beloop in de tijd.

Plaatatelectase

Een plaatatelectase geeft slechts gering volumeverlies en kan herkend worden als een kleine, scherp afgrensbare band in het longweefsel (fig. 9.2).

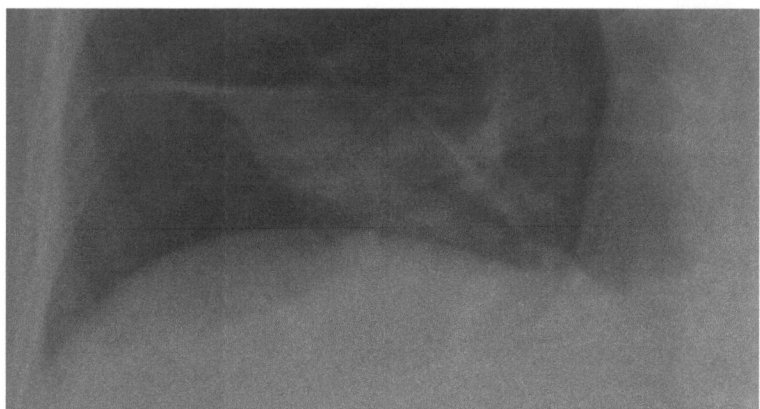

Figuur 9.2
Een plaatatelectase kan ontstaan bij slecht doorzuchten bij bijvoorbeeld buikpijn na een buikoperatie. Deze atelectase is herkenbaar als een scherp afgrensbare band in het longparenchym.

9.3 Oefencasus

Casus 9.1 Pijn in de linkerbovenbuik en koorts

Een 63-jarige vrouw meldt zich op de Spoedeisende Hulp met pijn in de linkerbovenbuik en koorts. Beoordeel deze foto (fig. 9.3).

Figuur 9.3A
Zie figuur 9.3B.

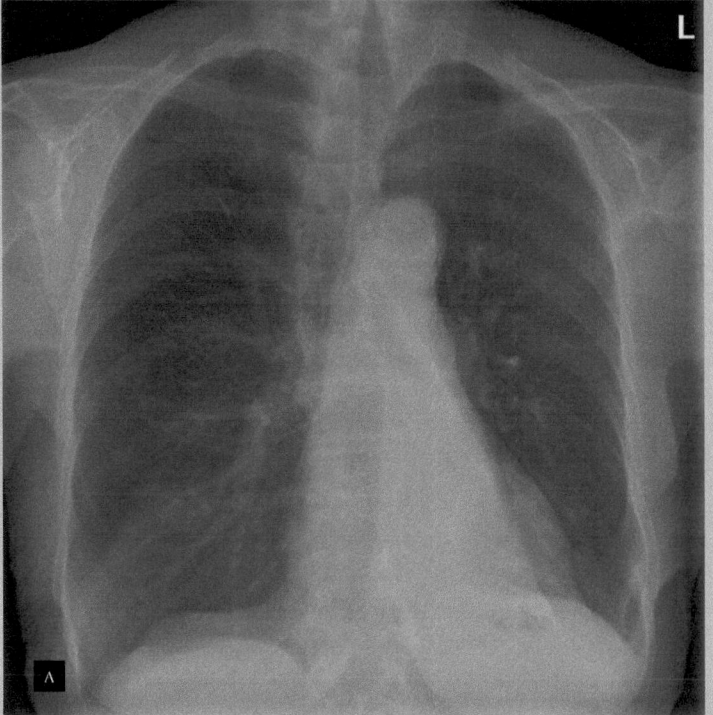

3 De ribben zijn intact. Patiënte heeft een geringe scoliose naar links. De linker hemithorax is kleiner dan rechts, waardoor de afstand tussen de ribben aan de rechterkant groter is dan aan de linkerkant. Er is een luchtbel in de maag. Beiderzijds contouren van mammae.
4 De trachea begint in de midline, maar devieert naar links. Het mediastinum is niet verbreed. Er is iets kalk te zien in de aortaknop. De hili zijn normaal op de PA-foto, op de laterale foto is de rechter arterie pulmonalis wel wat fors. De contour van de aorta achter het hart is niet te onderscheiden.
5 De contouren van het hart zijn scherp. De lijn die door het hart loopt krijgt nadere aandacht bij de beoordeling van de longvelden.
6 Het rechter hemidiafragma staat, ongebruikelijk, iets lager dan links en het gehele diafragma heeft een vlak verloop passend bij hyperinflatie. Het linker hemidiafragma is mediaal niet af te grenzen. De pleura is normaal.
7 Bij beoordeling van de longvelden valt relatieve vaatarmoede op, passend bij emfyseem, rechts meer dan links. Op de PA-opname is er een verdichting achter het hart met een scherpe grens. Op de laterale foto

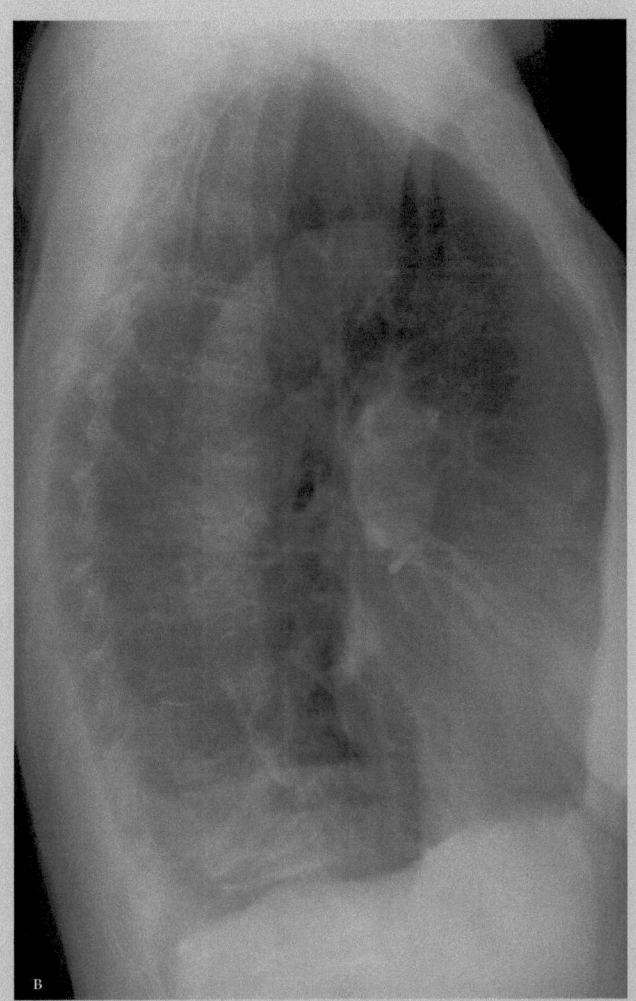

Figuur 9.3
Pijn in de linkerbovenbuik en koorts.

wordt de wervelkolom van craniaal naar caudaal niet steeds donkerder door een verdichting caudaal. Gezien de volumeverkleining (deviatie van het mediastinum naar links, relatieve hoogstand van het linkerdiafragma, hyperinflatie rechterlong) is dit een atelectase. Het patroon van samenvallen met een positief silhouetteken van het linker hemidiafragma en de descenderende aorta maakt dat het hier gaat om een atelectase van de onderkwab.

Conclusie
Kenmerken passend bij hyperinflatie, mogelijk bij onderliggend emfyseem. Atelectase van de linker onderkwab. Gezien de koorts van patiënte is er waarschijnlijk een bijkomende infectie in de atelectatische kwab.

Figuur 9.4A
Zie figuur 9.4B.

Casus 9.2 Dyspneu bij inspanning en hemoptoë

Een 59-jarige man, die zestig pakjaren gerookt heeft, wordt verwezen naar het spreekuur van de longarts in verband met dyspneu bij inspanning en hemoptoë. Beoordeel de foto (fig. 9.4).

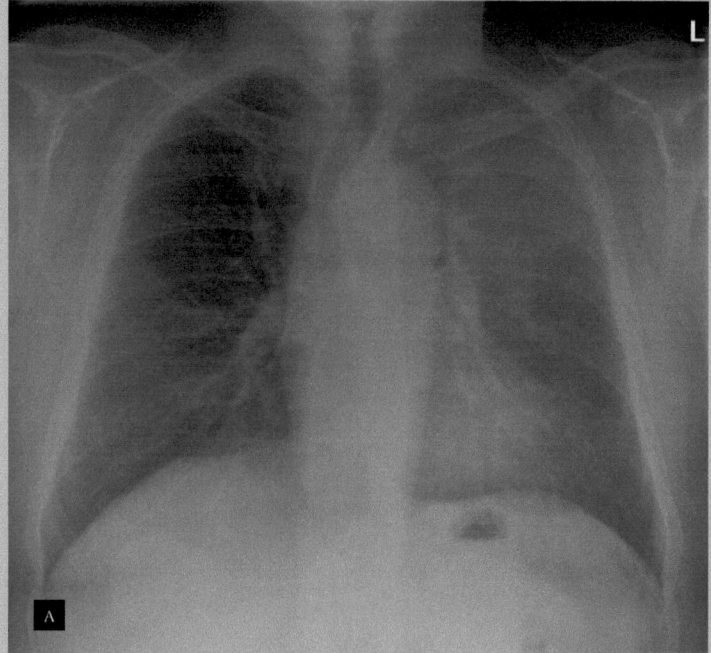

3 De ribstructuren zijn intact. Er is een luchtbel in de maag en er zijn geen afwijkingen buiten de thorax te zien.
4 De trachea devieert in de thoraxapertuur iets naar links, lager naar rechts. Het mediastinum is naar rechts toe niet verbreed en is naar links niet te beoordelen. De aortaknop heeft een forse diameter. De rechterhilus is normaal. De linkerhilus is niet goed te herkennen.
5 Ook op de laterale foto zijn de hili niet goed af te grenzen; wel valt op dat erin een lucent rondje zichtbaar is. Dit is de linker hoofdbronchus die, doordat deze iets naar boven getrokken wordt, in de lengterichting door de röntgenstralen getroffen wordt.
De contour van het hart is aan de rechterzijde scherp, maar links niet herkenbaar.
6 Het verloop van het diafragma is normaal en beiderzijds scherp af te grenzen. Er zijn geen pleurale afwijkingen zichtbaar.
7 Er is een verschil in densiteit van de longen; de linkerlong is iets witter dan de rechter. De rechterlong is normaal. De 'waas' die als het ware voor de linkerlong hangt, maakt de hartcontour onscherp, waardoor duidelijk is dat de lingula aangedaan is en het dus om een afwijking aan de boven-

9 Atelectase

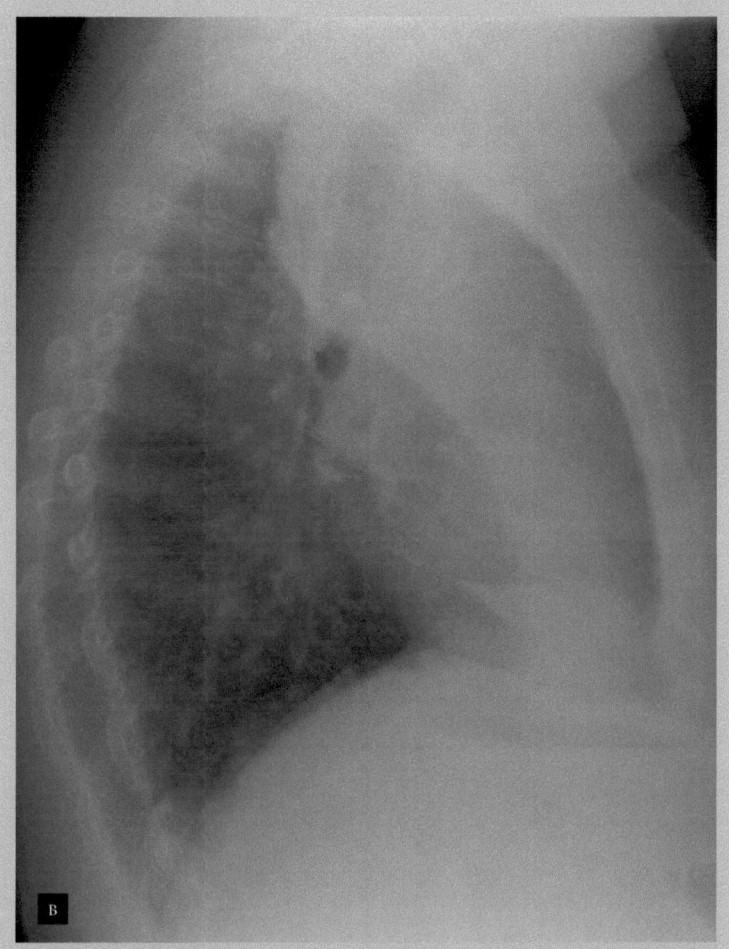

Figuur 9.4
Dyspneu bij inspanning en hemoptoë.

kwab gaat. Op de PA-opname loopt er, parallel aan het mediastinum, een scherpe lijn over de linkerlong, mediaal waarvan het waas als het ware stopt. Op de laterale foto is te zien dat de retrosternale luchthoudende ruimte opgevuld is.

Dit beeld past bij een complete atelectase van de linker bovenkwab, waarbij de linker onderkwab de ruimte van de bovenkwab naast het mediastinum opvult. Er is weinig volumeverlies van de linkerlong.

Conclusie
Atelectase van de linker bovenkwab, waarbij gezien de hemoptoë de verdenking op een centraal obstruerende maligniteit hoog is.

De trachea slingert van links naar rechts, enerzijds ten gevolge van het volumeverlies, anderzijds rond de brede aortaknop.

Figuur 9.5
Progressieve dyspneu en hoesten.

Casus 9.3 Progressieve dyspneu en hoesten

Een 56-jarige vrouw, meldt zich op de Spoedeisende Hulp in verband met progressieve dyspneu en hoesten. Beoordeel de foto (fig. 9.5).

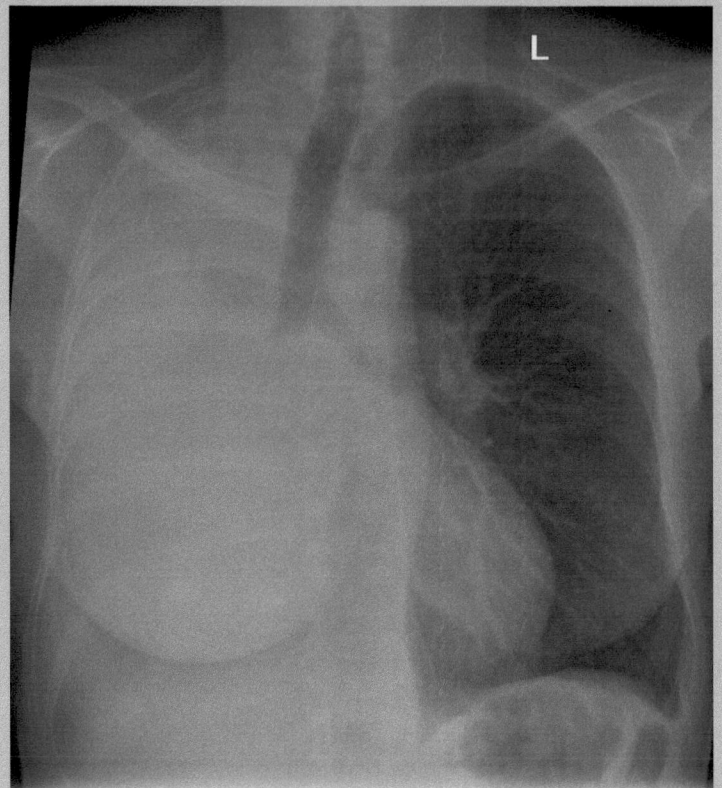

3 De ribstructuren zijn intact. Er is een luchtbel in de maag en het colon aan de linkerzijde in de buik. Er is beiderzijds een mammaschaduw zichtbaar. Er zijn geen afwijkingen buiten de thorax.
4 De trachea begint mediaal, maar devieert zodra hij in de thoraxholte komt naar rechts. De rechter hoofdbronchus stopt vrij plotseling. Het mediastinum is links niet verbreed en is rechts niet af te grenzen. Het gehele mediastinum, net als het hart en de aortaknop, staat meer naar rechts dan normaal. De linkerhilus is normaal. De rechterhilus is niet af te grenzen.
5 De contour van het hart is aan de linkerzijde scherp, maar is rechts niet herkenbaar.
6 Het diafragma is rechts niet te herkennen, en is links normaal. Er zijn geen pleurale afwijkingen zichtbaar aan de linkerkant, rechts is dit niet te beoordelen.

7 Er zijn geen afwijkingen in de linkerlong. Rechts is de gehele hemithorax gesluierd. Dit houdt in dat er geen tot nauwelijks lucht meer aanwezig is op de plaats van de rechterlong.
Differentiaaldiagnostisch past dit bij vocht of atelectase. Omdat er tekenen zijn van volumeverlies (herkenbaar aan de deviatie van het hart en mediastinum naar rechts), gaat het hier om een atelectase van de gehele rechterlong. Een component met reactief pleuravocht kan aanwezig zijn.

Conclusie
Er is een complete atelectase van de rechterlong, die gezien de afknotting van de hoofdbronchus meest waarschijnlijk wordt veroorzaakt door een centrale tumor.

10 Diffuse parenchymafwijkingen

10.1 Inleiding

Dit hoofdstuk behandelt de diffuse afwijkingen van het longparenchym. Het longparenchym, dat in de normale situatie voor het grootste deel bestaat uit met lucht gevulde alveoli, houdt nauwelijks röntgenstraling tegen. Hierdoor wordt het parenchym op de thoraxfoto zwart (of donker) afgebeeld. In gezond longparenchym zijn verder alleen vaten (veneus en arterieel) zichtbaar. Deze hebben de grootste omvang in de hilus en nemen van daaruit naar de periferie snel in kaliber af. Op 1 à 2 cm vanaf de pleura zijn de vaten normaliter niet meer zichtbaar.

Bij de beoordeling van diffuse parenchymateuze longafwijkingen kan een onderscheid gemaakt worden tussen een toegenomen luchthoudendheid van het parenchym (emfyseem/bullae) of een toename van densiteit of tekening van de long. Deze laatste categorie is grofweg onder te verdelen in twee groepen: stuwing van vaten of lymfebanen en toegenomen interstitiële tekeningen met een reticulair dominant patroon of een nodulair dominant patroon.

10.2 Radiologische kenmerken

Toegenomen luchthoudendheid van het parenchym (emfyseem)

Emfyseem wordt gedefinieerd als een permanente abnormale vergroting van de alveolaire ruimten met destructie van de alveolaire wanden. Als gevolg hiervan neemt de luchthoudendheid van het longparenchym toe. De afname in absorptie van de röntgenstraling, waardoor de long zwarter weergegeven wordt op de foto, zal alleen in ernstige gevallen als zodanig zichtbaar worden. De toename in luchthoudendheid is vooral te herkennen aan een afname van vascularisatie in de betreffende longgebieden (zie fig. 10.1). Indien er grote holten in de long aanwezig zijn, waarin zich in het geheel geen weefsel meer bevindt, spreekt men van bullae.

Een bulla wordt begrensd door longweefsel, waardoor deze vaak moeilijk te herkennen is op een thoraxfoto. Op een CT of HRCT van de long is een bulla duidelijker zichtbaar.

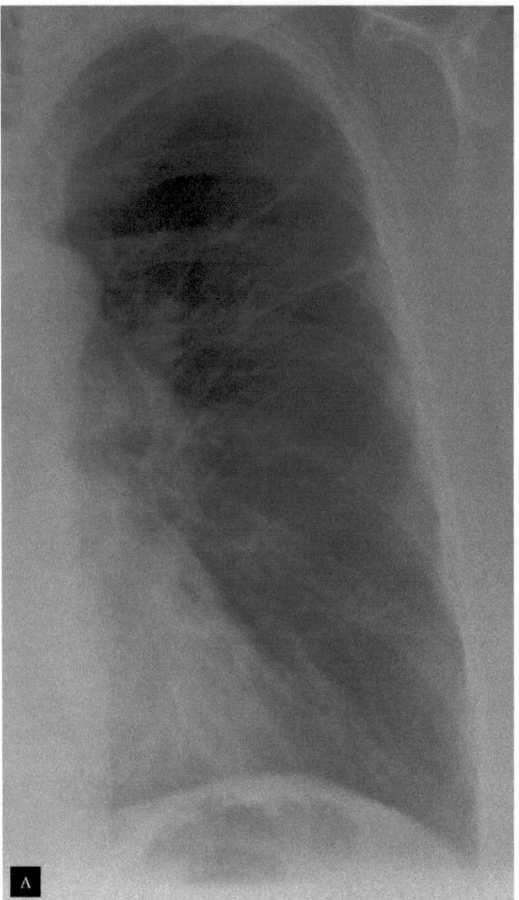 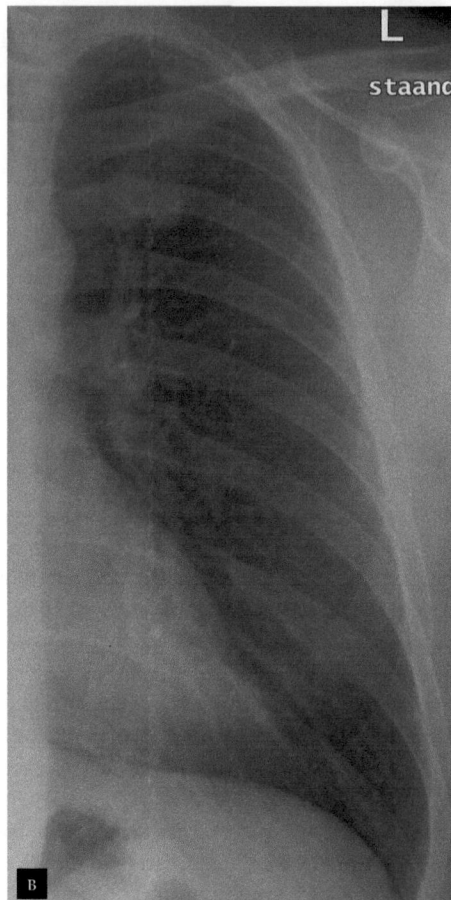

Figuur 10.1
A) Er is een relatieve vaatarmoede in de longtop, passend bij emfyseem.; B) ter vergelijking een gezonde long.

Emfyseem wordt meestal veroorzaakt door roken, waarbij de afwijkingen vooral in de bovenvelden gelokaliseerd zijn (fig. 10.1). Bij een veel kleiner aantal patiënten zal het emfyseem ontstaan door een (erfelijke) alfa-1-antitrypsinedeficiëntie, waarbij de afwijkingen zich vooral in de basale velden bevinden.

Emfysemateuze afwijkingen van het longweefsel gaan vaak samen met COPD, dat gekenmerkt wordt door bronchusobstructie bij expiratie. Dit kan leiden tot hyperinflatie. Hyperinflatie is aan de volgende kenmerken te herkennen op de thoraxfoto: vlakke en laagstaande diafragmakoepels, waarbij op de laterale opname de hoek tussen het sternum en het diafragma meer dan 90° is, projectie van lucht tussen het hart en het diafragma, een horizontaal verloop van de ribben ('tonvormige thorax'), en een toegenomen grootte van de luchthoudende retrosternale ruimte (fig. 10.2).

10 Diffuse parenchymafwijkingen

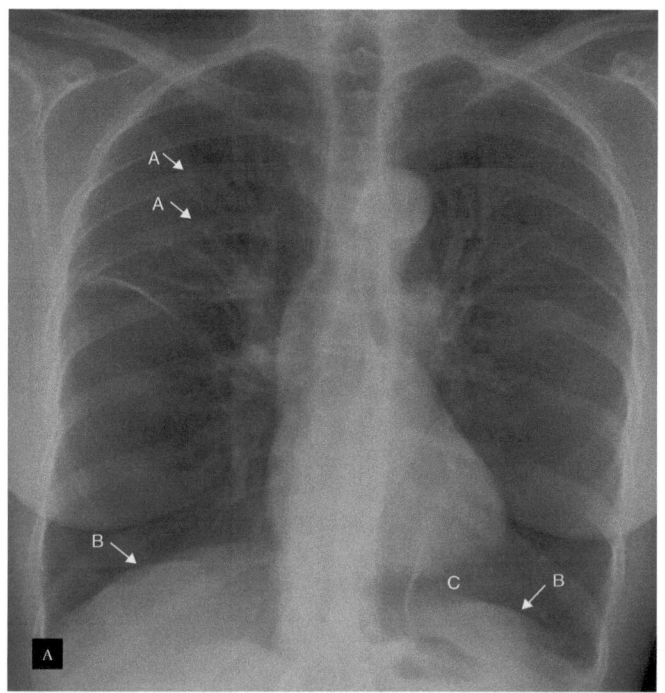

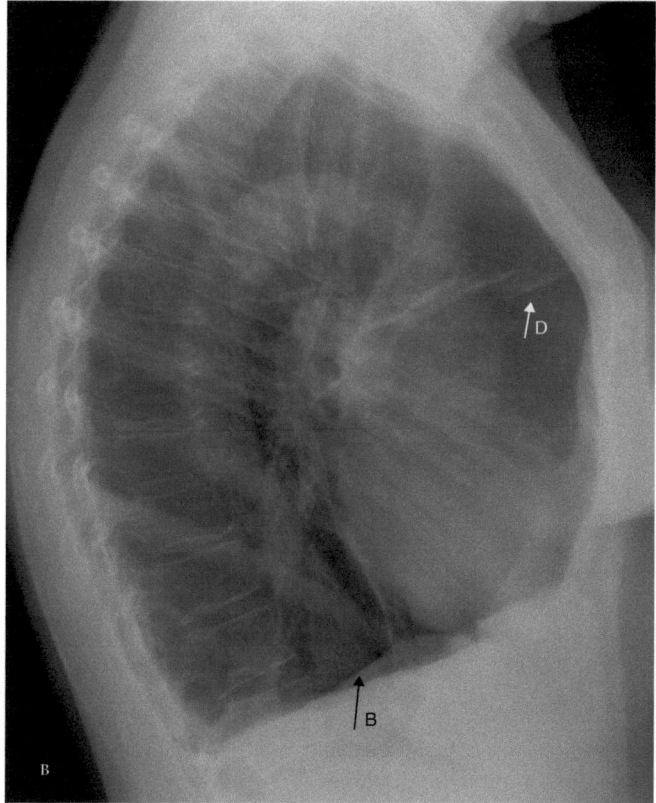

Figuur 10.2
Kenmerken van hyperinflatie op PA- en laterale opname. Let op de bullae in het rechter onderveld, het horizontale ribverloop (A), het vlak verloop van het diafragma (B), lucht tussen hart en diafragma (C), de toegenomen retrosternale ruimte op de laterale foto (D) en een hoek van meer dan 90° tussen sternum en diafragma.

Stuwing (vasculair of lymfogeen bepaald)

Vasculaire stuwing kan ontstaan door decompensatio cordis. Door een tekortschietende pompfunctie van het hart hoopt het bloed zich in het longvaatbed op. Door deze stuwing zijn de bloedvaten prominenter zichtbaar en kunnen tot verder in de periferie worden gevolgd. Ook de hili zullen toenemen in volume en moeilijker afgrensbaar zijn (zie hoofdstuk 4). Een voorbeeld van stuwing is te zien in figuur 10.3.

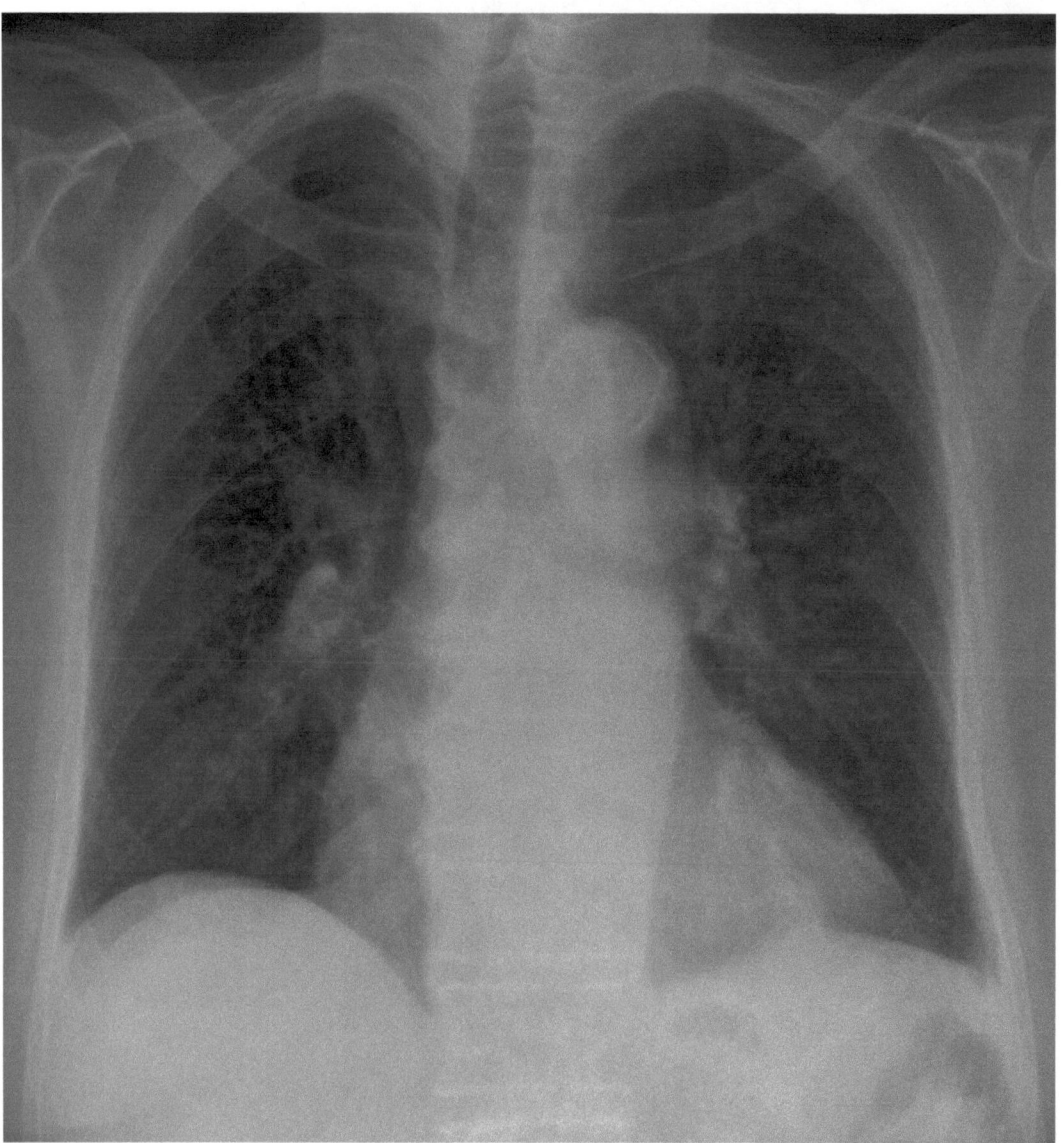

Figuur 10.3
Decompensatio cordis; vergroot hart en toegenomen vaattekening, die naar onderen toe nog altijd meer uitgesproken is dan naar boven.

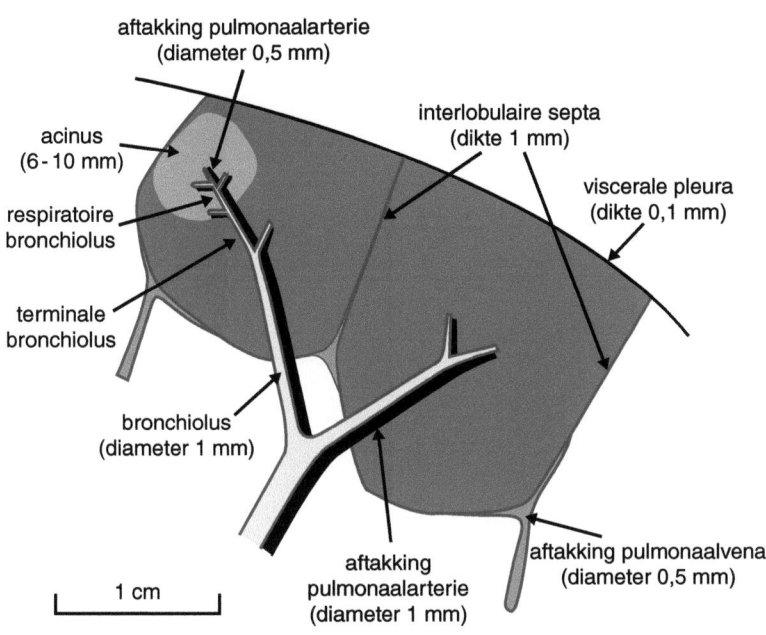

Figuur 10.4
Overzicht van de secundaire pulmonale lobulus (bron: Webb WR, 2004).

Soms kunnen bij overvulling Kerley-b-lijntjes worden gezien. Dit zijn horizontale lijntjes haaks op de thoraxwand, die ontstaan doordat de interlobulaire septa gevuld raken met oedeem. De configuratie van interlobaire septa is te zien in figuur 10.4 en een voorbeeld van Kerley-b-lijntjes in figuur 10.5.

Behalve door stuwing in het vaatbed kan pathologie van de lymfebanen leiden tot diffuse longafwijkingen. Meestal is dit in het kader van een lymphangitis carcinomatosa (fig. 10.6). Dit beeld is röntgenologisch soms moeilijk te onderscheiden van vasculaire stuwing; een belangrijk verschil is dat de vasculaire stuwing vrijwel altijd bilateraal (en symmetrisch) is en lymfangitis nogal eens unilateraal voorkomt. Door te letten op andere parameters, zoals de kliniek, de voorgeschiedenis van de patiënt en het feit dat andere tekenen van decompensatio cordis, zoals een vergroot hart, ontbreken, is het onderscheid uiteindelijk meestal wel te maken.

Diffuse parenchymafwijkingen bij interstitiële longziekten

Bij de diverse interstitiële longziekten is, zoals de naam al aangeeft, het interstitium van de long aangedaan. Deze groep van ziekten is uitgebreid en complex en wordt hier slechts beknopt behandeld. Binnen deze uitgebreide groep van ziekten nemen de idiopathische interstitiële pneumonitiden een belangrijke positie in.

Bij deze interstitiële longziekten wordt in de longvelden het normaal niet zichtbare interstitium zichtbaar. Voor de differentiatie, voor zover die

Figuur 10.5
Kerley-b-lijntjes. Er zijn meerdere korte lijntjes zichtbaar die vanaf de thoraxwand horizontaal lopen in het longparenchym (zie pijltjes). Dit zijn verdikte interlobulaire septa.

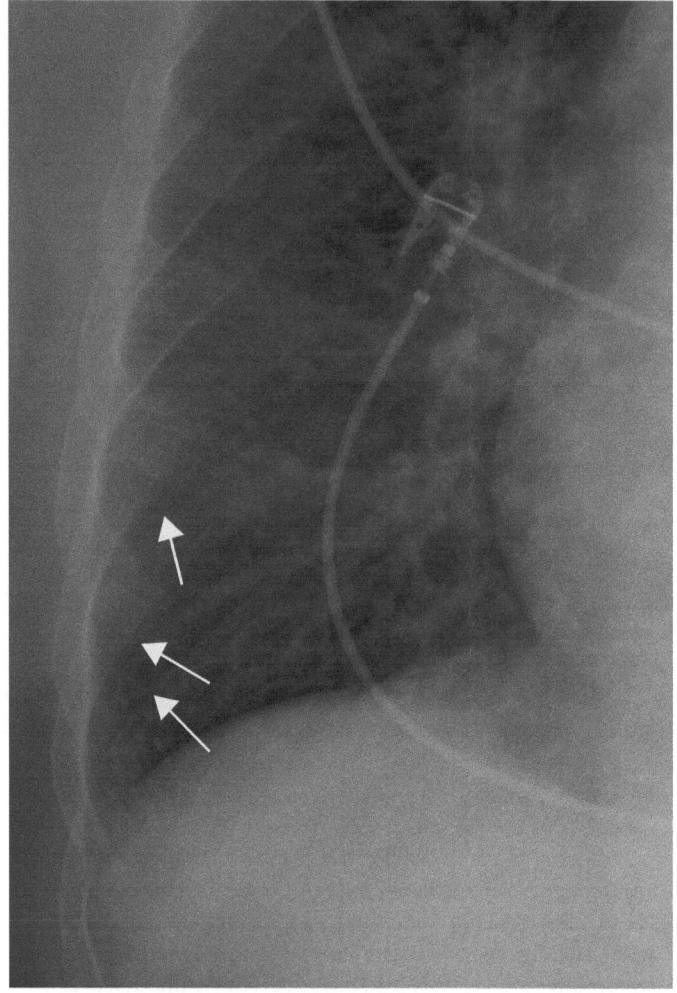

op basis van de thoraxfoto gemaakt kan worden, is het onderscheid tussen een dominant nodulair en dominant reticulair patroon belangrijk.

Nodulaire afwijkingen worden op de foto gekenmerkt door de aanwezigheid van vele noduli (te zien als witte stipjes). De verdeling van deze noduli in het interstitium is wederom een belangrijk gegeven voor het opstellen van een differentiaaldiagnose, maar helaas niet zichtbaar op de thoraxfoto. Frequent voorkomende differentiaaldiagnosen zijn: sarcoïdose, miliaire of endobronchiale verspreiding van infectie, meerdere kleine longmetastasen, en lymphangitis carcinomatosa.

Reticulaire afwijkingen zijn op de thoraxfoto zichtbaar als (fijne) streepvormige afwijkingen die ontstaan door pathologie in de interlobulaire septa. Ook hier is de verdeling binnen het interstitium vaak niet zichtbaar op de gewone thoraxfoto. De septa kunnen verdikt zijn door bijvoorbeeld fibrose of stuwing van de lymfeklieren of venen, doordat vocht zich hierin ophoopt. Frequent voorkomende oorzaken zijn eerder in dit hoofdstuk al

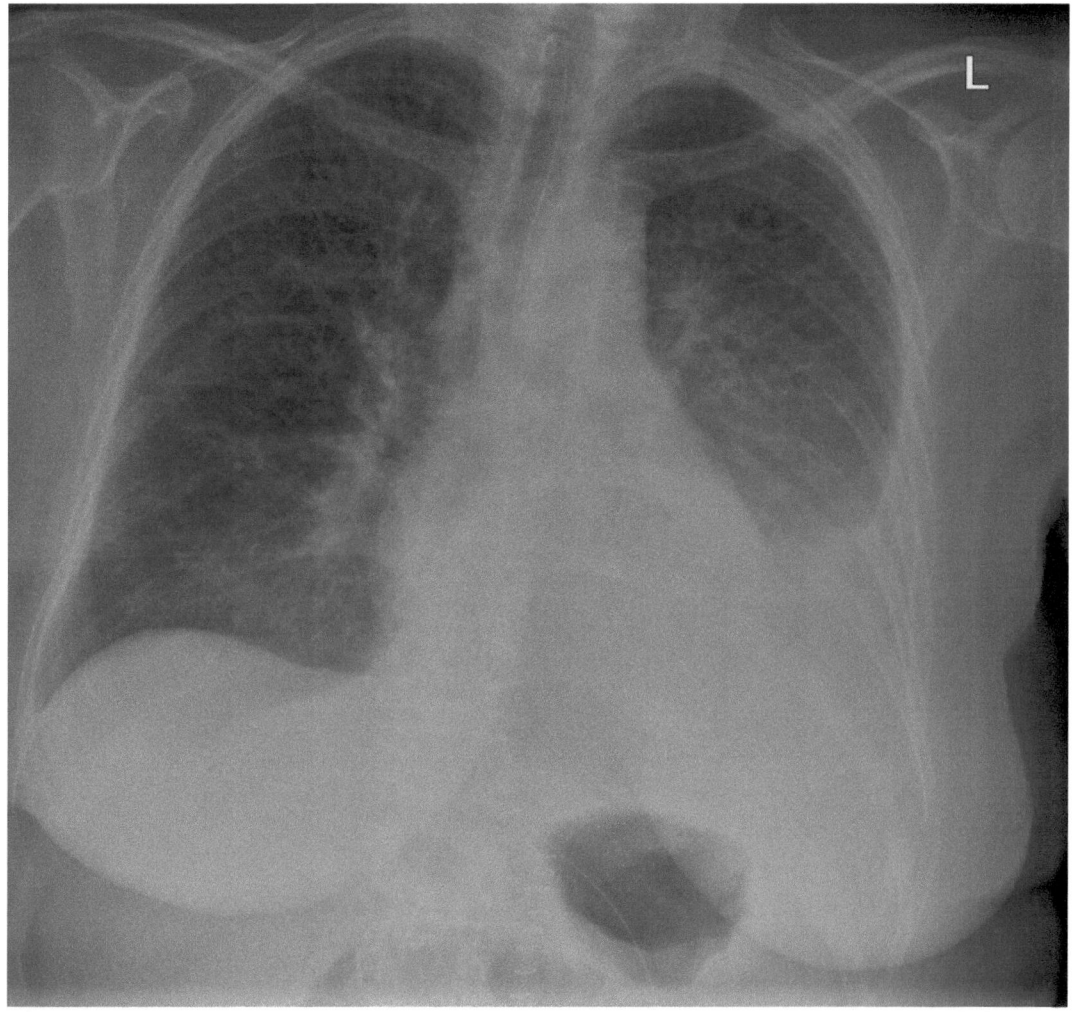

Figuur 10.6
Lymphangitis carcinomatosa met grillig versterkt interstitiële tekening links meer dan rechts. In dit geval met ook pleuravocht aan de linkerzijde.

behandeld: hartfalen en lymphangitis carcinomatosa. Verder komt in de differentiaaldiagnose onder meer voor: *usual* interstitiële pneumonie (UIP, soms longfibrose genoemd), niet-specifieke interstitiële pneumonie (NSIP) en sarcoïdose (fig. 10.7).

Deze reticulaire afwijkingen hebben soms ook een nodulaire component, zoals bij sarcoïdose (fig. 10.8). Overigens komen bij de meeste interstitiële longziekten beide patronen naast elkaar voor en spreekt men van een reticulonodulair patroon.

Zoals u wellicht al is opgevallen, is er een duidelijke overlap in de differentiaaldiagnose van beide patronen. De hoeksteen van de aanvullende diagnostiek van interstitiële longziekten is dan ook niet de thoraxfoto, maar de HRCT (hoge resolutie CT), soms aangevuld met longbiopten.

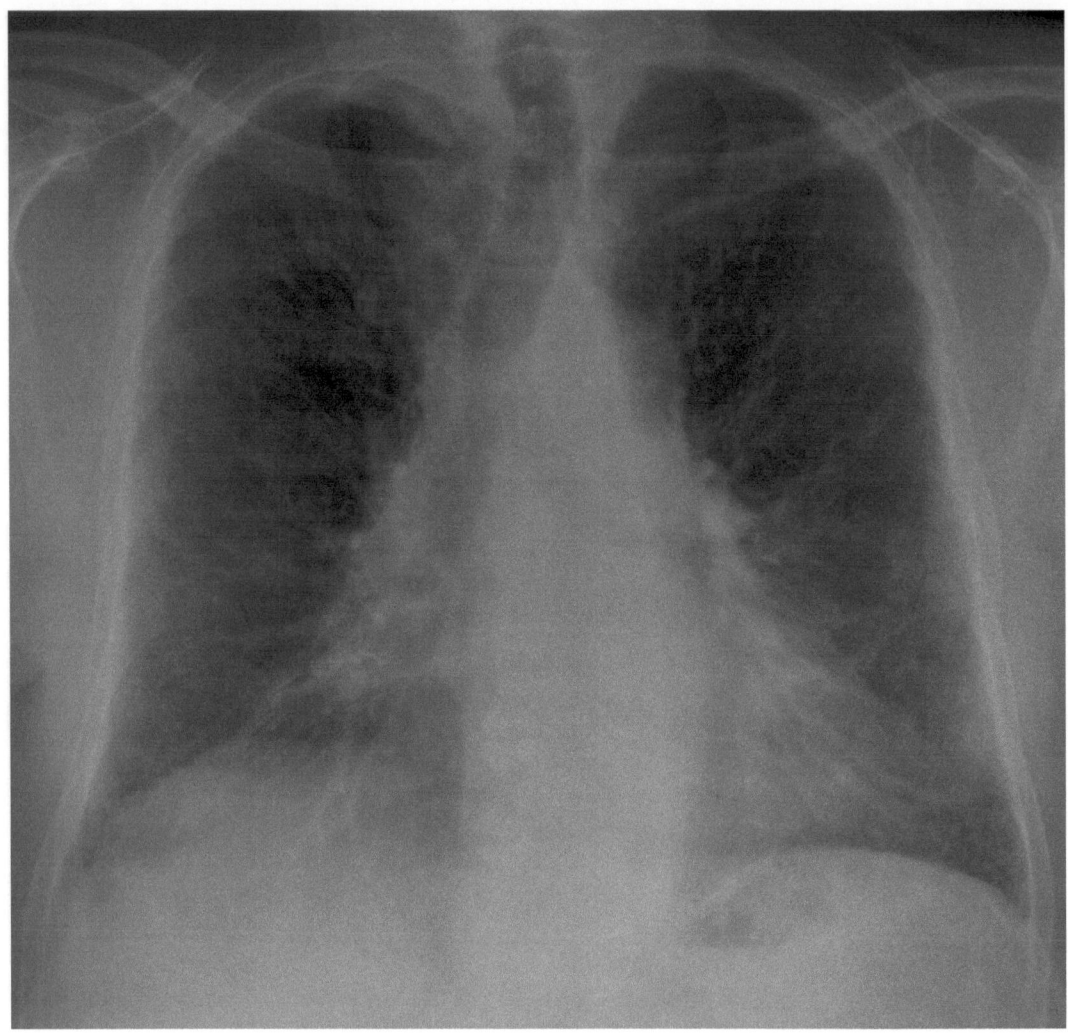

Figuur 10.7
PA-foto met diffuus toegenomen streepvormige (reticulaire) tekening. Na aanvullende diagnostiek met HRCT blijkt het te gaan om een UIP (Usual Interstitial Pneumonia), een interstitiële longziekte die zich vooral kenmerkt door longfibrose.

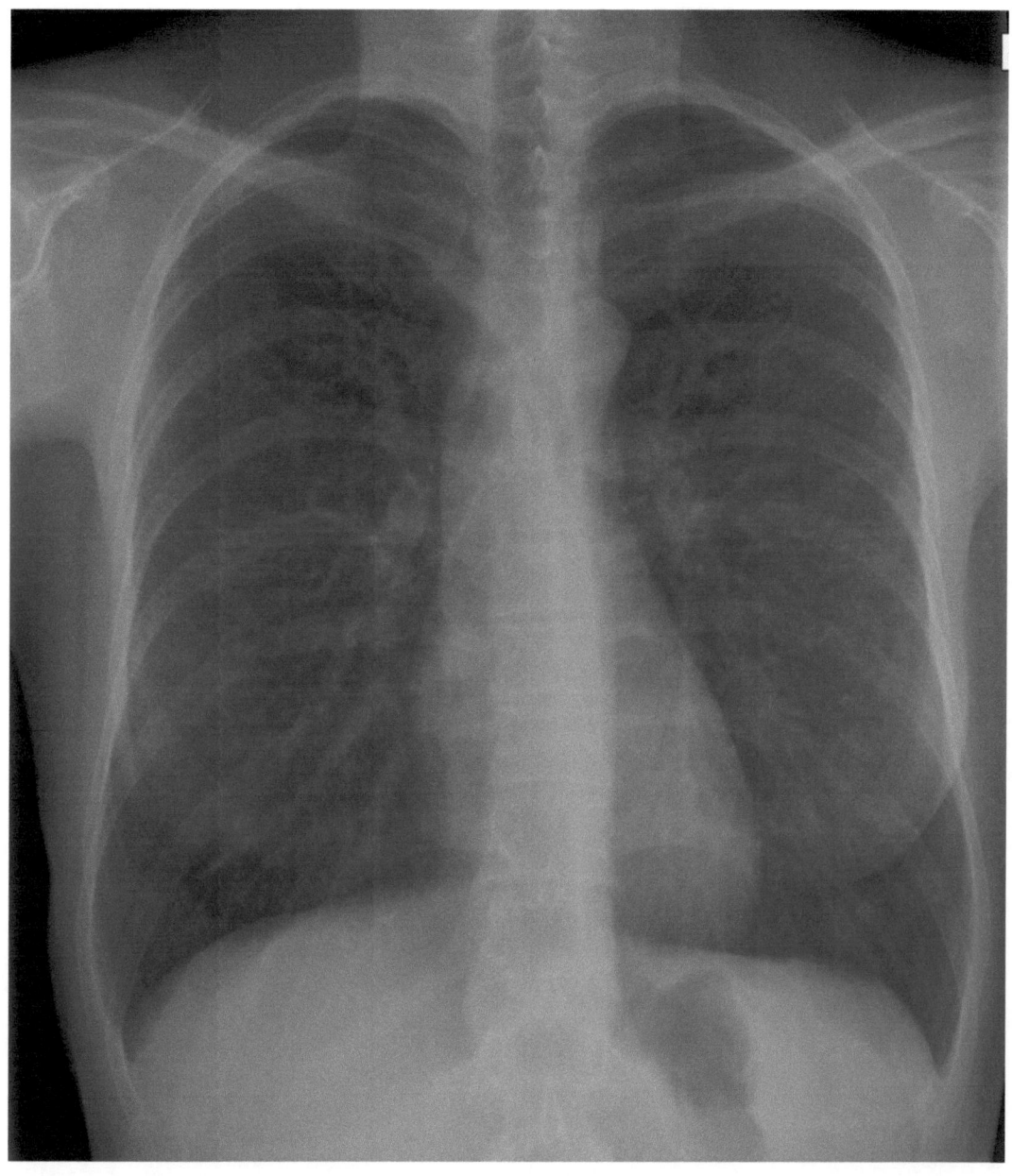

Figuur 10.8
PA-foto met diffuus toegenomen tekening, die vooral uit lijntjes (reticulair) bestaat, maar ook uit noduli. In dit geval blijkt het reticulonodulair longbeeld te berusten op sarcoïdose.

10.3 Oefencasus

Casus 10.1 Langzaam progressieve dyspneu na roken

Een 60-jarige vrouw, die van haar 20e tot haar 58e jaar heeft gerookt, bezoekt de longarts in verband met langzaam progressieve dyspneu. Beoordeel de thoraxfoto (fig. 10.9).

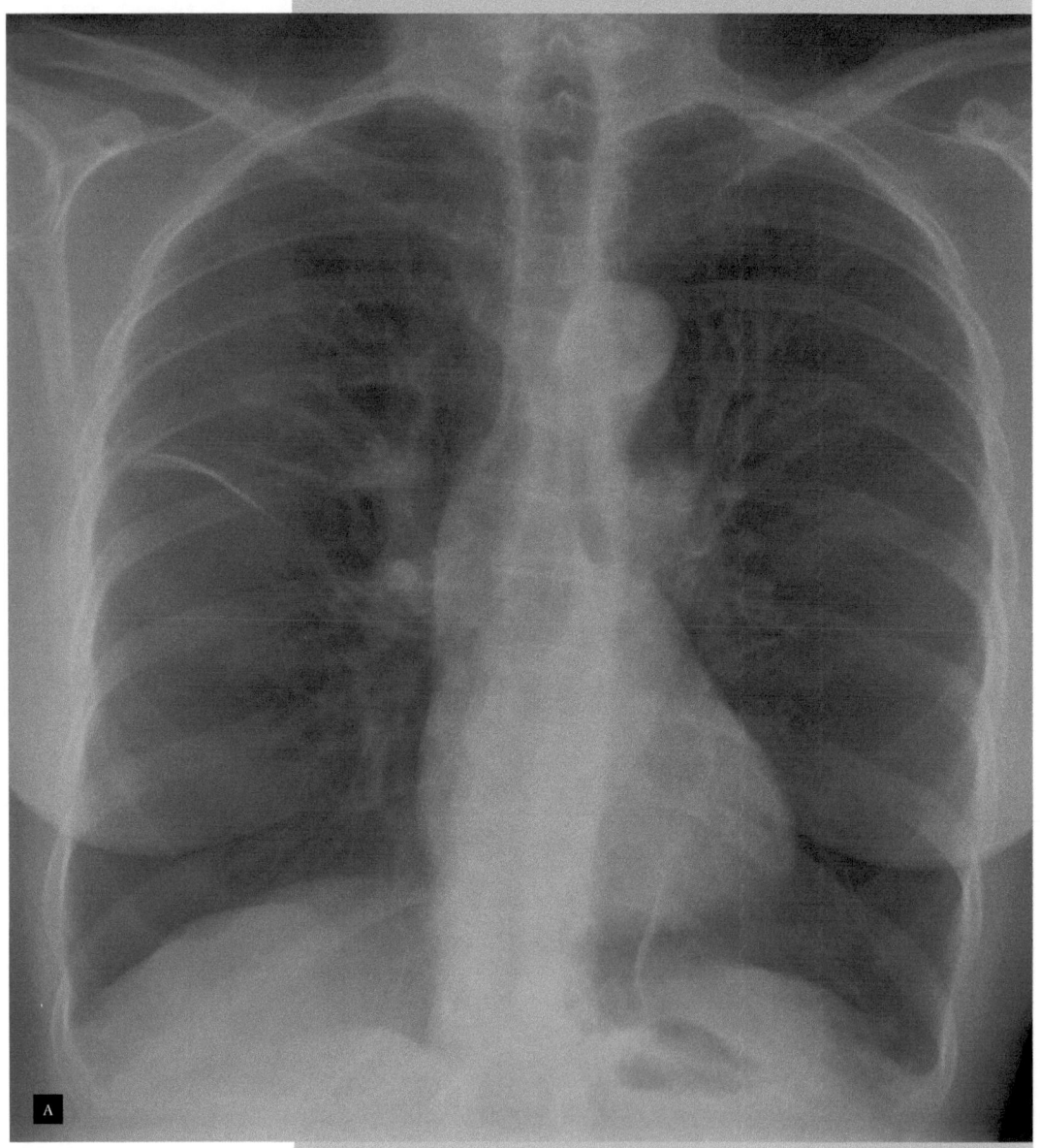

Figuur 10.9A
Zie figuur 10.9B.

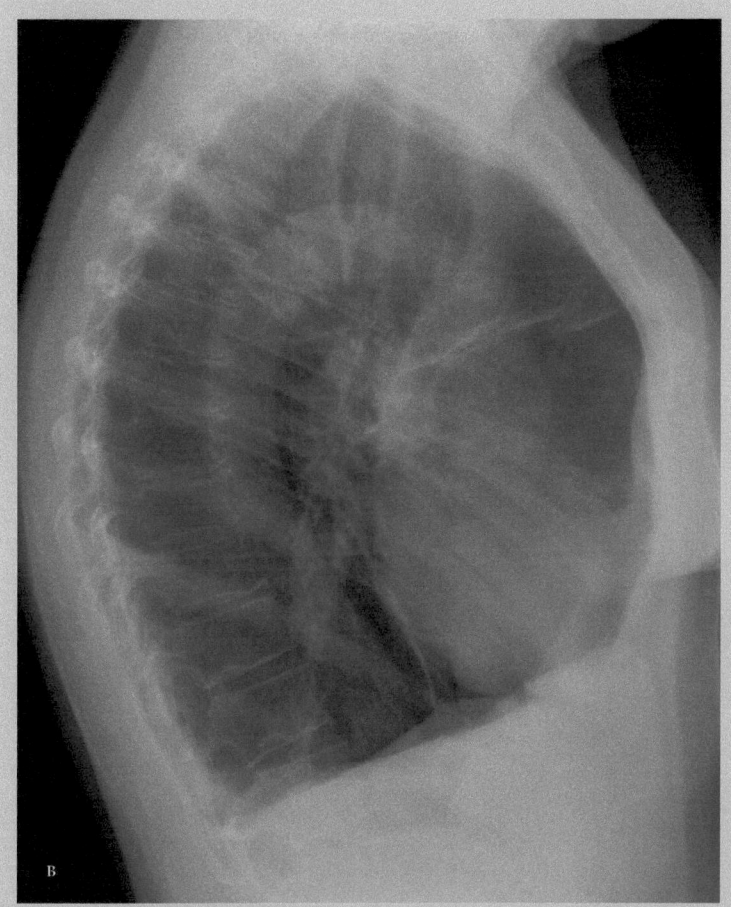

Figuur 10.9
Langzaam progressieve dyspneu na roken.

3 Er is links en rechts een mammaschaduw herkenbaar. Gezien de beperkte overprojectie van weke delen, betreft het waarschijnlijk een magere vrouw.
4 Het mediastinum is slank, de hili bevatten beiderzijds forse vaten.
5 Het hart is slank en goed afgrensbaar.
6 Het diafragma staat volledig vlak en beiderzijds erg laag. De pleura is niet zichtbaar.
7 Er is opvallende vaatarmoede in het longweefsel, voornamelijk in de ondervelden. Daarnaast vallen andere kenmerken van hyperinflatie op: subcardiaal lucht en een toegenomen retrosternale luchthoudende ruimte. Beiderzijds enkele streepvormige verdichtingen passend bij restafwijkingen of plaatatelectasen.

Conclusie
Uitgesproken beeld van hyperinflatie, met daarbij tekenen van emfyseem, het meest uitgesproken in de ondervelden. Dit beeld past bij emfyseem in het kader van een alfa-1-antitrypsinedeficiëntie.

Casus 10.2 Progressieve dyspneu en crepiteren

Een 90-jarige vrouw wordt naar de Spoedeisende Hulp verwezen in verband met progressieve dyspneu. De huisarts hoorde crepiteren en dacht aan hartfalen. Beoordeel de thoraxfoto (fig. 10.10).

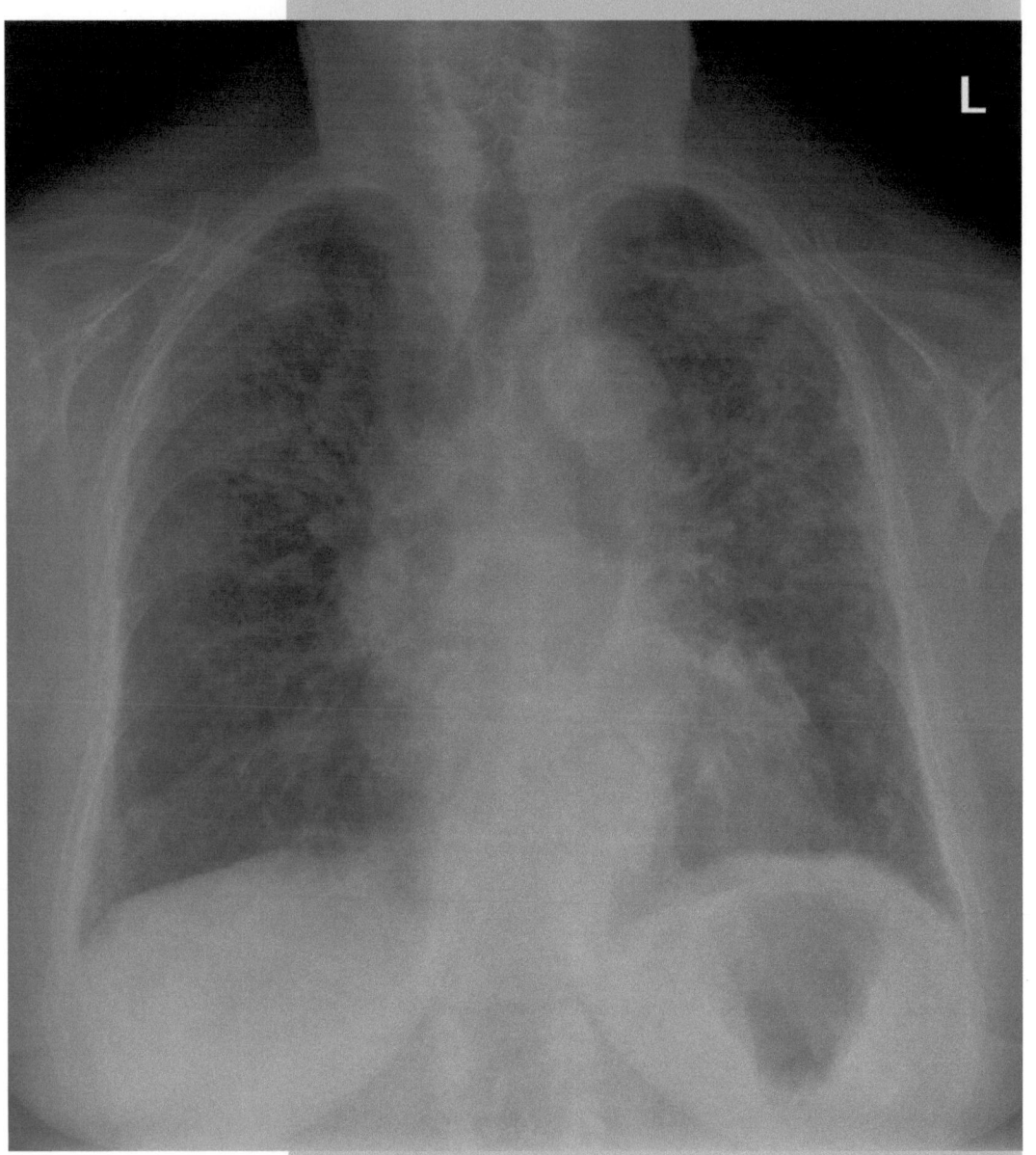

Figuur 10.10
Progressieve dyspneu en crepiteren.

3 Er zijn geen afwijkingen aan de weke delen of het skelet herkenbaar.
4 Het bovenste deel van het mediastinum is iets verbreed, boven de carina is de rechter paratracheale lijn weer mooi smal, waarschijnlijk gaat het om een intrathoracaal struma. De linkerhilus is niet goed herkenbaar en te beoordelen, doordat de aorta daaroverheen loopt. De rechterhilus is niet afwijkend.
5 Het hart is vergroot, maar wel goed afgrensbaar. De aorta is ontrold: het ascenderende deel projecteert langs de rechterhilus en het descenderende deel verhindert een goede beoordeling van de linkerhilus.
6 Het diafragma is goed afgrensbaar, de pleura is niet te zien.
7 Diffuus in alle longvelden is een toegenomen tekening te zien. Bij nadere beschouwing van het beeld lijkt het niet om een vasculaire afwijking te gaan: alle lijntjes zijn ongeveer even dik en vasculaire afwijkingen zouden in de periferie uit kleinere lijntjes moeten bestaan. De conclusie is dat het gaat om een reticulair longbeeld. Met name in de linkerlongtop, maar ook in het rechter bovenveld zijn er plekken met diffuse consolidatie; dit is te herkennen aan de wittige vlekken.

Conclusie
Het bovenste mediastinum is verbreed, vermoedelijk bij een retrosternaal uitbreidend struma. De aorta is fors ontrold. Er is een diffuus longbeeld, gekenmerkt door reticulaire tekening en gebieden van consolidatie, waarbij de consolidatie vooral in de bovenvelden zichtbaar is. Er zijn geen andere tekenen van decompensatio cordis en de anamnese vermeldt geen koorts, derhalve kan het beeld het beste geduid worden als een interstitieel longbeeld.

NB. Bij aanvullende diagnostiek blijkt het hier om IPF (idiopathische pulmonale fibrose) te gaan.

11 Focale longafwijking

11.1 Inleiding

Een focale longafwijking op de thoraxfoto kent een brede differentiaaldiagnose. Bij elke lokale afwijking is het van belang te bepalen of het een reële afwijking betreft of dat de afwijking wordt veroorzaakt door overprojectie van structuren. Indien het een reële afwijking betreft, is het belangrijk te differentiëren tussen een benigne en een maligne oorzaak. Dit is een belangrijk onderscheid en dus wordt de afwijking zo precies mogelijk omschreven aan de hand van een aantal parameters, waarmee maligniteit waarschijnlijker dan wel onwaarschijnlijker wordt. De meeste van deze parameters zijn op een CT beter te beoordelen dan op de conventionele thoraxfoto.

Uiteraard is de beschrijving van de thoraxfoto een eerste stap in het diagnostisch proces en zal een verdere differentiatie vaak plaatsvinden met een CT- of PET-CT-onderzoek. De gouden standaard voor het vaststellen van een maligniteit is uiteindelijk het verkrijgen van weefsel voor pathologisch onderzoek door middel van een invasieve procedure.

11.2 Radiologische kenmerken

Aandachtspunten bij een lokale afwijking

Om een lokale afwijking zo goed mogelijk te omschrijven, is het mogelijk gebruik te maken van een aantal parameters (tabel 11.1).

Tabel 11.1	Aandachtspunten bij een focale longafwijking.

- grootte van de afwijking en verandering in de tijd
- plaats van de afwijking
- rand/begrenzing
- vorm
- densiteit
- aanwezigheid van calcificaties
- aanwezigheid van een luchtbronchogram
- aanwezigheid van holtevorming
- aanwezigheid van lymfadenopathie, pleuravocht of ossale pathologie

Grootte (inclusief verandering in de tijd)

Men spreekt van een solitaire pulmonale nodus als de laesie kleiner is dan 3 cm. Longlaesies groter dan 3 cm worden een massa genoemd.

Om te differentiëren tussen een benigne en een maligne afwijking is het zeer nuttig de foto te vergelijken met (een) eerdere opname(n) (fig. 11.1). Indien de afwijking in twee jaar tijd geen groei laat zien, is een maligniteit onwaarschijnlijk.

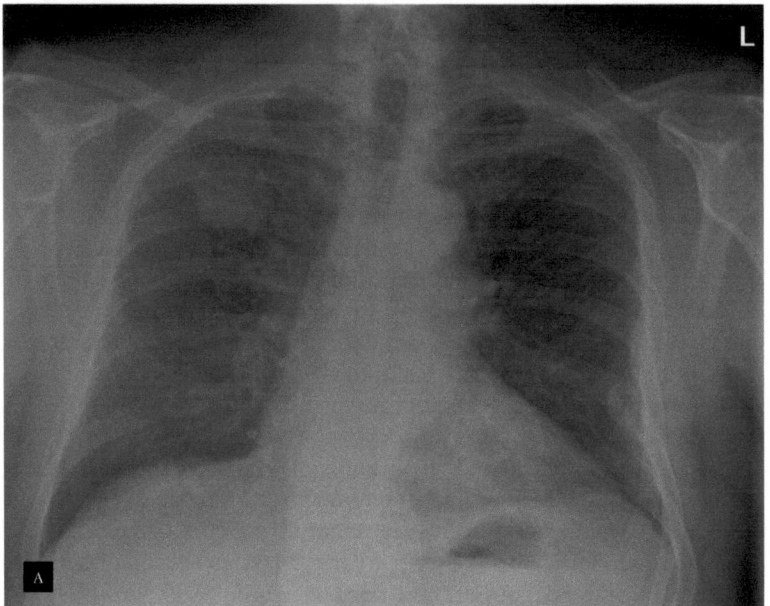
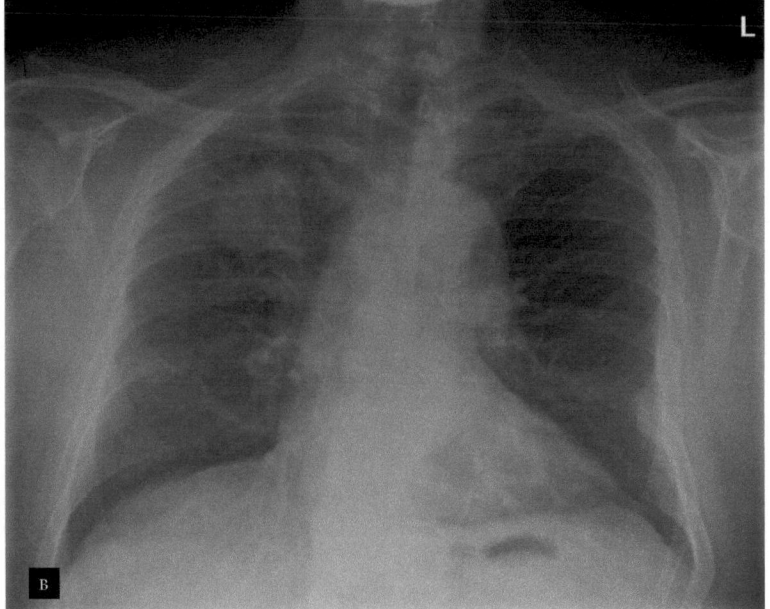

Figuur 11.1
Groei van een tumor. A) Er is een massa in het rechter bovenveld te zien. B) Na drie maanden is deze massa gegroeid, wat suggestief is voor een maligniteit.

Plaats van de afwijking

Voor een optimale plaatsbepaling dient de afwijking op de PA- en de laterale foto te worden gezocht. Vaak is dan te zien of de afwijking zich intrathoracaal bevindt en zo ja, in welke structuur (bijvoorbeeld welke longkwab) de afwijking gelokaliseerd is (fig. 11.2).

Maligniteiten komen in alle longkwabben voor, zij het dat ze iets frequenter in de bovenkwabben gelokaliseerd zijn (fig. 11.3).

Rand/begrenzing

Laesies kunnen scherp of onscherp begrensd zijn. Soms zijn er spicula (uitlopers) zichtbaar.

Onscherp begrensde laesies worden veelal geassocieerd met invasieve pathologie, daar de infiltratie van het aanliggende longweefsel gepaard gaat met verlies van scherpte in de rand van de laesie. Onscherpe randen wijzen dus vaak op een maligniteit, maar sommige infecties kennen dit ook.

De aanwezigheid van spiculae (uitlopers) wijst tevens op invasieve groei en wordt bij maligniteiten vaker gezien dan bij infectieuze pathologie.

Scherp begrensde laesies worden nogal eens geassocieerd met een benigne oorzaak. Uit onderzoek blijkt echter dat 20-34% van deze laesies maligne is. Dit fenomeen doet zich zowel bij primaire tumoren als bij metastasen van een (hematogeen gemetastaseerde) extrapulmonale solide tumor voor.

Vorm

De klassieke presentatie van een longtumor kent een ronde configuratie. Bij groei van de tumor kan er door compressie van de luchtwegen verminderde luchthoudendheid van het distaal gelegen longweefsel optreden (atelectase), wat in combinatie met een verminderde ciliaire klaring kan leiden tot bacteriële stase, waardoor een postobstructie-consolidatie ontstaat (fig. 11.4). Door silhouettering verdwijnt dan de klassieke presentatie.

Densiteit

De densiteit is op een thoraxfoto in tegenstelling tot op een CT-thorax vaak moeilijk te beoordelen. Calcificaties leiden tot een toename in densiteit en kunnen soms differentiaaldiagnostische informatie opleveren.

Aanwezigheid van calcificaties (verkalkingen)

Calcificaties kunnen zowel in benigne als maligne afwijkingen voorkomen. Indien kleine noduli een calcificatie bevatten, gaat het meestal om een benigne afwijking. In een grote massa is een calcificatie een minder goede voorspeller van het karakter. Calcificaties zijn niet ongebruikelijk in grote longtumoren.

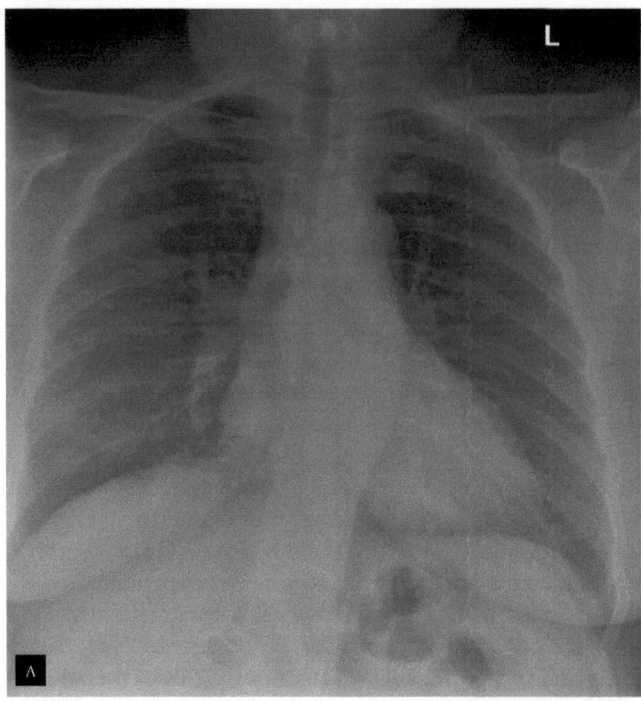

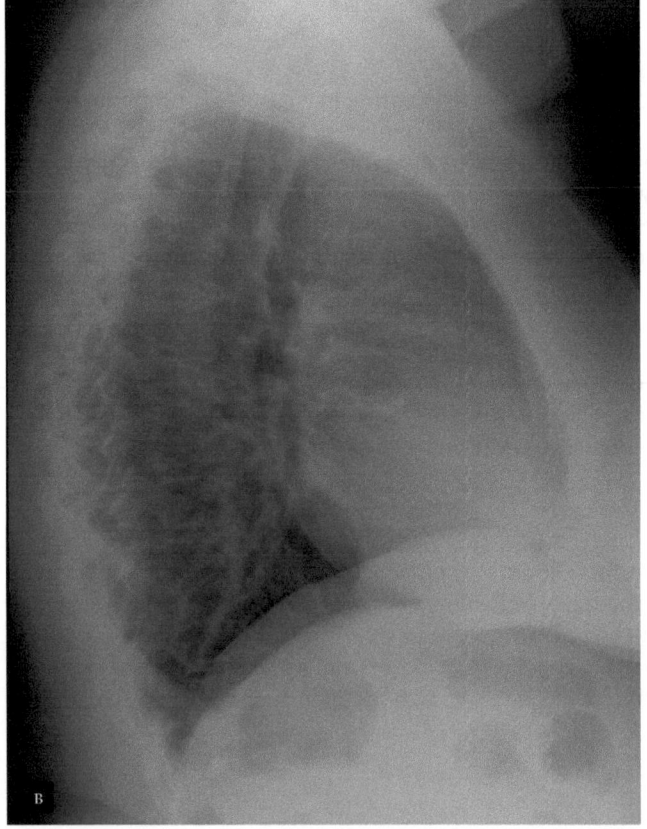

Figuur 11.2
Nodus rechter onderveld. A) Op de PA-opnamen is een scherp begrensde nodus te zien. B) Op de laterale foto is de afwijking niet terug te vinden. Uiteindelijk bleek het te gaan om de tepel. Een tepelschaduw projecteert vaak ter hoogte van de arcus posterior van de negende rib. Deze schaduw is dikwijls lateraal scherp en mediaal onscherp begrensd. Bij twijfel kan worden overwogen een aanvullende opname met loodmarkering te maken.

11 Focale longafwijking

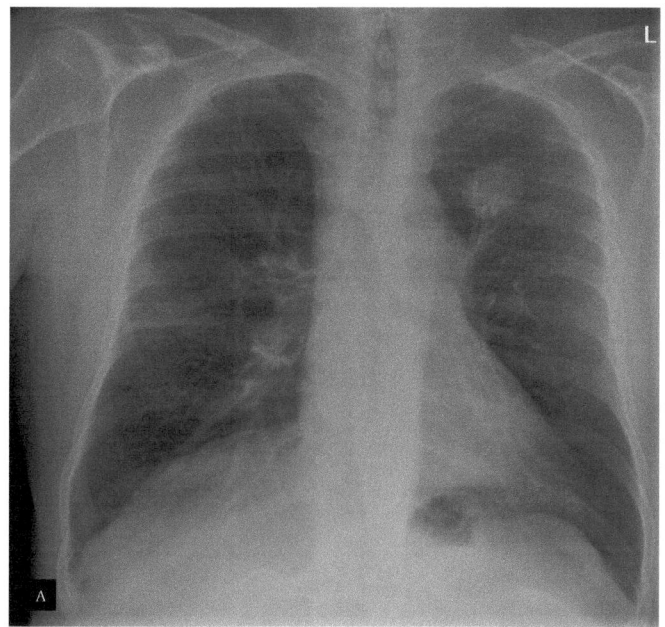

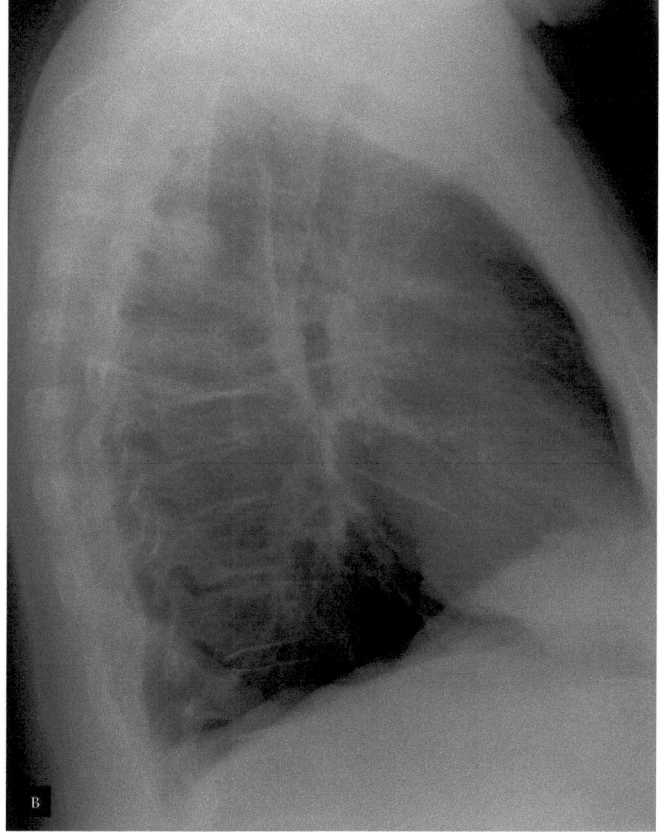

Figuur 11.3
Ronde massa in de linker bovenkwab. A) Op de PA-opname wordt in het linker bovenveld een ronde massa gezien. B) Op de laterale foto is terug te zien dat de tumor zich dorsaal, maar boven de fissura major en dus in de linker bovenkwab bevindt.

Figuur 11.4
Tumormassa in de linker bovenkwab. Er is een grillige configuratie, waarbij atelectase of poststenotische consolidatie van het achterliggend longweefsel is opgetreden.

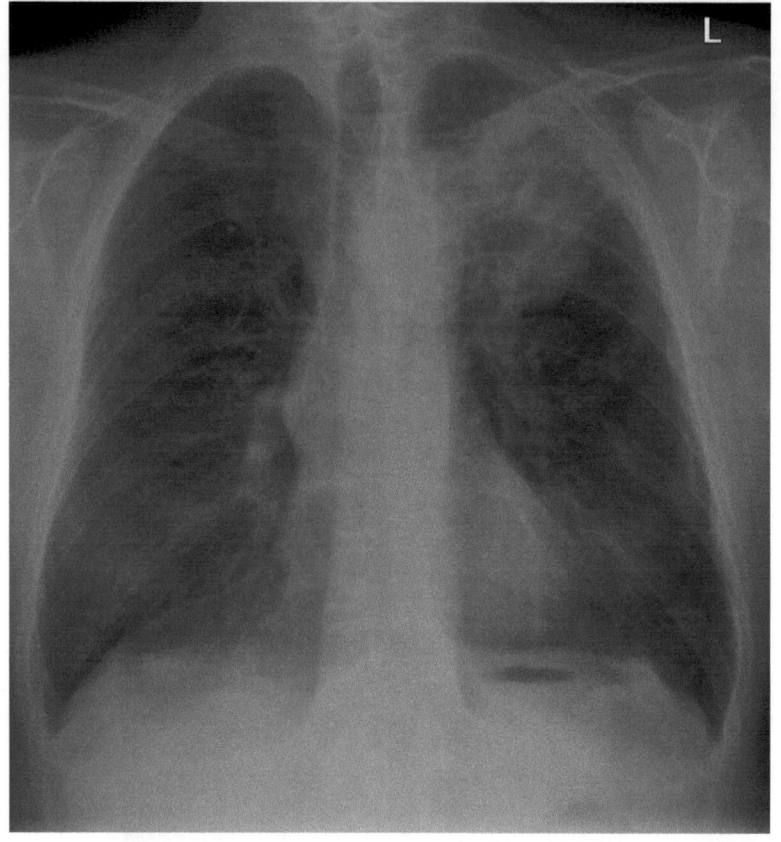

Aanwezigheid van een luchtbronchogram (zie ook hoofdstuk 15)

De aanwezigheid van een luchtbronchogram levert bewijs dat de bronchiën lucht bevatten en dus proximaal van de afwijking 'open' zijn. Door inflammatie van aanliggend longweefsel of door perialveolaire groei kan bij een maligniteit sprake zijn van een luchtbronchogram. De aanwezigheid van een luchtbronchogram sluit een maligniteit dus niet uit, maar een pneumonie is als oorzaak dan waarschijnlijker. Het is daarom van belang om bij een pneumonie een controlefoto te maken na antibiotische therapie, zodat een tumor als onderliggende pathologie kan worden aangetoond of uitgesloten.

Aanwezigheid van holtevorming

Men onderscheidt radiologisch vier soorten holtevormende afwijkingen in de long (zie tabel 11.2).

Tabel 11.2	Radiologische indeling van holtevormende afwijkingen.
cyste	met lucht of vocht gevulde laesie met een diameter van meer dan 1 cm; de wand is glad en uniform en meet niet meer dan 3 mm
bulla	scherp gedemarqueerd gebied van emfyseem met een diameter van meer dan 1 cm en een wand van minder dan 1 mm; zie hoofdstuk 10
cavitatie	holtevormende laesie met een dikke, onregelmatige rand; hierbij ontstaat holtevorming in een consolidatie of massa (infectieus, benigne nodus, maligniteit)
pneuma-tokèle	dunwandige, met lucht gevulde ruimte, geassocieerd met een (doorgemaakte) infectie; vaak is een pneumatokèle een restafwijking na een cavitatie

Een cavitatie ontstaat door necrose van het centrale gedeelte van een consolidatie of massa, waardoor de karakteristieke holtevorming ontstaat (fig. 11.5 en 11.6). De differentiaaldiagnose van een holtevormende afwijking is infectie (bijvoorbeeld tuberculose, stafylokokkenpneumonie), benigne nodus (M. Wegener) of een maligniteit (vooral het plaveiselcelcarcinoom). Indien zich pus in deze holte bevindt, spreekt men van een longabces. In een longabces zijn nogal eens lucht-vloeistofspiegels zichtbaar. Deze kunnen ontstaan wanneer het abces wordt veroorzaakt door een gasvormende bacterie of wanneer er een verbinding tussen het abces en een bronchus is ontstaan.

Het onderscheid tussen een abces en een empyeem is relevant. Van een abces spreekt men indien er pus in een niet-bestaande lichaamsholte ontstaat, terwijl een empyeem duidt op pus in een wel bestaande lichaamsholte, zoals de pleuraholte.

Een cavitatie kan zelf secundair infecteren, vaak met *Aspergillus*; zodoende ontstaat het aspergilloom, een schimmelbal in een pre-existente holte (fig. 11.7).

Aanwezigheid van lymfadenopathie, pleuravocht of ossale pathologie

Ook als het primaire bronchuscarcinoom nog een kleine laesie is, kan er op de foto al zichtbare lymfogene of hematogene metastasering aanwezig zijn. Voorbeelden daarvan zijn hilaire of mediastinale lymfadenopathie, pleuravocht, lymphangitis carcinomatosa of aanwijzingen voor lytische ossale haarden.

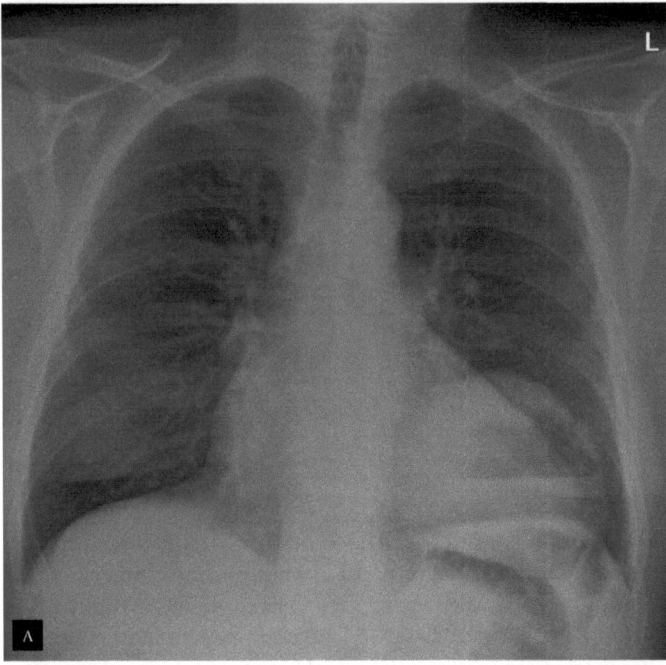

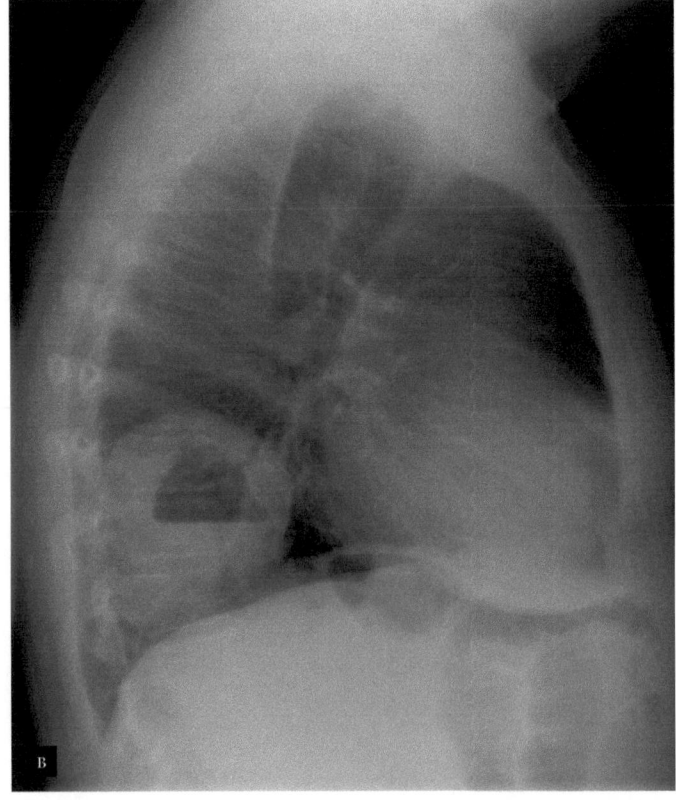

Figuur 11.5
Holtevormende tumor in de linker onderkwab. In de tumor in de linker onderkwab is een holte zichtbaar met een scherpe horizontale lijn, passend bij een lucht-vloeistofspiegel. Op grond van de foto's is geen zeker onderscheid te maken tussen een longabces en een caviterende tumor, maar gezien de zeer dikke irregulaire wand van de holte gaan de gedachten uit naar een tumor.

11 Focale longafwijking

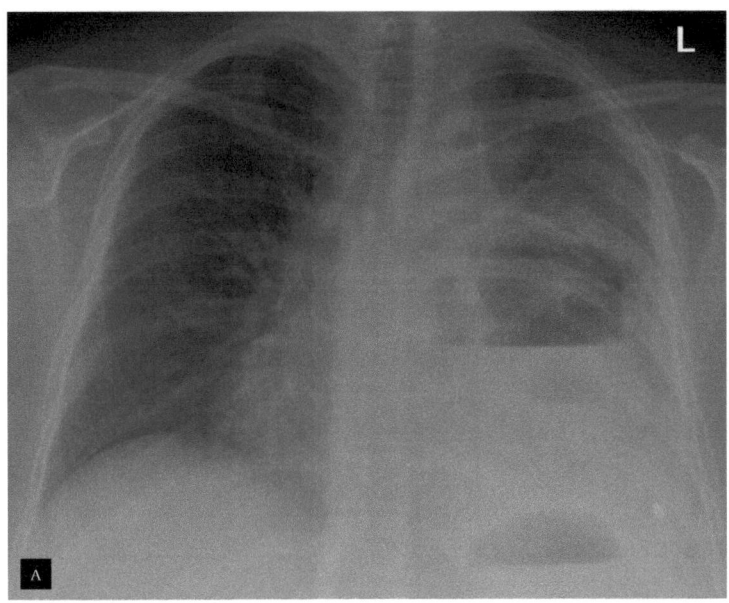

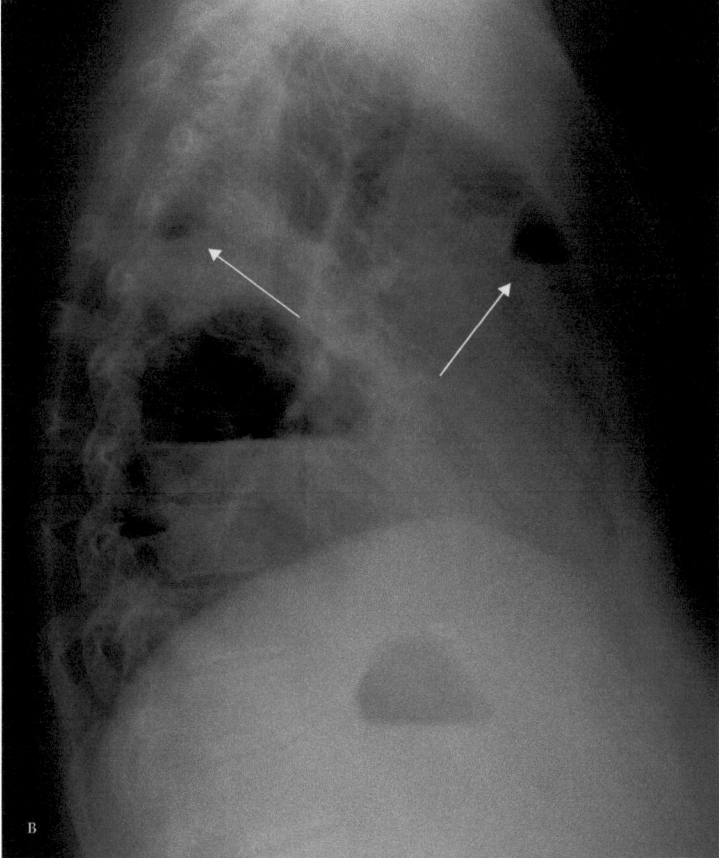

Figuur 11.6
Longabces in de linker onderkwab. A) Op de PA-opname wordt een holtevormende afwijking gezien in de linkerlong. B) Op de laterale foto is zichtbaar dat er zowel ventraal als dorsaal nog twee kleine holten aanwezig zijn (zie pijlen). Vermoedelijk zijn deze holten in de pleura gelegen en passen daarmee bij een empyeem.

Figuur 11.7
Detailfoto aspergilloom. Op deze detailfoto is een holte te zien in de rechter bovenkwab die opgevuld is met massa. Dit is de klassieke presentatie van een aspergilloom.

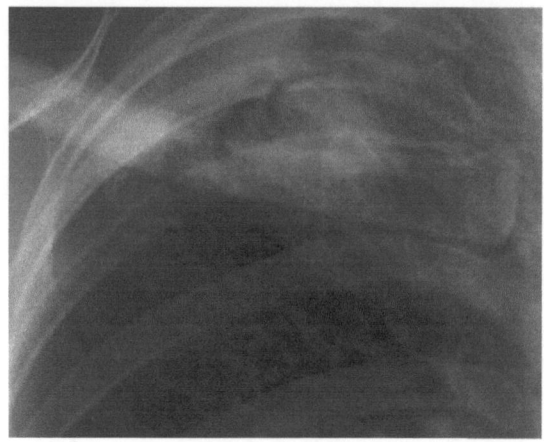

11.3 Oefencasus

Casus 11.1 Purulent slijm, koorts en gewichtsverlies

Een 71-jarige man meldt zich bij de huisarts met het ophoesten van purulent slijm, koorts en gewichtsverlies. Beoordeel de thoraxfoto (fig. 11.8).

Figuur 11.8
Purulent slijm, koorts en gewichtsverlies.

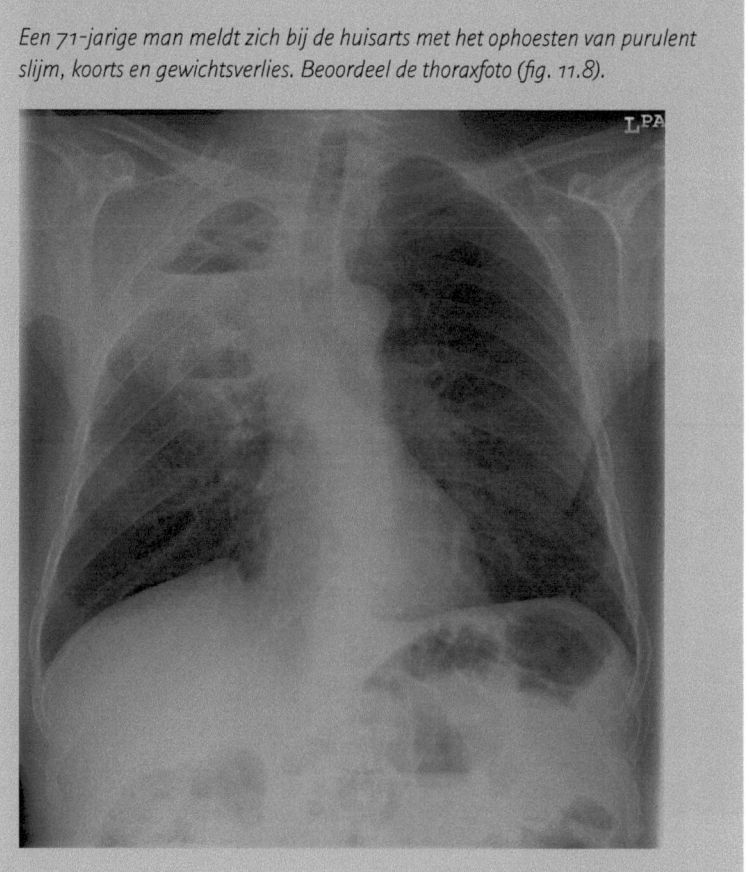

3 Aan de ossale structuren en in de bovenbuik zijn geen afwijkingen zichtbaar.
4 De trachea is niet verplaatst. De rechter stambronchus is niet zichtbaar. Het mediastinum is aan de rechterzijde verbreed. De aorta is niet vergroot. De hilus is links niet vergroot en rechts niet te beoordelen.
5 De contour van het hart is scherp. Het hart is niet vergroot.
6 De diafragmakoepels zijn beiderzijds scherp. Er zijn geen pleurale afwijkingen.
7 Aan de linkerzijde geen afwijkingen. In de rechter bovenkwab is een grote massa zichtbaar met hierin twee holten.

Conclusie
Holtevormende afwijking in de rechter bovenkwab met mediastinale lymfadenopathie. Differentiaaldiagnostisch kan dit passen bij een longcarcinoom of een abces.

Casus 11.2 Pijn in de rechterarm

Een 47-jarige man, roker, klaagt al langer over pijn in zijn rechterarm. Beoordeel de thoraxfoto (fig. 11.9).

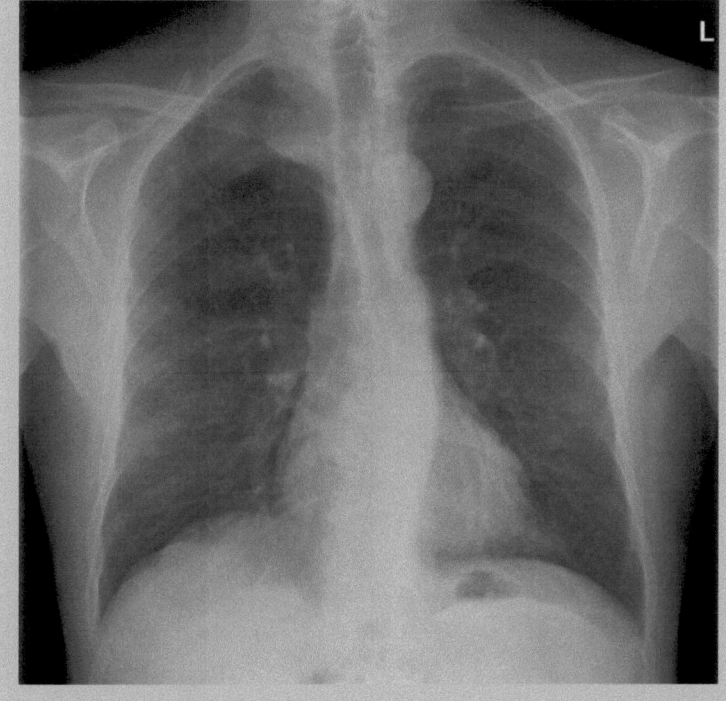

Figuur 11.9
Pijn in de rechterarm.

3 Aan de claviculae, ribben en scapulae en in de buik worden geen afwijkingen gezien.
4 De trachea is niet verplaatst, het mediastinum is niet verbreed. Het tracheabandje rechts is niet verdikt. De aorta is niet vergroot. De hili zijn beiderzijds normaal.
5 De contour van het hart is scherp. Het hart is niet vergroot.
6 De diafragmata zijn beiderzijds scherp. Er zijn geen pleurale afwijkingen, er is geen pneumothorax.
7 Irregulaire massa in de rechterlongtop. Normale linkerlong.

Conclusie
Massa in de rechter bovenkwab verdacht voor een Pancoast-tumor (sulcus superior tumor). Geen aanwijzingen voor hilaire of mediastinale lymfadenopathie.
Vervolgens werd een CT verricht die het beeld bevestigde (fig. 11.10). Er is een tumor te zien in het apicale rechter bovenveld met destructie van de wervel en een rib.

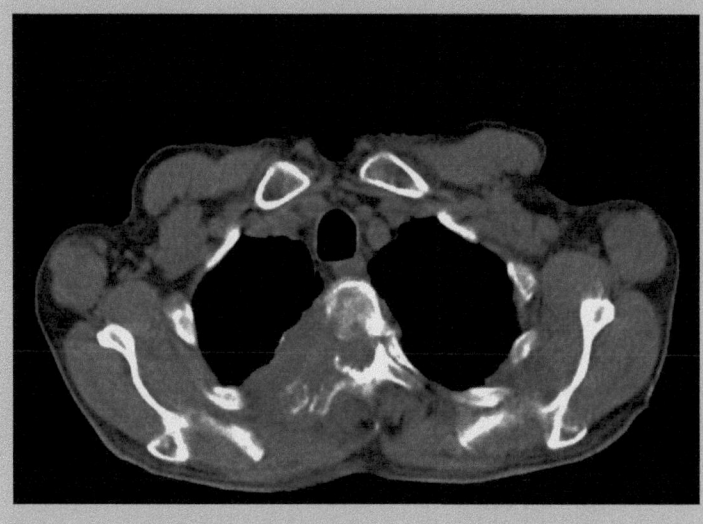

Figuur 11.10
CT-thorax van de Pancoast-tumor. Een Pancoast-tumor is een longtumor uitgaande van longparenchym in de longtop. Een correctere naam is sulcus superior tumor. De laesies zijn berucht voor ingroei in de plexus brachialis of zenuwstrengen van het sympathisch zenuwstelsel en kunnen de pijnklachten van de patiënt in de casus verklaren. Op de CT-coupes naar craniaal wordt gezien dat de lesie tot in de longtop loopt (niet afgebeeld).

12 Extrathoracale en benige afwijkingen

12.1 Inleiding

Meestal wordt een thoraxfoto gemaakt met een vraagstelling gericht op afwijkingen in de thorax. De delen buiten de thorax kunnen soms belangrijke informatie over het ontstaan van de klachten geven en horen dan ook standaard beoordeeld te worden.

12.2 Radiologische kenmerken

Vorm van de thorax

De vorm van de thorax kan goed worden beoordeeld op een thoraxfoto. Een ernstige kyfose, scoliose of een combinatie van beide kan aanleiding geven tot een restrictieve longfunctiestoornis en daarmee kortademigheidsklachten van de patiënt verklaren. Hetzelfde geldt voor een pectus excavatum, die op de laterale opname goed te herkennen is.

Benige structuren

Voor het beoordelen van de benige structuren is het vaak het gemakkelijkst de buitenste contour van een bot te volgen. Ribben, clavicula en proximale humerus worden beoordeeld op de aanwezigheid van fracturen en op de botstructuur. Ook een dislocatie van de schouder is goed te herkennen op een thoraxfoto. Het beoordelen van ribfracturen (fig. 12.1) wordt door sommigen gemakkelijker gevonden wanneer de foto een kwartslag wordt gedraaid.

De wervelkolom wordt beoordeeld op het verloop (scoliose, kyfose) en vervolgens worden de individuele wervels beoordeeld. Er wordt gelet op de sluitplaten, de hoogte en de vorm van de wervels (dit is vaak gemakkelijker op een laterale foto te zien, maar ook zichtbaar op de PA/AP-opname). Een thoraxfoto is niet geschikt om kalkhoudendheid van het skelet te bepalen, maar indirecte tekenen van osteoporose, zoals wervelinzakkingen, kunnen wel herkend worden.

Figuur 12.1
De vrijwel niet gedislokeerde fractuur van de zevende rib links kan gemakkelijk gemist worden als de foto niet structureel wordt beoordeeld.

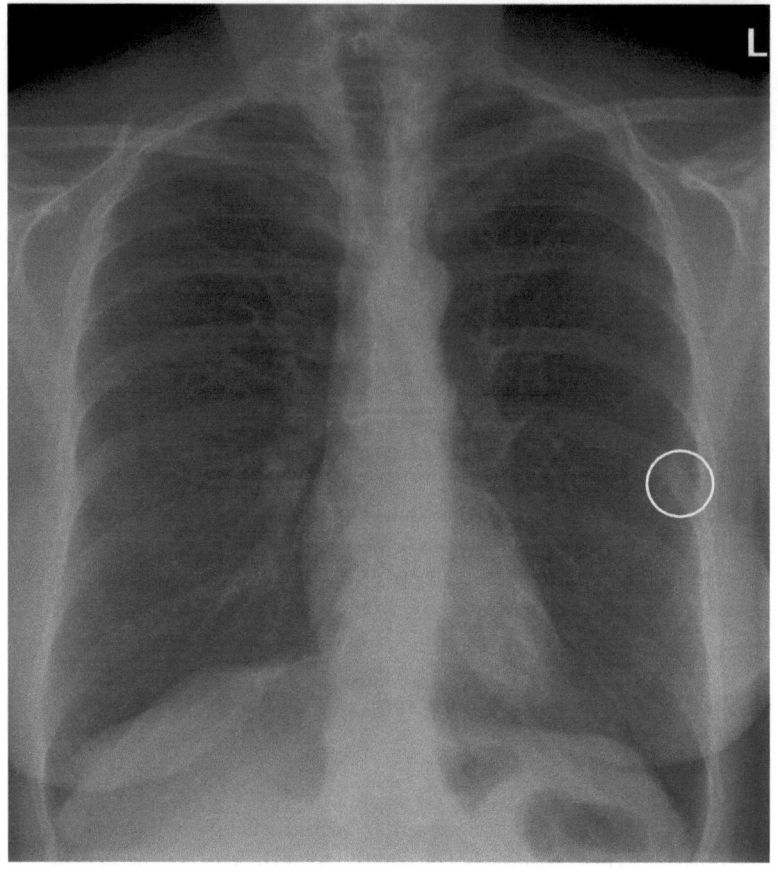

Soms kan een thoraxfoto bij een patiënte met ernstige rugklachten, zoals in figuur 12.2, al richting geven voor verdere diagnostiek.

Weke delen

Ook de weke delen buiten de thorax kunnen cruciale informatie bevatten. Vrij lucht in de buik is op de staande thoraxfoto vaak goed te herkennen (zie hierna "Vrij lucht onder het diafragma"). Daarnaast kunnen er uitgezette darmlissen zichtbaar zijn op een thoraxfoto, waardoor aan een buikprobleem kan worden gedacht als verklaring voor eventuele pijnklachten of kortademigheid (zie fig. 12.3).

De aanwezigheid van subcutaan emfyseem kan duiden op een beschadiging van de pleura, waardoor lucht uit de thoraxholte onder de huid kan komen (zie hoofdstuk 3, fig. 3.7 en hoofdstuk 7).

Bij vrouwen dient te worden gelet op de aanwezigheid van een symmetrische mammaschaduw zonder operatieclips. Zo duidt het ontbreken van een borst op een mastectomie, hetgeen uiteraard de differentiaaldiagnose van een intrathoracale afwijking beïnvloedt. Soms is een tepel herkenbaar als een ronde beschaduwing over het longveld. Vaak is deze lateraal scherp

12 Extrathoracale en benige afwijkingen

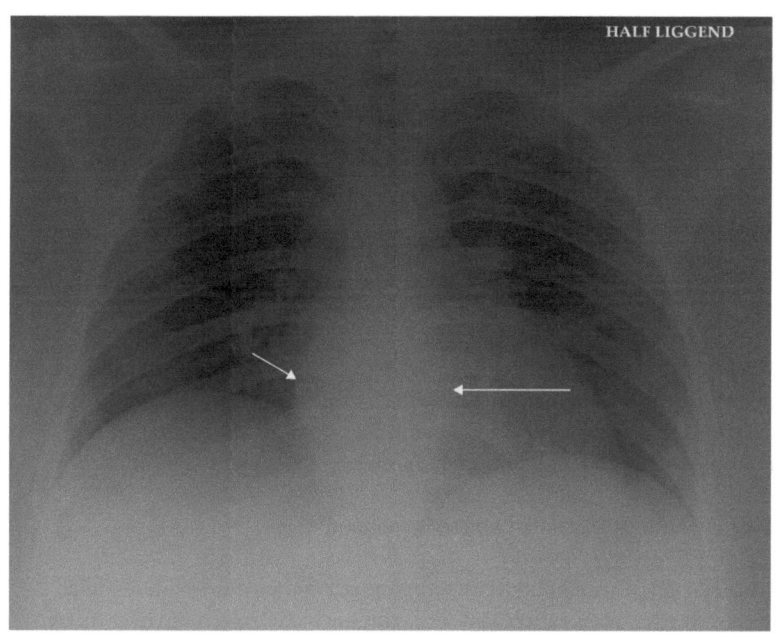

Figuur 12.2
AP-foto: ter hoogte van de achtste tot de tiende wervel beiderzijds afstaande paraspinale lijnen ('een verbreding van de wervelkolom', zie pijlen), die wijzen op afwijkingen aan de wervelkolom. Bij aanvullende diagnostiek blijkt het te gaan om een tuberculose abces, gelokaliseerd in en langs de wervelkolom.

begrensd en mediaal iets vager, een tepelschaduw is uiteraard nooit terug te vinden op een laterale opname. Als er twijfel bestaat of een afwijking een tepelschaduw is, is het mogelijk de thoraxfoto te laten herhalen met een tepelmarkering: een metalen kogeltje wordt op de tepel geplaatst als de foto wordt gemaakt.

Tot slot kan asymmetrie in de luchtfiguur te zien zijn, meestal in de hals het beste zichtbaar, wat kan duiden op een wekedelenzwelling, bijvoorbeeld door lymfeklierpathologie (fig. 12.4).

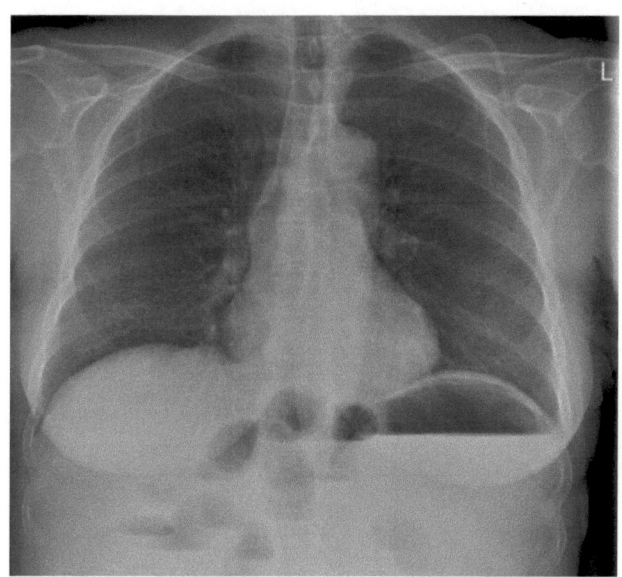

Figuur 12.3
Uitgezette darmlissen. Op de PA-foto zijn uitgezette darmlissen met spiegels zichtbaar. De kortademigheid van de patiënt kan verklaard worden op basis van een onderliggend buikprobleem.

Figuur 12.4
Detail van de PA-thoraxfoto: er is duidelijke asymmetrie in de hals zichtbaar. Bij lichamelijk onderzoek is er een groot lymfeklierpakket palpabel rechts in de hals.

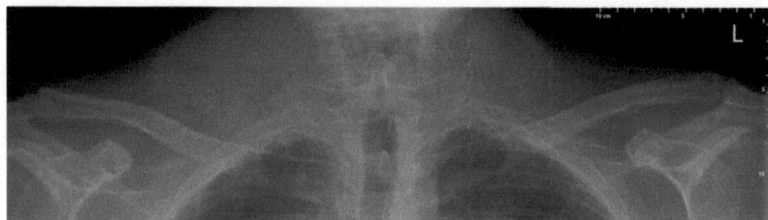

Vrij lucht onder het diafragma

Vrij lucht in de buik ontstaat bij een perforatie van een hol buikorgaan of doordat gedurende chirurgie lucht in de buik wordt geïnsuffleerd. Lucht zal opstijgen en zich, in staande houding, onder het diafragma ophopen. Hierbij is aan weerszijden van het diafragma lucht zichtbaar (fig. 12.5).

Overprojectie van objecten buiten de patiënt

Normaal gesproken behoort de radiologisch laborant te verifiëren of er geen extrathoracale zaken aanwezig zijn die zich projecteren over de foto.

Figuur 12.5A
Zie figuur 12.5B.

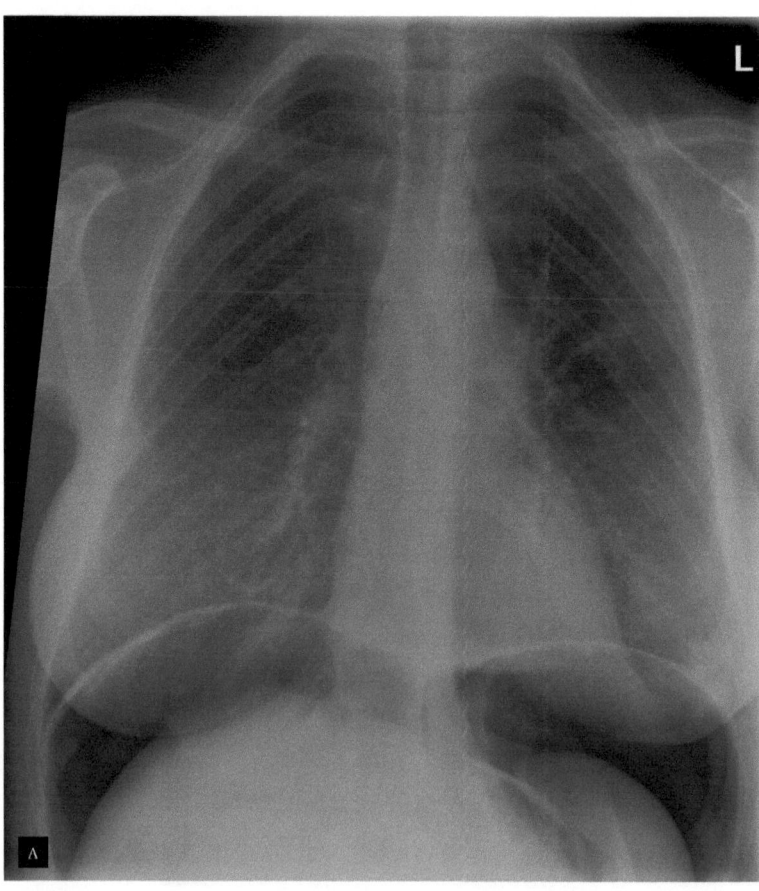

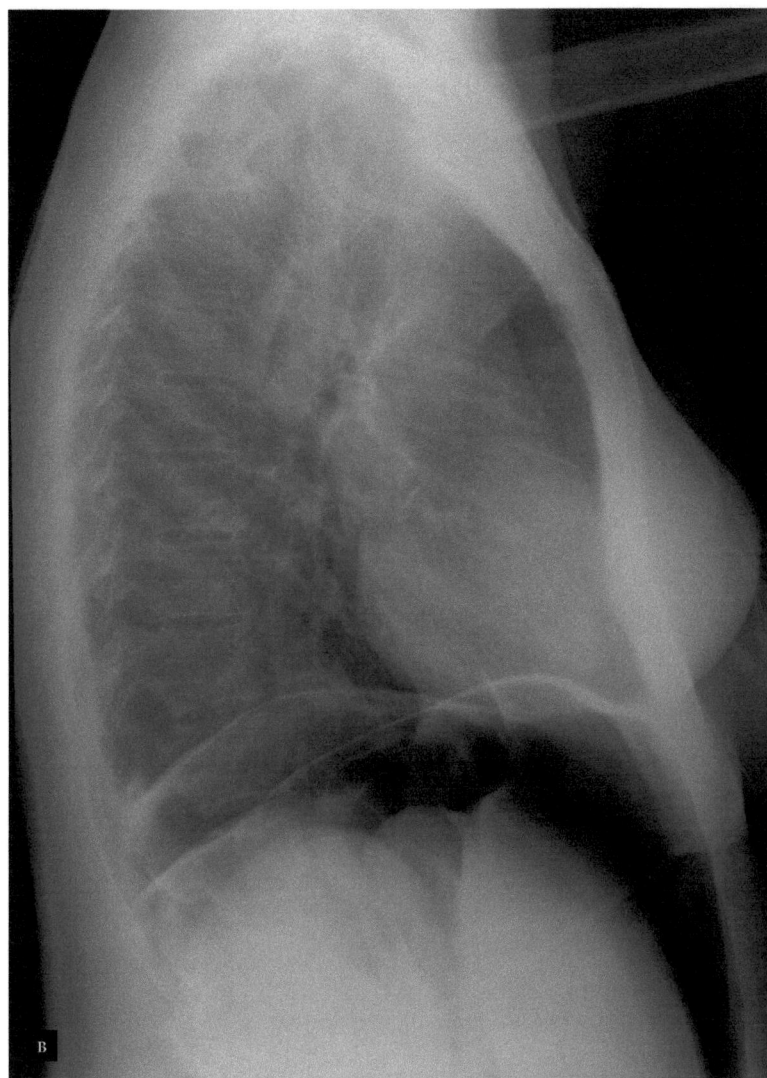

Figuur 12.5
Vrij lucht onder het diafragma. Op deze PA- en laterale foto is beiderzijds vrij lucht onder het diafragma zichtbaar. De diafragmakoepels zijn goed te volgen, omdat zij aan beide zijden worden begrensd door lucht. Uiteraard is er onder het diafragma geen longvaattekening te zien.

Er valt hierbij te denken aan (beugel-)bh's, telefoons of een draagbare alarmbel. Ook piercings projecteren zich over de thorax en dienen, indien dit enigszins mogelijk is, verwijderd te worden. Zijn de meeste metalen objecten duidelijk te herkennen, lastiger wordt dit bij overprojectie van (nat) haar (zeker in een vlecht) of bij opnamen in bed van dekens, kussens, enzovoort.

Figuur 12.6
Tepelpiercings. Op deze PA-foto zijn tepelpiercings duidelijk zichtbaar.

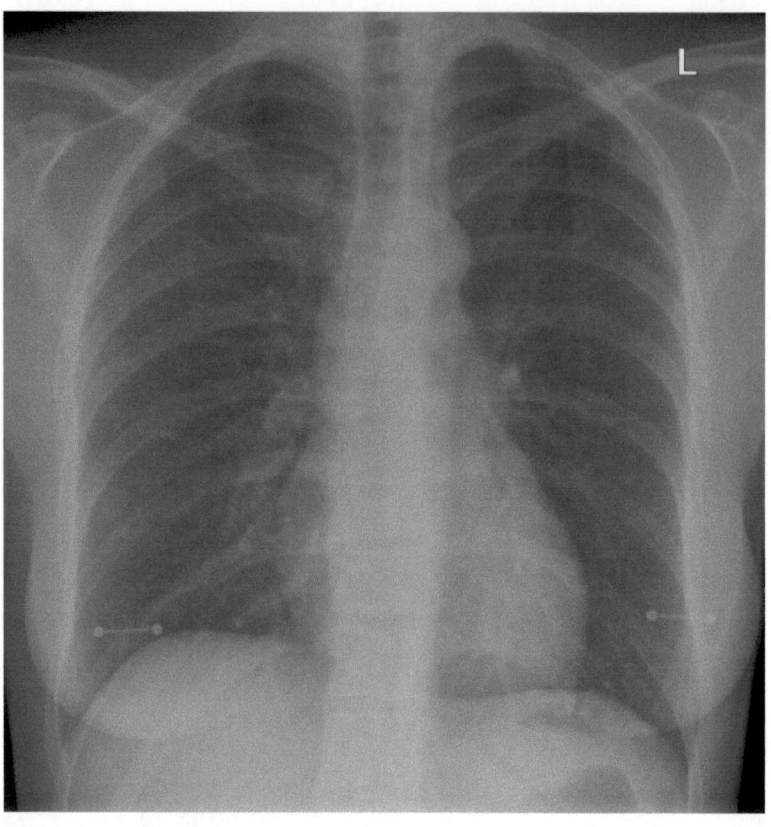

12.3 Oefencasus

Casus 12.1 Kortademigheid bij inspanning

Een patiënte presenteert zich op het spreekuur met klachten van kortademigheid bij inspanning. Beoordeel de thoraxfoto (fig. 12.7).

3 Aan de weke delen buiten de thorax zijn geen afwijkingen te zien. Er is een ernstige S-vormige scoliose van de wervelkolom op de PA-opname, op de laterale is te zien dat patiënte ook een kyfose heeft van ongeveer 90°. Daarnaast tonen de corpora degeneratieve veranderingen. Er is hooguit minimaal hoogteverlies van enkele wervels.
4 Het mediastinum is slank. De linkerhilus is door de rotatie van de patiënte bij haar kyfoscoliose niet te beoordelen, de rechterhilus is normaal.
5 Het hart is normaal.
6 Er is een partiële diafragmarelaxatie van het dorsale deel van het rechterdiafragma. De pleura zijn niet te zien.
7 In de longvelden zijn geen afwijkingen zichtbaar.

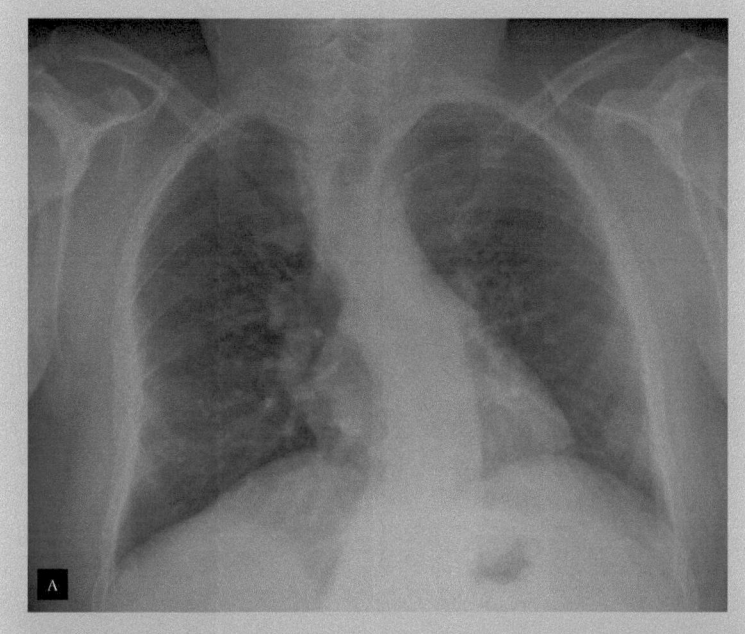

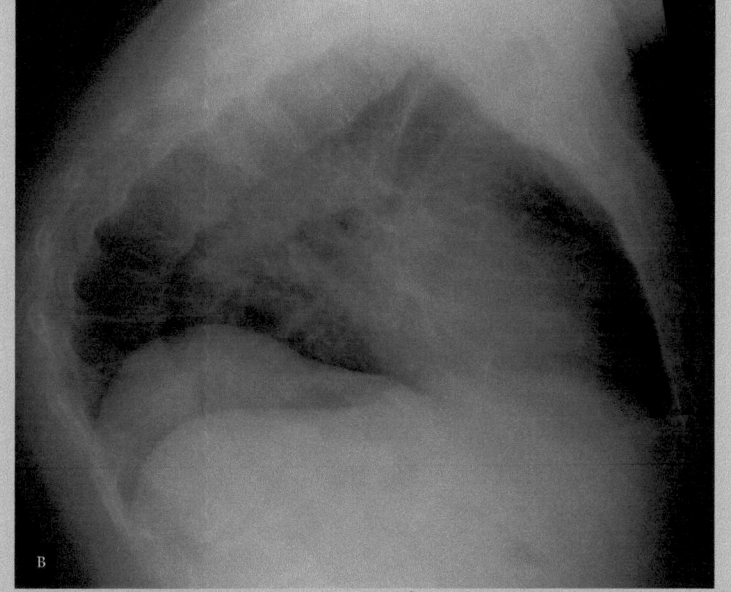

Figuur 12.7
Kortademigheid bij inspanning.

Conclusie
Er is een uitgesproken kyfoscoliose. Er zijn geen andere afwijkingen zichtbaar.

Figuur 12.8A
Zie figuur 12.8B.

Casus 12.2 Persisterende hoestklachten

Er is een foto gemaakt in verband met persisterende hoestklachten. Beoordeel de foto (fig. 12.8).

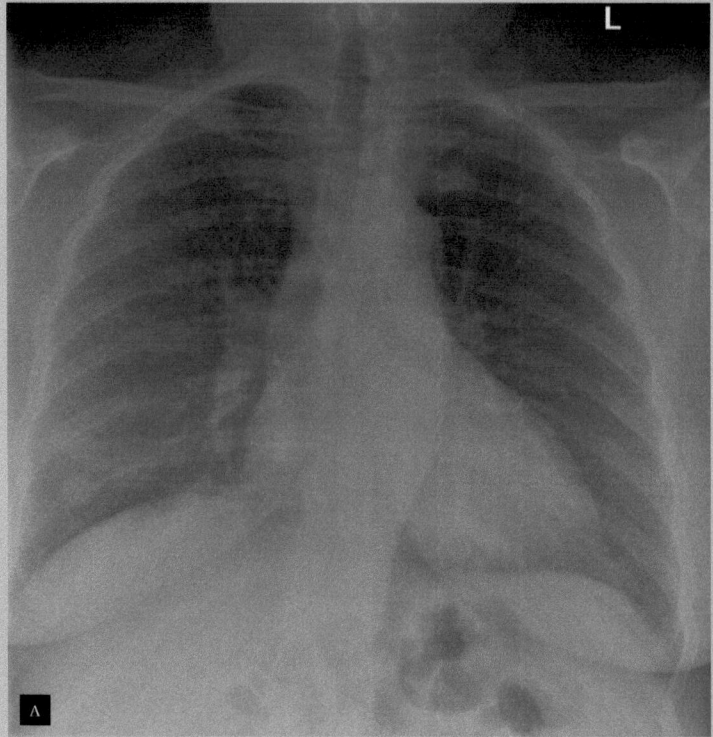

3 Beiderzijds is een mammaschaduw zichtbaar en links onder het diafragma lucht in het colon. Het skelet is normaal.
4 Het mediastinum en de hili zijn normaal. Zo is de azygo-oesofageale recessus goed te onderscheiden.
5 Het hart is niet vergroot en de contouren zijn scherp.
6 Het rechterdiafragma staat, zoals gebruikelijk, iets hoger dan links en het gehele diafragma is goed te volgen. De pleura zijn niet zichtbaar.
7 Rechts lateraal is er ter hoogte van de negende rib een ronde densiteit, die lateraal scherp begrensd is en mediaal iets vaag. Deze densiteit wordt op de laterale opname niet teruggevonden. De overige longvelden zijn normaal.

Conclusie
Densiteit rechts lateraal ter hoogte van de negende rib, met vrij typische kenmerken van een tepelschaduw. Overweeg, ter bevestiging, een foto met tepelmarkering.

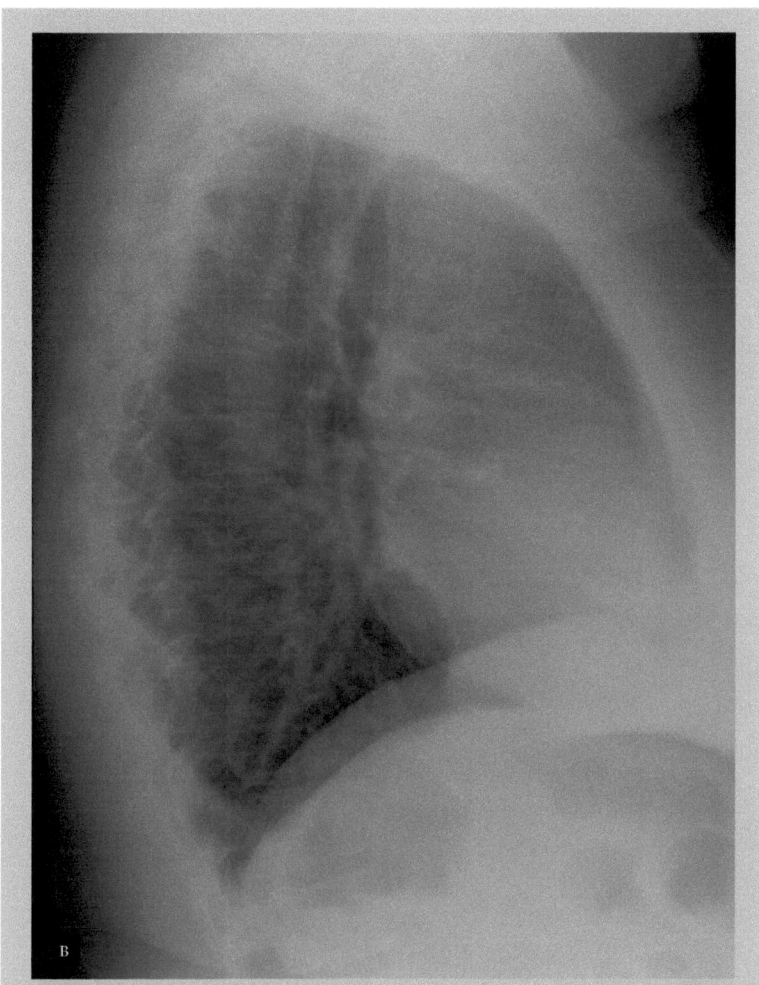

Figuur 12.8
Persisterende hoestklachten.

Figuur 12.9A
Zie figuur 12.9B.

Casus 12.3 Screening op TBC

Een 32-jarige man komt voor routinematige screening op TBC. Beoordeel de foto (fig. 12.9).

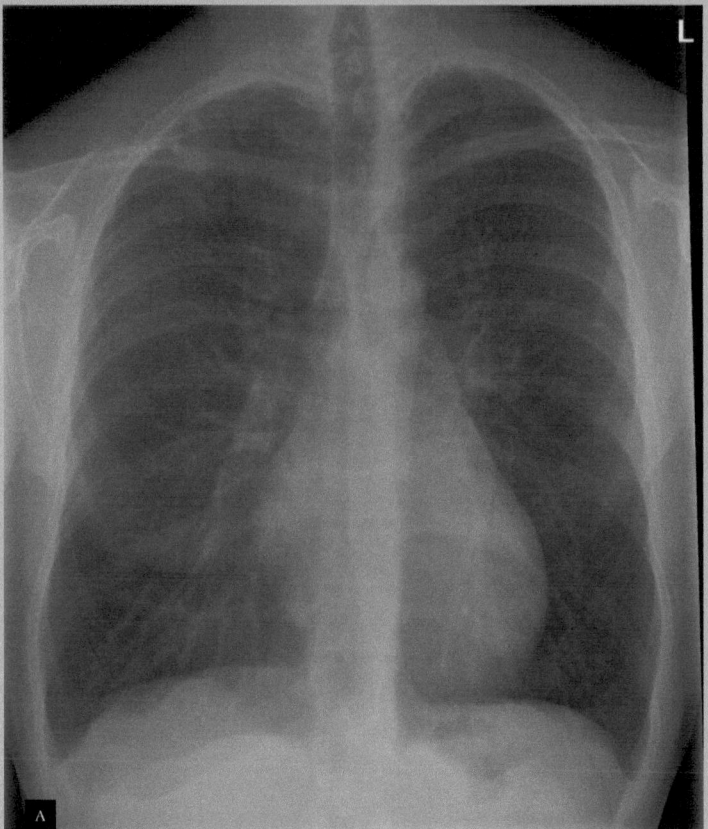

3 Er is enige overprojectie van weke delen, die zich beiderzijds ter hoogte van de achtste dorsale zijde van de rib projecteert. Het sternum verloopt opvallend recht (verticaal) (normaal zou dit boller zijn). Tevens is er een verminderde thoracale kyfose.
4 Het mediastinum en de hili zijn normaal.
5 Het hart heeft een opvallende uitbochting naar rechts, maar is niet vergroot. De contouren zijn scherp.
6 Het diafragma is normaal, de pleura is niet zichtbaar.
7 De longvelden van de linkerlong zijn normaal. In de rechter longtop zijn enkele kleine consolidaties te zien met mediaal de suggestie van een holte.

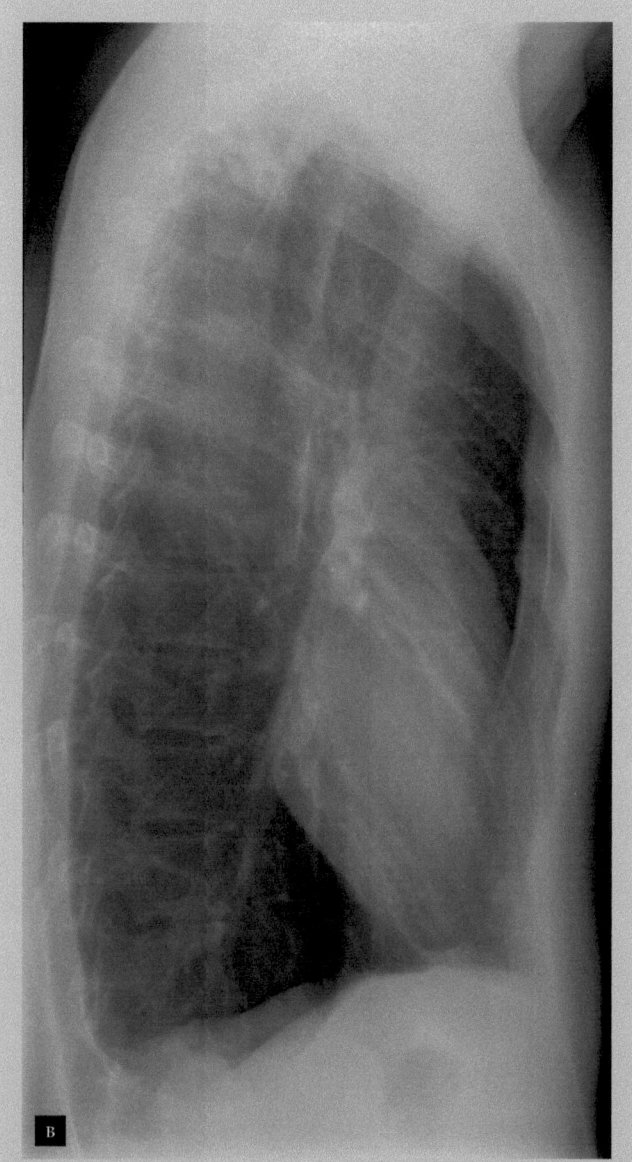

Figuur 12.9
Screening op TBC.

Conclusie
Pectus excavatum met daarbij een afgenomen thoracale kyfose. Hierdoor projecteert het hart meer naar rechts en is er compensatoir een vlakker verloop van het diafragma. Enkele kleine consolidaties in de rechter longtop en het beeld van een holte, suggestief voor bijvoorbeeld tuberculose.

13 Thoraxfoto's na longchirurgie

13.1 Inleiding

Longchirurgie speelt voornamelijk een rol bij de behandeling van longtumoren. De meest voorkomende operaties zijn de verwijdering van het aangedane longgebied (metastasectomie, wigresectie), een longkwab (lobectomie), twee ipsilaterale longkwabben (bilobectomie, per definitie dus rechtszijdig) of een gehele long (pneumonectomie). In de postoperatieve fase speelt de thoraxfoto een belangrijke rol in de beoordeling van de ligging van drains, de mate van ontplooiing van resterend longweefsel en de ontwikkeling van pleuravocht.

13.2 Radiologische kenmerken

Lobectomie

Na een lobectomie zal de thoraxholte grotendeels worden opgevuld door hyperinflatie van de overgebleven longkwab(ben). Het volume van die thoraxhelft neemt meestal in geringe mate af, waardoor verplaatsing van het mediastinum naar de aangedane zijde en een elevatie van het diafragma kunnen optreden.

Na een lobectomie worden één of twee thoraxdrains achtergelaten. De basaal geplaatste thoraxdrain fungeert vooral als vochtdrain. De in de apex van de thoraxholte geplaatste drain fungeert als luchtdrain.

Het is mogelijk dat na een lobectomie een luchtlek is ontstaan door een trauma aan de andere longkwab(ben) of dat de restkwab(ben) niet (direct) het volume hebben om de gehele thoraxholte op te vullen. In beide gevallen kan lucht in de thoraxholte buiten de long gezien worden, een pneumothorax (fig. 13.1).

Het is van belang bedacht te zijn op plots optreden van atelectase. Dit gebeurt meestal in de middenkwab na resectie van de rechter bovenkwab. De postoperatieve herpositionering van de hilaire structuren met een opwaartse beweging van de middenkwab kan leiden tot bronchiale obstructie met atelectase.

Figuur 13.1
Pneumothorax, postoperatief na een lobectomie rechter bovenkwab. Twee thoraxdrains in de rechter pleuraholte, één basaal (1) en de andere craniaal (2). Geringe volumeverkleining van de rechterlong, waarbij er enige deviatie van het mediastinum naar rechts is. De middenkwab en de rechter onderkwab vullen de thoraxholte niet volledig, waardoor er nog een toppneumothorax bestaat (3). De sinus pleurae rechts is opgevuld met wat pleuravocht.

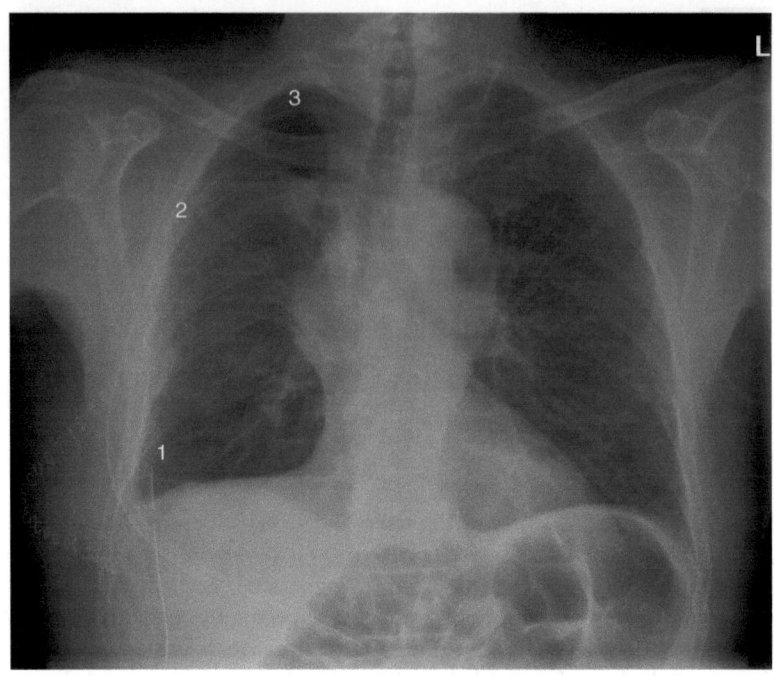

Pneumonectomie

Bij een centrale longtumor kan gekozen worden voor verwijdering van een gehele long. Direct na een pneumonectomie is een volledig met lucht gevulde holte zichtbaar, waarbij er door het volumeverlies aan de aangedane zijde een mediastinale shift naar de pneumonectomieholte ontstaat. Na een pneumonectomie wordt in principe geen thoraxdrain achtergelaten. De thoraxholte vult zich in de loop van de tijd met pleuravocht. In het normale postoperatieve beloop stijgt de lucht-vloeistofspiegel daarom geleidelijk; een plotselinge daling van de spiegel van meer dan 2 cm of nieuw ontstane luchtcollecties naast de bronchiale anastomose wijst op een bronchopleurale fistel (van de stomp). Deze fistel is de belangrijkste oorzaak voor de ontwikkeling van een infectie in de pneumonectomieholte (pleura-empyeem). Door de aanwezigheid van fibrineuze strengen kunnen soms lucht-vloeistofspiegels op meerdere niveaus worden gezien. Dit kan normaal zijn, maar een infectie (empyeem) moet dan worden uitgesloten.

Bij een pneumonectomie is er per definitie een volumeverkleining van de thoraxholte. Dit kan aan de aangedane zijde op termijn leiden tot een kleinere ruimte tussen de ribben en verplaatsing van het mediastinum naar de ipsilaterale zijde.

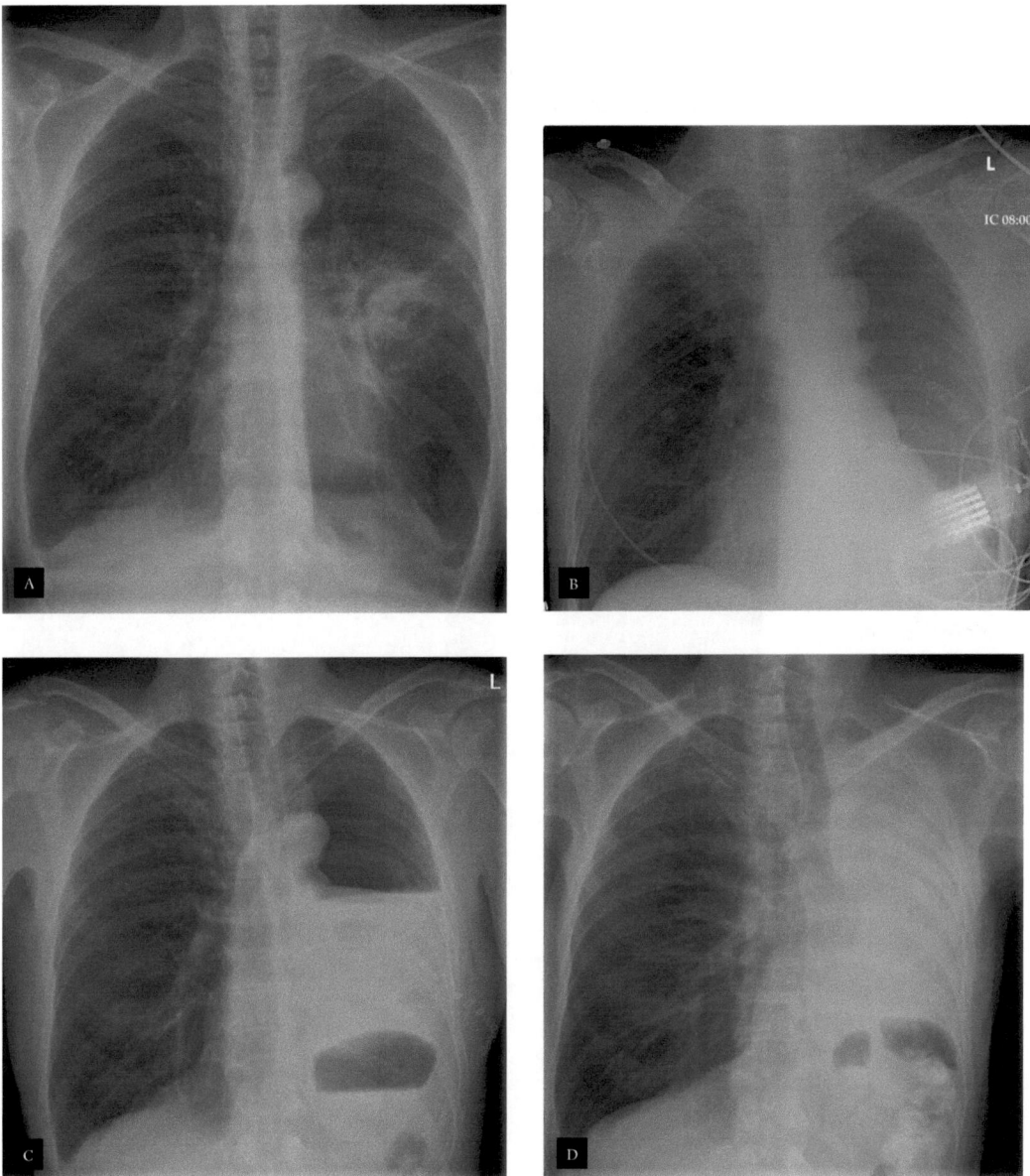

Figuur 13.2
Pneumonectomie. A) Deze 60-jarige patiënt heeft een centrale tumor in de linkerlong. B) De situatie één dag na de pneumonectomie links – er is geen longweefsel meer aanwezig links met enige deviatie van het mediastinum naar links. De witte waas over de linker hemithorax wordt veroorzaakt door pleuravocht, dat zich diffuus verdeelt bij deze (op de IC) liggende patiënt. C) Staande foto met de situatie na vier dagen. De pneumonectomieholte wordt langzaam gevuld met vocht. Daarnaast is er volumeverlies van de linker hemithorax met hoogstand van het hemidiafragma (hoogstaan van de maag met luchtbel) en is er toename van de mediastinale shift naar links. D) De situatie twee maanden postoperatief. De holte heeft zich volledig gevuld met vocht, deviatie van het mediastinum naar links en hoogstand van het linker hemidiafragma.

(Rechtszijdig) pneumonectomiesyndroom

Het (rechtszijdig) pneumonectomiesyndroom is een late complicatie van meestal een rechtszijdige pneumonectomie. Het wordt veroorzaakt door een te sterke deviatie van het hart en de hilaire bronchovasculaire structuren in de pneumonectomieholte. Hierdoor kunnen de bronchiën of vasculaire structuren gecompromitteerd raken. Dit kan leiden tot veneuze congestie of recidiverende infecties. De behandeling kan plaatsvinden door het implanteren van een 'prothese' in de pneumonectomieholte.

Clagett-holte

Het kan voorkomen dat na een pneumonectomie de overgebleven holte geïnfecteerd raakt (empyeem), zodat het noodzakelijk is de holte uit te ruimen en schoon te spoelen. Dit kan worden bewerkstelligd door het creëren van een open verbinding (thoracostomie) naar buiten. De holte die overblijft wordt een clagett-holte genoemd (fig. 13.3).

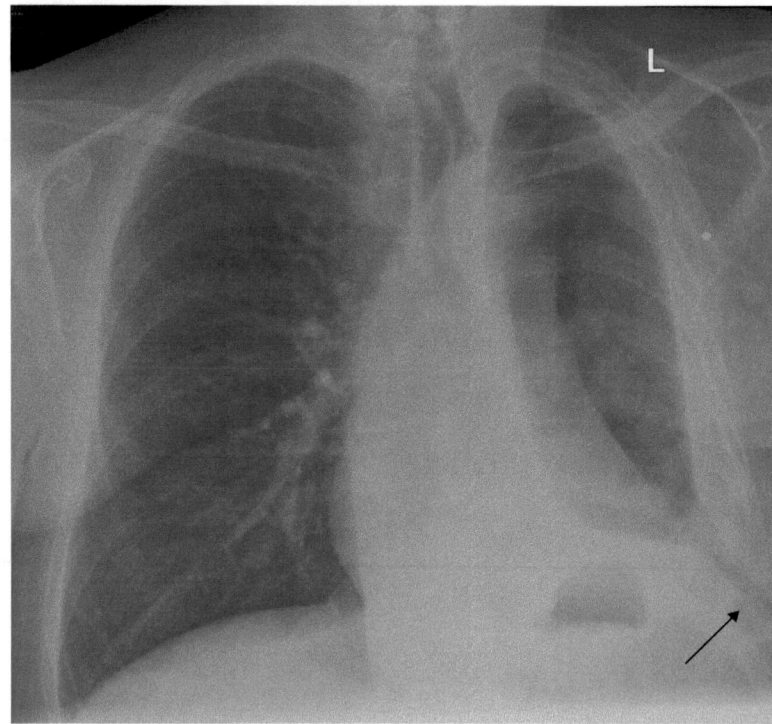

Figuur 13.3
Clagett-holte. Na een pneumonectomie links is een empyeem ontstaan in de pneumonectomieholte. Hierna is een thoracostomie aangelegd. In de kleinere linker hemithorax na pneumonectomie bevindt zich nu lucht met een open verbinding naar buiten (zie pijl). De holte is opgevuld met gazen.

13.3 Oefencasus

Casus 13.1 Status na lobectomie

Een 60-jarige patiënte heeft vier maanden geleden een lobectomie van de rechter bovenkwab gehad in verband met een tumor in de rechter longtop. Beoordeel de foto (fig. 13.4).

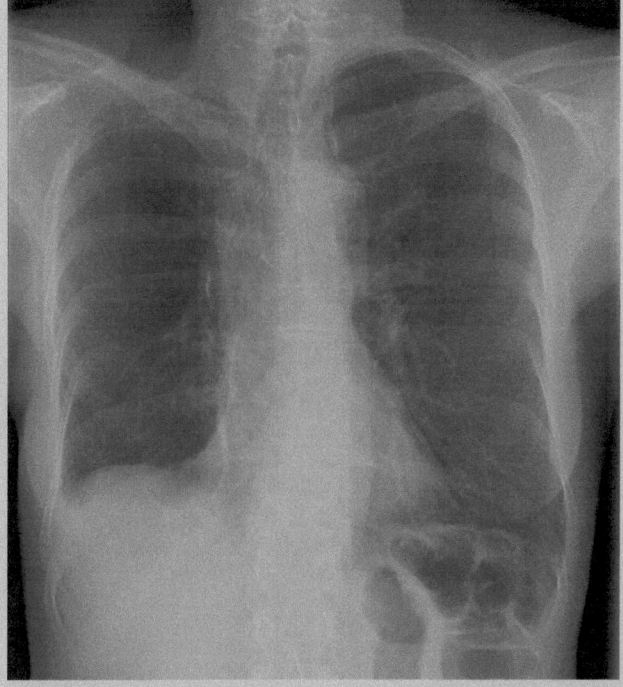

Figuur 13.4
Status na lobectomie.

3 De eerste drie ribben rechts zijn niet aanwezig. Aan de overige extrathoracale structuren worden geen afwijkingen gezien.
4 De trachea is wat naar rechts gedevieerd. Het mediastinum is niet verbreed. De hili zijn niet vergroot.
5 Het hart is niet vergoot.
6 Het diafragma is aan beide zijden scherp afgrensbaar, met rechts wat hoogstand.
7 Het longparenchym links laat geen afwijkingen zien. Aan de rechterzijde is er hyperinflatie zonder parenchymateuze afwijkingen.

Conclusie
Status na lobectomie van de rechter bovenkwab met dientengevolge een wat kleinere rechter hemithorax. Tevens status na ribresectie van costa 1, 2 en 3 rechts.

14 De thoraxfoto op de Intensive Care

14.1 Inleiding

De interpretatie van een thoraxfoto van een patiënt op de Intensive Care (IC) is om verschillende redenen lastig. De thoraxfoto bij deze zieke patiënten wordt gemaakt met mobiele apparatuur, die goed is, maar niet zo goed is als de vaste statieven op de radiologieafdeling. Daarnaast zijn patiënten door de aanwezigheid van beademingstube en verschillende lijnen moeilijker te positioneren en door hun liggende houding is het uitsluitend mogelijk een AP-opname te maken, met alle beperkingen van dien. Ten slotte kunnen de verschillende lijnen, draden en drains nogal verwarrend zijn bij de beoordeling.

De beoordeling dient dan ook zorgvuldig te gebeuren, waarbij type en positie van alle drains en lijnen, die zich in de patiënt bevinden, systematisch benoemd worden in het verslag. Begin met al deze iatrogene structuren, voordat de feitelijke beoordeling van de thoraxfoto zelf start (dus extra stap tussen stap 2 en 3).

Materialen die op de patiënt liggen, bijvoorbeeld ECG-draden, dienen wel herkend te worden, maar hoeven niet te worden verslagen.

14.2 Radiologische kenmerken

De beademingstube

De beademingstube, te herkennen aan een dubbele contour (één zijde denser dan de andere), hoort in de trachea te liggen (fig. 14.1). De optimale positie voor een beademingstube is ongeveer 2-3 cm craniaal van de carina (de afstand van de hoofdcarina tot aan de tandenrij is gemiddeld bij vrouwen 21 cm en bij mannen 22 cm bij neutrale stand van het hoofd). Door bewegingen van het hoofd en de nek kan de tip van de tube zich 2 cm op- of neerwaarts verplaatsen.

Het kan voorkomen dat de tube te diep gepositioneerd wordt, waarbij deze door de anatomische hoek meestal in de rechter stambronchus komt

Figuur 14.1
Beademingstube ligt in de rechter hoofdbronchus. Op deze IC-foto is te zien dat er sprake is van een geringe consolidatie centraal in de rechterlong en in de rechter bovenkwab. Er zijn geen duidelijke afwijkingen in de linkerlong. De tube is te diep gepositioneerd, de tip (zie pijl) ligt in de rechter hoofdbronchus.

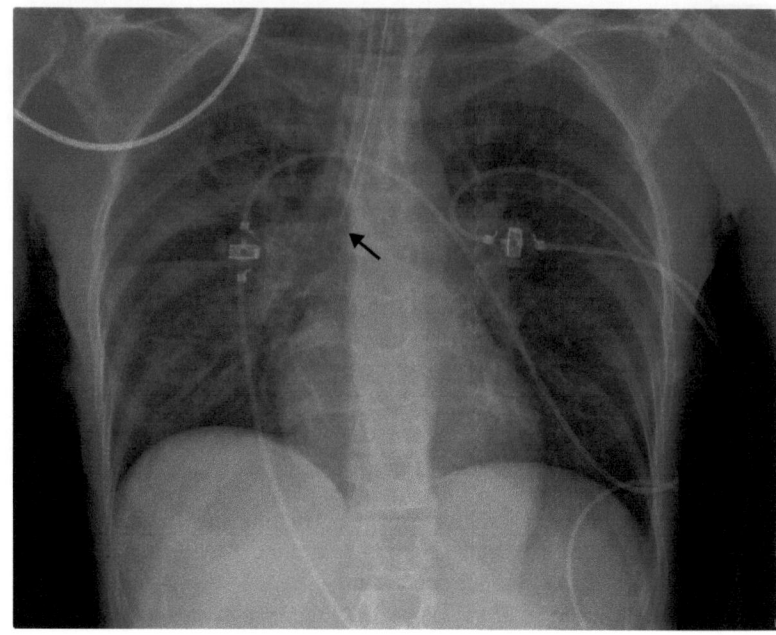

te liggen. Doordat de contralaterale long dan niet goed geventileerd wordt, kan daar een atelectase optreden.

Tracheostoma

Bij patiënten die langdurig beademing nodig hebben, wordt vaak gekozen voor het inbrengen van een tracheostoma canule (fig. 14.2). Een correcte positie van deze canule is in de luchtkolom in de trachea in caudale richting.

Centraal veneuze lijnen

Centraal veneuze lijnen worden op de IC frequent gebruikt voor het toedienen van vocht, medicatie of parenterale voeding. Ze worden ingebracht via de vena subclavia, de vena jugularis of soms de vena brachialis, waarna ze worden opgevoerd tot net in of vlak voor het rechteratrium. Een verkeerde positionering van een centraal veneuze lijn komt frequent voor. Zo wordt bij de plaatsing van een subclavialijn in 15% de tip van de lijn in de contralaterale vena subclavia of de ipsilaterale vena jugularis geplaatst. Daarnaast treedt relatief frequent (0,2-2%) een pneumothorax op; meestal bij subclavialijnen. Om deze redenen is het maken van een thoraxfoto een routinematige handeling na het plaatsen van centraal veneuze lijnen.

De neus-maagsonde

De neus-maagsonde heeft in principe een dunnere radiopake draad dan de tube en behoort via de slokdarm het diafragma te passeren en met het

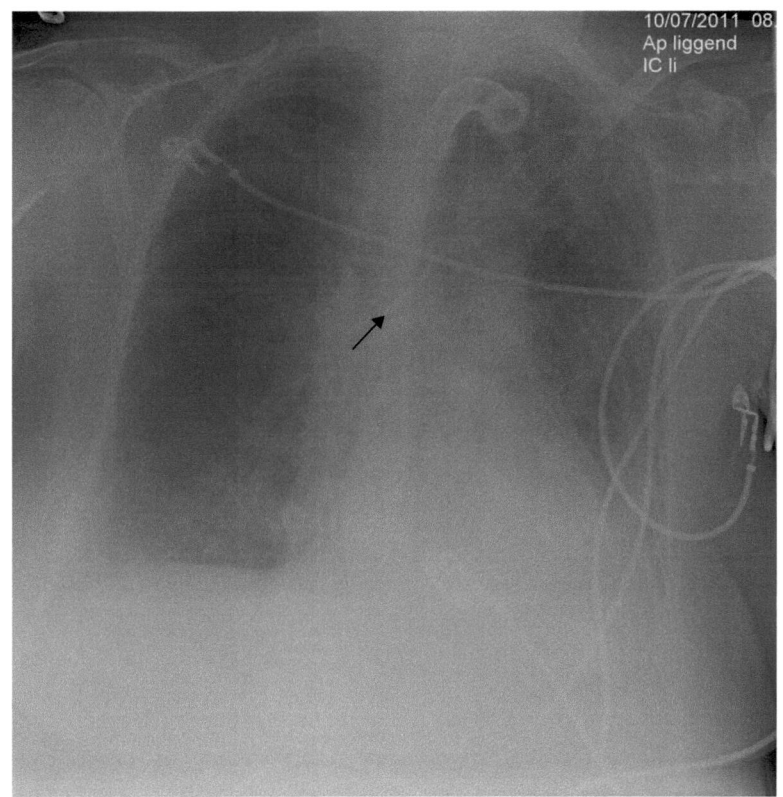

Figuur 14.2
Centraal veneuze lijn en tracheostoma. Bij deze patiënte is een centraal veneuze lijn ingebracht via de linker vena subclavia. De tip (pijl) van de lijn bevindt zich in de vena cava superior. Daarnaast is een tracheostoma aangelegd en zijn meerdere ECG-draden zichtbaar. Merk op dat de foto iets geroteerd is ingeschoten. Hierdoor is de projectie van het mediastinum (inclusief de centraal veneuze lijn) naar de linkerzijde van de patiënt geroteerd en projecteert nu over de linkerlong.

uiteinde in de maag te liggen (fig. 14.3). Bij het beoordelen van de foto moet deze lijn te volgen zijn tot onder het diafragma. Enkele typen maagsondes zijn zo weinig radiopaak dat ze vrijwel niet te zien zijn.

Soms wordt deze (of zelfs een tweede) sonde opgevoerd tot in het duodenum. Ook dan is passage van het diafragma cruciaal in de beoordeling, waarbij overigens de tippositie vaak niet kan worden bevestigd.

Swan-Ganz-katheter

Een Swan-Ganz-katheter is een katheter die wordt ingebracht tot in de arteria pulmonalis. De katheter wordt ingebracht via de vena jugularis, de vena subclavia of de vena femoralis. Na de vena cava superior (of inferior bij een benadering vanuit femoraal) passeert deze het rechteratrium en de rechterventrikel, waarna de tip in de arteria pulmonalis wordt opgevoerd. Met de katheter kan de pulmonale capillaire wiggendruk worden bepaald. Deze is een maat voor de druk in het linkeratrium. Deze informatie is waardevol voor de diagnostiek en het bijsturen van de hemodynamiek bij acuut zieke patiënten. De ligging van de tip van de katheter hangt af van zijn functionele status. Bij metingen (in wigge positie) ligt de tip in een pulmonale arterietak ongeveer 2 cm perihilair (fig. 14.4), indien geen meting

Figuur 14.3
Verkeerde positie neus-maagsonde: pneumonie. Op deze foto is te zien dat de neus-maagsonde niet via de slokdarm het diafragma passeert, maar dat deze via de trachea en de rechter stambronchus in de rechter onderkwab ligt (de pijl wijst op de tip van de sonde). Hierbij heeft zich een sluiering in de rechter onderkwab ontwikkeld, waarschijnlijk op basis van een chemische pneumonitis door het inlopen van de sondevoeding. Kriskras over de thorax zijn enkele ECG-draden geprojecteerd. De beademingstube ligt in een goede positie in de trachea.

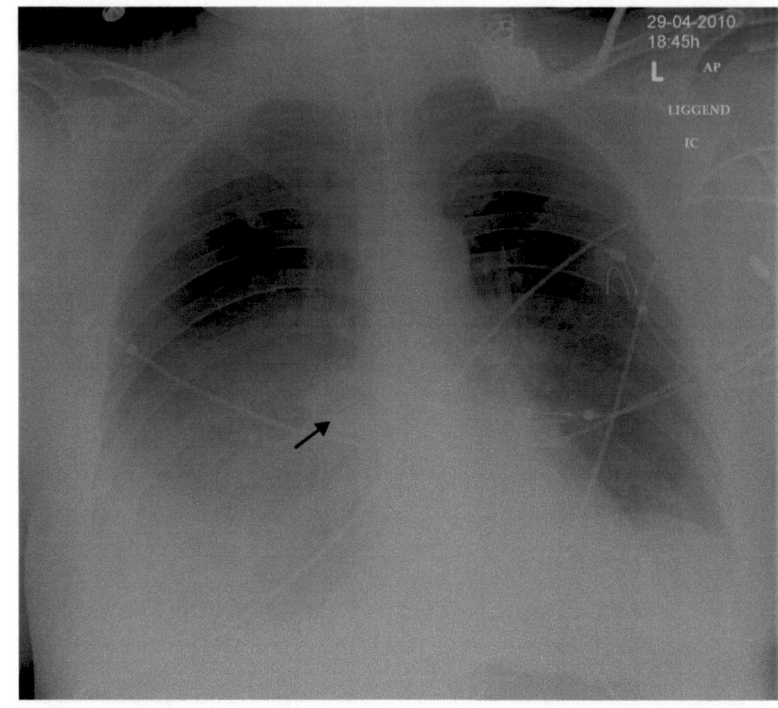

Figuur 14.4
Swan-Ganz-katheter. De katheter is via de linker vena subclavia (1) ingebracht en loopt via de vena cava superior (2) en de rechterharthelft (3) tot in de rechter arteria pulmonalis (4). Ook de beademingstube (5) en de neus-maagsonde (6) zijn zichtbaar. De foto is erg scheef ingeschoten, waardoor deze laatste twee wat opmerkelijk geprojecteerd worden. Verder zijn multipele ECG-draden en de aanvoer van de Swan-Ganz-katheter en maagsonde te zien, die de interpretatie bemoeilijken. Beiderzijds is pleuravocht zichtbaar en is er sprake van een overvullingsbeeld (onscherpe, niet meer goed zichtbare pulmonale vasculatuur, vooral aan de rechterzijde).

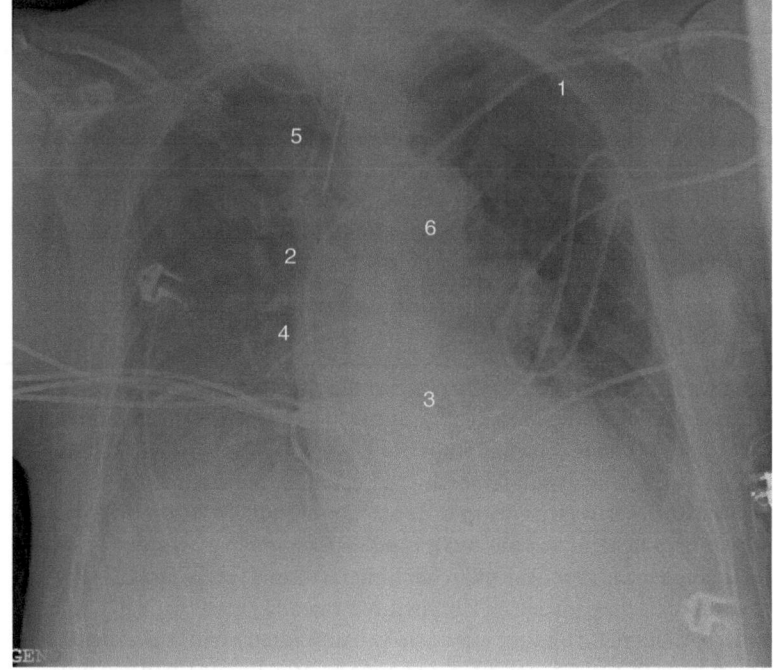

wordt verricht, ligt de tip van de katheter in de rechterventrikel of in de truncus pulmonalis.

Bij IC-patiënten worden nog vele andere lijnen en katheters gebruikt, zoals de intra-aortale ballonpompkatheter, pleuradrains, tijdelijke pacemaker leads en een inwendige thermometer. Pacemaker leads worden beschreven in hoofdstuk 5 en pleuradrains in hoofdstuk 13. De overige lijnen vallen buiten het bestek van dit boek.

14.3 Specifieke ziektebeelden

ARDS

Een ARDS (*Adult Respiratory Distress Syndroom* of 'shocklong') is een beeld dat vrijwel uitsluitend op de IC wordt gezien (fig. 14.5). Hierbij is sprake van (alveolair) longoedeem door uittreden van vocht als gevolg van een inflammatoire reactie (niet-cardiaal of permeabiliteitoedeem).

De differentiaaldiagnose van dit vaak karakteristieke bilaterale longbeeld met consolidaties is een astma cardiale (cardiaal (hydrostatisch) oedeem). Belangrijke onderscheidende factoren zijn hartgrootte en pleuravocht. Bij astma cardiale is het hart doorgaans vergroot, terwijl bij niet-cardiaal longoedeem zoals een ARDS het hart normaal van grootte kan zijn. Gezien de ernst van het longoedeem gaat dit bij een cardiale oorzaak

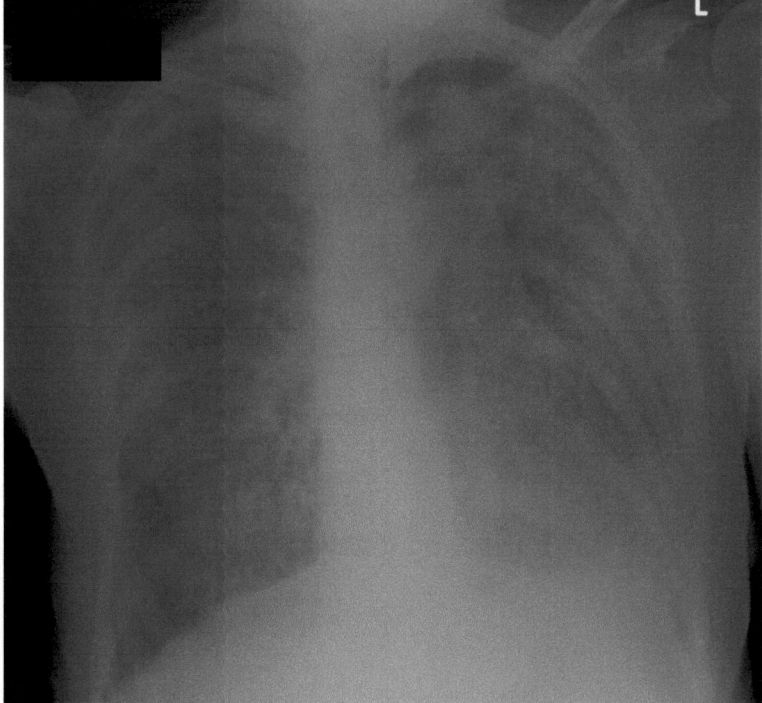

Figuur 14.5
ARDS. Op deze thoraxfoto zijn er bilateraal diffuse consolidaties op basis van oedeem zonder noemenswaardig pleuravocht. Hoewel het hart niet goed afgegrensd kan worden, lijkt dit niet vergroot. De aanwezigheid van het luchtbronchogram suggereert dat de sluiering past bij een pulmonale en niet een pleurale oorzaak.

eigenlijk altijd gepaard met (een grote hoeveelheid) pleuravocht, dat bij ARDS niet of nauwelijks aanwezig is. Een andere overweging is een bilaterale pneumonie.

De radiologische bevindingen bij patiënten met permeabiliteitoedeem of cardiogeen oedeem overlappen, indien zij adequaat behandeld worden. De diagnose ARDS kan dan ook alleen gesteld worden als de radiografische en klinische gegevens gecombineerd worden.

Pneumothorax op de IC

Op de IC worden patiënten zo nodig met hoge drukken beademd. Hierbij kan een barotrauma voorkomen, waarbij er een lek ontstaat in de pleura visceralis, wat leidt tot een pneumothorax (fig. 14.6). Een pneumothorax is op IC-foto's moeilijk te onderscheiden. Zoals eerder beschreven kan het optreden van een *deep sulcus sign* (waarbij het diafragma aan de aangedane zijde dieper ligt dan normaal) een aanwijzing zijn voor het bestaan van een (spannings)pneumothorax (zie hoofdstuk 7). Op de IC kan zelfs bij een kleine pneumothorax een spanningscomponent aanwezig zijn, aangezien de longen vaak stijf zijn door vochtuittreding of positieve beademingsdruk en daardoor veel minder gemakkelijk collaberen.

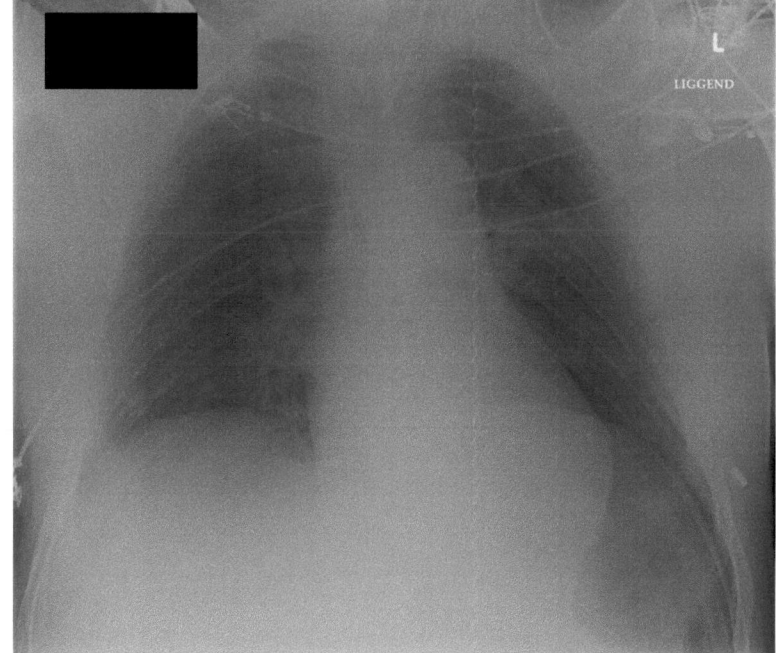

Figuur 14.6
Pneumothorax links bij een beademde patiënte. Er is geen pleurale lijn zichtbaar, maar wel valt op dat de cardiale contour links erg scherp is (vergelijk met rechts). Daarnaast is er een opheldering links basaal (zwarter dan rechts) zichtbaar, die wordt veroorzaakt door de luchtcollectie in de pleuraholte, bij deze liggende patiënt aan de ventromediale zijde. De enorme hyperinflatiestand van de sinus links, deep sulcus sign genoemd, is een aanwijzing voor spanning van de pneumothorax. Verder is er een goede positie van de beademingstube, neus-maagsonde en de jugulaire lijn over rechts. Tevens zijn er ECG-draden zichtbaar.

14.4 Oefencasus

Casus 14.1 Status na aanleggen van een buismaagprothese

Een 51-jarige patiënt ligt opgenomen op de afdeling IC na een thoracotomie vanwege het aanleggen van een buismaagprothese in verband met een slokdarmcarcinoom. Beoordeel de thoraxfoto (fig. 14.7). De verschillende lijnen en draden zijn met nummers aangegeven.

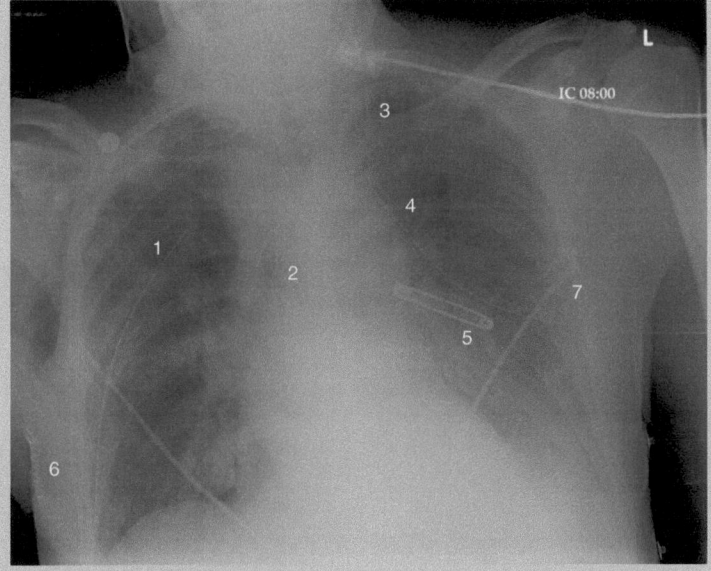

Figuur 14.7
Status na aanleggen buismaagprothese.

2   De foto is iets hoog en linksvoor schuin ingeschoten.
3   A. Er is geen beademingstube aanwezig. Rechts is een pleuradrain ingebracht (1). De neus-maagsonde lijkt in de oesofagus te liggen en is niet te volgen naar subdiafragmaal (2). Er is een centraal veneuze lijn aanwezig, die via de linker vena jugularis is ingebracht en met de tip in de vena cava superior ligt (3). Daarnaast loopt er over/op de thorax nog een zuurstofslangetje (4), dat is vastgezet met een veiligheidsspeld (5).
In de rechter thoraxwand zijn hechtingen (6) zichtbaar van de thoracotomie. Er zijn drie ECG-draden aanwezig (7).
B. Aan de ossale structuren worden geen afwijkingen gezien. Het hoofd van de patiënt ligt in anteflexie, waardoor er overprojectie is. Rechts in de weke delen van de thoraxwand is subcutaan emfyseem aanwezig.
4   Doordat de foto linksvoor schuin is ingeschoten, wordt de trachea wat naar rechts geprojecteerd. Mede daardoor, maar ook door de aanwezigheid van de buismaag, is het mediastinum wat verbreed. De aorta is niet goed zichtbaar. De hili zijn beiderzijds wat fors.

5 De contour van het hart is links goed en rechts redelijk af te grenzen. Het hart is op deze liggende foto niet vergroot.
6 Links is pleuravocht aanwezig. Het diafragma is rechts scherp. Links staat het diafragma hoger, is onscherp en retrocardiaal niet afgrensbaar. Dit past bij volumeverlies in de linker onderkwab (een consolidatie links basaal is op basis van deze foto niet uit te sluiten).
7 In de rechterlong zijn enkele verdichtingen aanwezig die goed passen bij plaatatelectasen en de gevolgen van de manipulatie aan de rechterlong bij de buismaagprocedure.

Conclusie
Status na thoracotomie in verband met aanleggen van een buismaag. Goede positie van de neus-maagsonde, jugularislijn en pleuradrain rechts. Rechts subcutaan emfyseem en postoperatieve veranderingen in de long. Pleuravocht links met partiële (compressie)atelectase van de onderkwab. Consolidatie niet uit te sluiten.

15 Pneumonie

15.1 Inleiding

Een pneumonie of pneumonitis is een inflammatoire reactie van het longparenchym op een bepaald agens dat leidt tot de vorming van een consolidatie. Deze inflammatoire reactie kan verschillende oorzaken hebben, waarbij een infectie (bacterie, virus of schimmel) de belangrijkste is. Van belang is dat de thoraxfoto onvoldoende betrouwbaar is om iets te zeggen over de verwekker van een pneumonie.

Andere, minder frequente oorzaken van een pneumonie zijn bestraling (radiatiepneumonitis), aspiratie van voedsel(resten) met chemische reactieve pneumonitis (aspiratiepneumonie), reactie op medicatie (vaak diffuse longbeelden) of een auto-immuunreactie. Ook een longinfarct als gevolg van een longembolie kan een consolidatie veroorzaken.

Semantiek: consolidatie – infiltraat – pneumonie

In zowel de gesproken als geschreven taal met betrekking tot de X-thorax worden de begrippen consolidatie en infiltraat, en vaak in mindere mate pneumonie, door elkaar heen gebruikt. Onjuist gebruik van deze termen leidt niet alleen tot onduidelijkheid, maar in potentie zelfs tot onjuiste beleidsbeslissingen.

Op de X-thorax wordt een afwijking waarbij de alveoli zijn gevuld met materiaal, indien zichtbaar, als consolidatie gezien. Het intra-alveolaire materiaal kan bestaan uit vocht (exsudaat of transsudaat), bloed, cellen of zelfs een vreemd lichaam. Indien de bronchiën binnen de consolidatie met lucht gevuld zijn gebleven, ontstaat het later in dit hoofdstuk beschreven luchtbronchogram. In het verslag van de X-thorax, waarin waarnemingen worden beschreven, dient in geval van een alveolaire afwijking dan ook alleen de term consolidatie gebruikt te worden.

Na het verslag volgt de conclusie, waarin ruimte is voor interpretatie. In de juiste klinische context – patiënt met koorts en purulent sputum – waarbij een consolidatie met daarin een luchtbronchogram in de rechter onderkwab wordt gezien, kan als conclusie volgen: pneumonie rechter onderkwab.

Er is dus eigenlijk geen plaats voor de term infiltraat. Ten onrechte wordt deze term nogal eens gebruikt in het verslag om een consolidatie te beschrijven, en velen incorporeren daarin direct een interpretatie, namelijk die van infectie. Omdat een consolidatie, zoals **gezegd**, verschillende oorzaken kan hebben en vanwege de wisselende interpretatie van 'infiltraat' leidt het gebruik van het begrip infiltraat dus tot verwarring en dient daarom vermeden te worden.

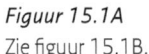 Radiologische kenmerken

Uitgebreidheid van een pneumonie

De presentatie van een pneumonie kan wisselen naar de mate van uitgebreidheid, waarbij men segmentale, lobaire en multilobaire consolidaties onderscheidt. Het verschil in uitgebreidheid van een pneumonie wordt duidelijk gemaakt in figuur 15.1 en 15.2.

Figuur 15.1A
Zie figuur 15.1B.

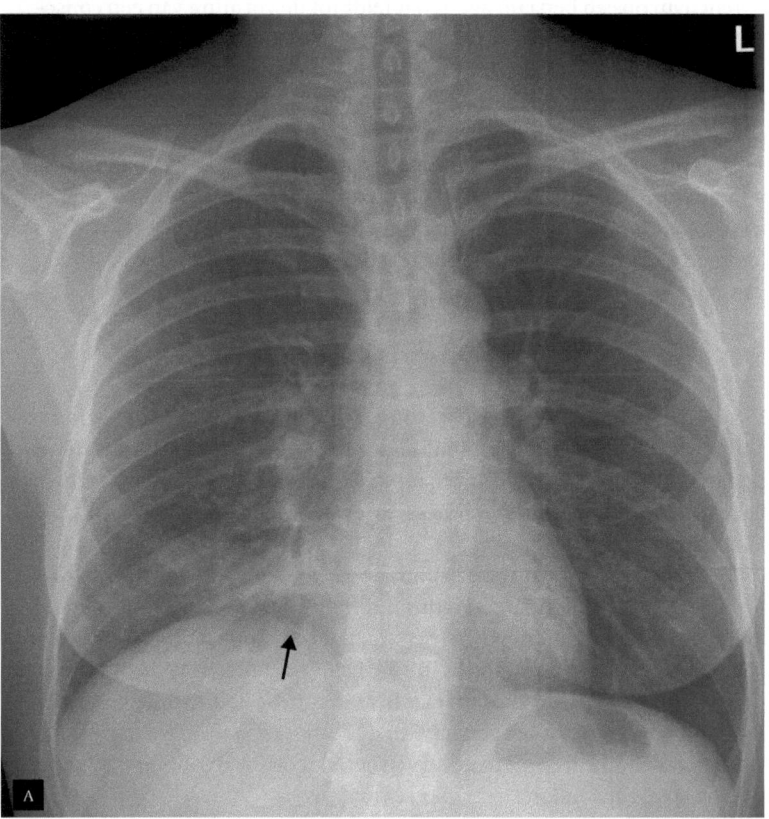

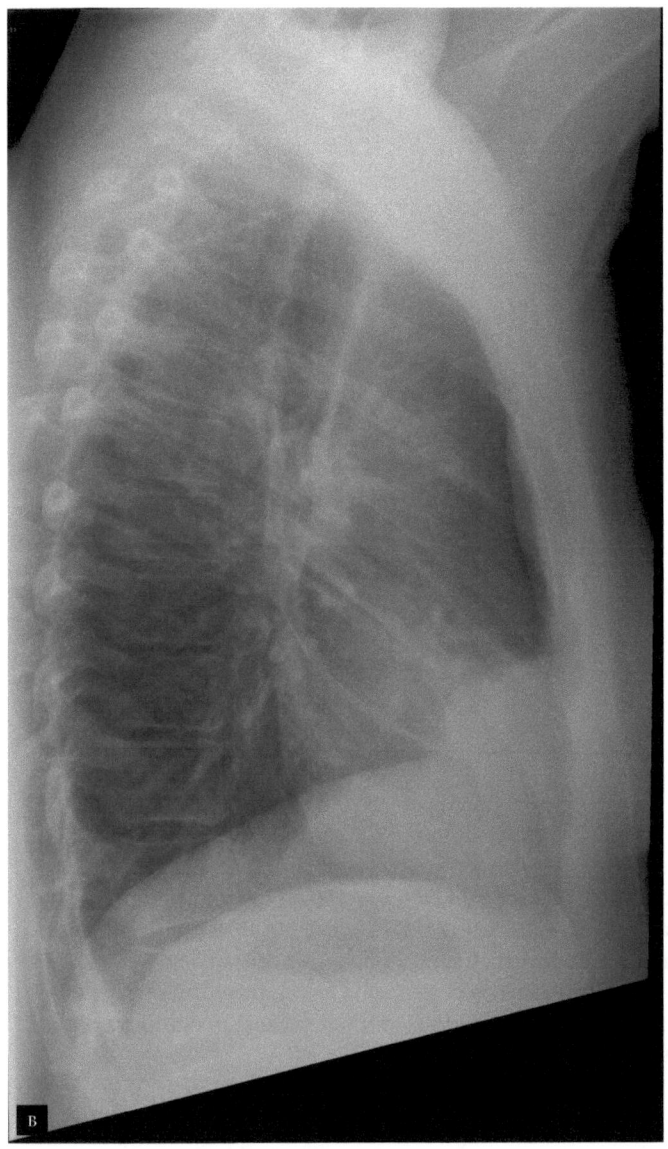

Figuur 15.1
Segmentale pneumonie middenkwab. Op deze foto's is een consolidatie te zien (gemarkeerd met een pijl), waarbij het mediale segment van de middenkwab betrokken is.

Plaatsbepaling van een pneumonie

Het bepalen van de precieze lokalisatie van een pneumonie is vooral van belang als aanvullende diagnostiek noodzakelijk is in de vorm van bijvoorbeeld een microbiële spoeling tijdens een bronchoscopie.

Met behulp van een PA- en laterale opname is vaak goed te bepalen in welk segment of longkwab een consolidatie zich bevindt (fig. 15.3). Hiertoe is het van belang de anatomie van de longkwabben en fissuren goed te kennen (zie hoofdstuk 2) en gebruik te maken van het silhouetteken.

Figuur 15.2
Bilaterale pneumonie. Uitgebreide consolidaties beiderzijds, waarbij beide onderkwabben en de rechter bovenkwab betrokken zijn.

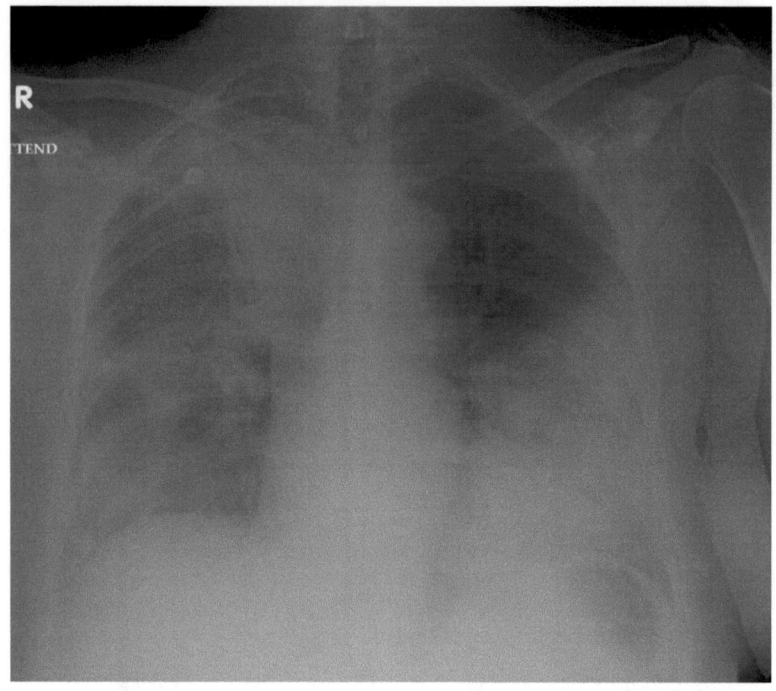

Het silhouetteken

Voor een optimale plaatsbepaling van een consolidatie is het gebruik van het silhouetteken (zie ook hoofdstuk 2 en tabel 2.2) zeer behulpzaam. Indien een contour ('silhouet', van bijvoorbeeld het hart of het diafragma) niet meer afgrensbaar is, is het normale verschil in absorptie van de röntgenstralen tussen de luchthoudende long en het orgaan opgeheven. Dit wordt een positief silhouetteken genoemd en is vrijwel altijd het gevolg van een verminderde luchthoudendheid van de long. In figuur 15.4 wordt dit fenomeen toegepast.

Het luchtbronchogram

Op een normale thoraxfoto zijn bronchi nooit zichtbaar; ze zijn immers dunwandig en gevuld met lucht, waarbij ze omgeven worden door de bronchioli met een nog dunnere wand en alveoli die ook lucht bevatten. Men spreekt van een luchtbronchogram als de luchtwegen wel zichtbaar zijn op de thoraxfoto. Dit is per definitie een pathologische situatie. Hierbij worden de met lucht gevulde luchtwegen omgeven door geconsolideerd longweefsel, waardoor ze als een 'afgietsel' zichtbaar worden.

Het is van belang om bij een verdichting op de thoraxfoto altijd te kijken of er een luchtbronchogram aanwezig is. De aanwezigheid van een luchtbronchogram wijst erop dat er sprake is van een consolidatie (in

15 Pneumonie

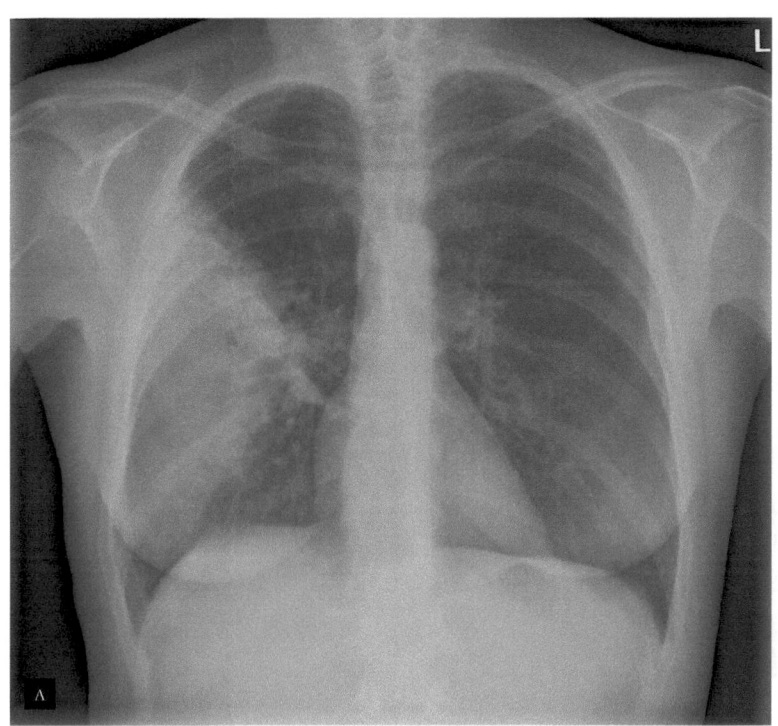

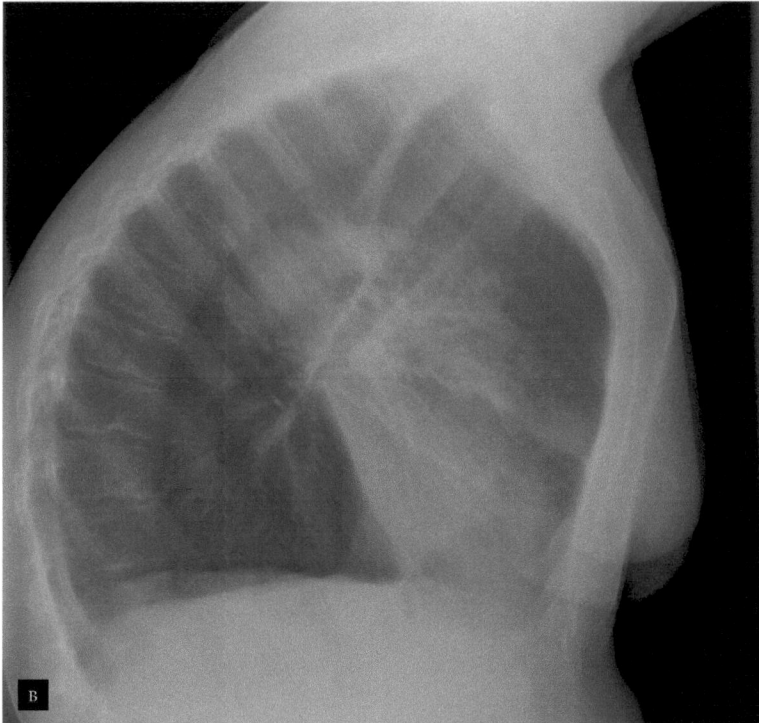

Figuur 15.3
Pneumonie middenkwab en rechter bovenkwab. Op de PA-opname is een forse, dense consolidatie te zien in het rechter longveld. Op de PA-opname is moeilijk vast te stellen in welke longkwab(ben) de consolidatie zich bevindt, maar op de laterale foto is duidelijk te zien dat de onderkwab niet aangedaan is. Zowel de middenkwab als het basale deel van het anterieure segment van de rechter bovenkwab is afwijkend.

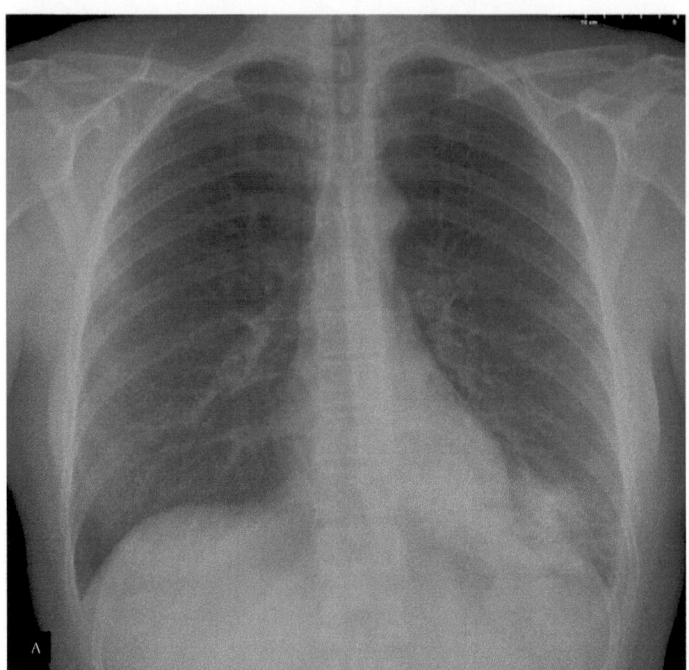

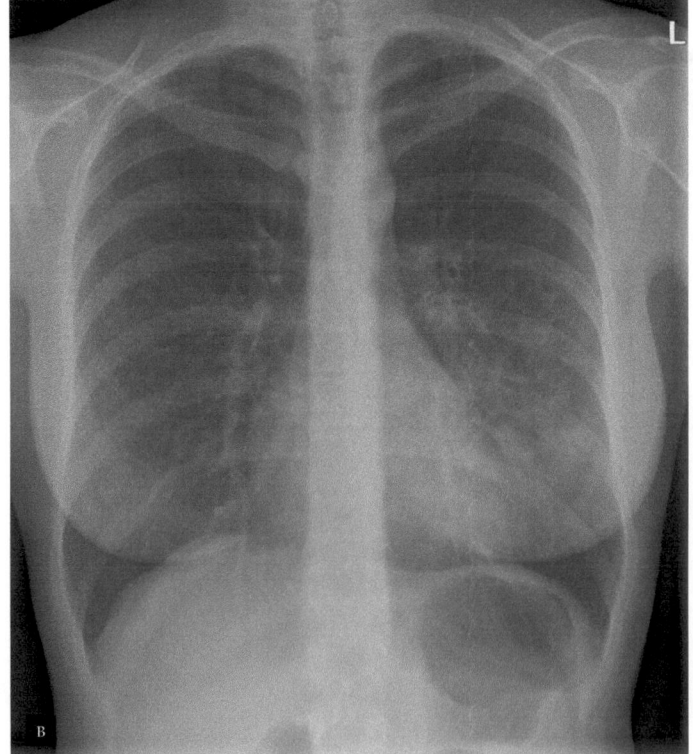

Figuur 15.4
Pneumonie links. A) Er is een consolidatie zichtbaar in het linker onderveld, waarbij de hartcontour goed is te volgen, maar het linker hemidiafragma niet. Daarmee ligt de consolidatie in de linker onderkwab (en niet in de linker bovenkwab, die immers aan het hart grenst). B) Hier is ook een consolidatie in het linker onderveld te zien, maar nu met een verstoord silhouet van de hartcontour en een scherp afgrensbaar hemidiafragma. Deze consolidatie ligt dus in de lingula, onderdeel van de linker bovenkwab.

15 Pneumonie

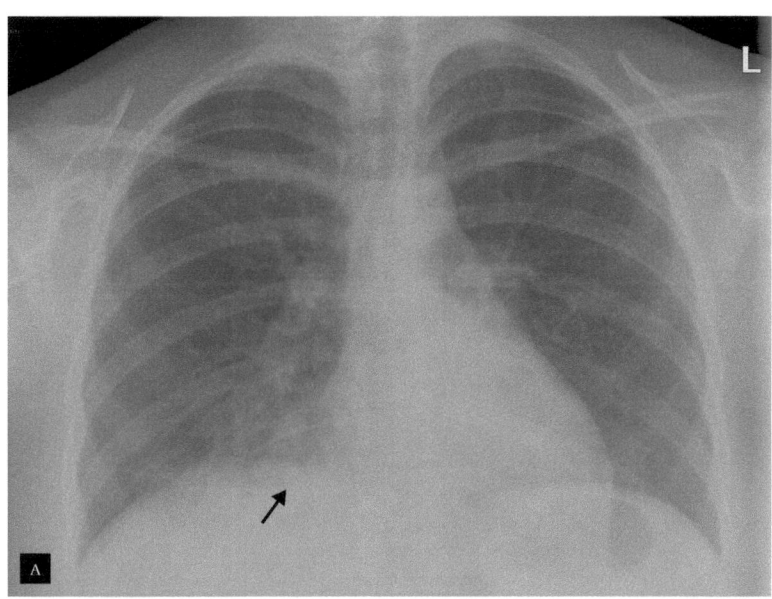

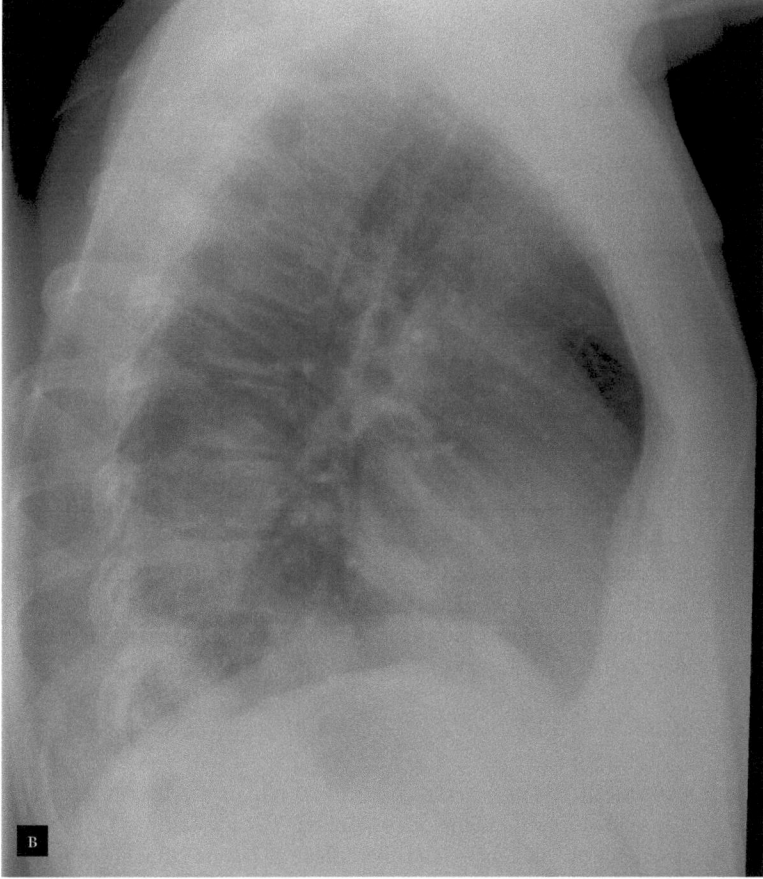

Figuur 15.5
Pneumonie rechter onderkwab. Op deze foto's wordt het silhouetteken goed geïllustreerd. Er is een consolidatie rechts paracardiaal (zie pijltje) zichtbaar. De rechter hartcontour is goed te volgen; de consolidatie bevindt zich dus niet in de middenkwab. Het rechter hemidiafragma is onscherp. Dit past bij een pneumonie van de rechter onderkwab. De laterale foto bevestigt dit.

Figuur 15.6
Detailopname van een luchtbronchogram. Pneumonie in de rechter onderkwab, met meerdere luchtbronchogrammen (zie pijltjes).

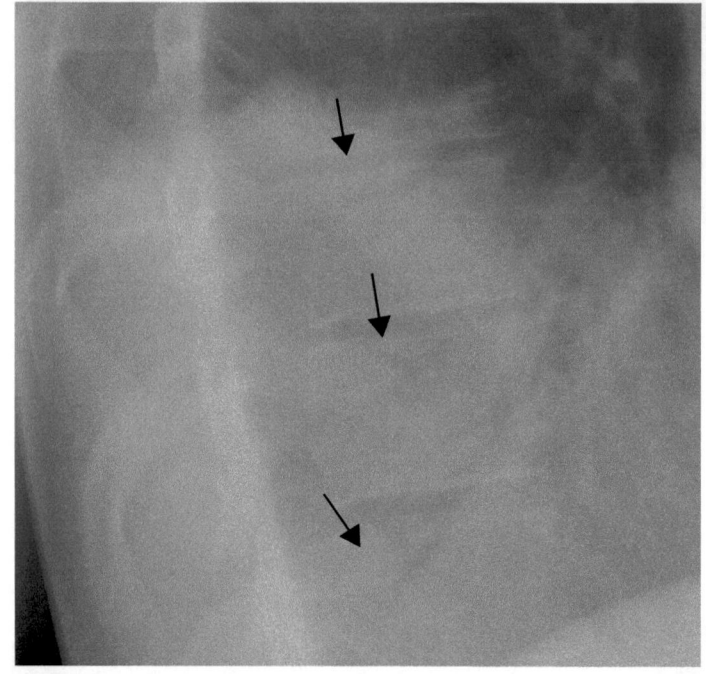

tegenstelling tot extrapulmonale pathologie zoals een mesothelioom of pleuravocht). Een luchtbronchogram is niet uitsluitend voorbehouden aan infectieuze processen, maar kan ook voorkomen bij een maligniteit en sommige typen atelectasen. Wordt een (intrapulmonale) consolidatie gezien zonder de aanwezigheid van een luchtbronchogram, dan zijn de luchtwegen niet open en kan, naast een pneumonie, gedacht worden aan obstructie van de proximale luchtwegen door mucusimpactie, een corpus alienum, een endobronchiale tumor met postobstructieve atelectase of aan compressie van buitenaf door bijvoorbeeld een maligniteit.

Atelectase versus pneumonie

Zowel een atelectase (zie hoofdstuk 9) als een pneumonie veroorzaakt een consolidatie op de thoraxfoto. Een belangrijk verschil is dat vooral atelectase geassocieerd is met tekenen van volumeverlies. Om die reden is het belangrijk aandacht te besteden aan dislocatie van de hilaire structuren, interlobaire fissuren en/of het diafragma. Overigens kunnen bij een pneumonie door inflammatie of impactie van mucus ook gebieden met atelectase ontstaan, vaak in de periferie van de long.

Tuberculose

Een infectie met een *Mycobacterium tuberculosis* is in de geschiedenis een belangrijk en veelvoorkomend infectieus ziektebeeld geweest. In Nederland en Vlaanderen is de incidentie van tuberculose de laatste jaren afgenomen,

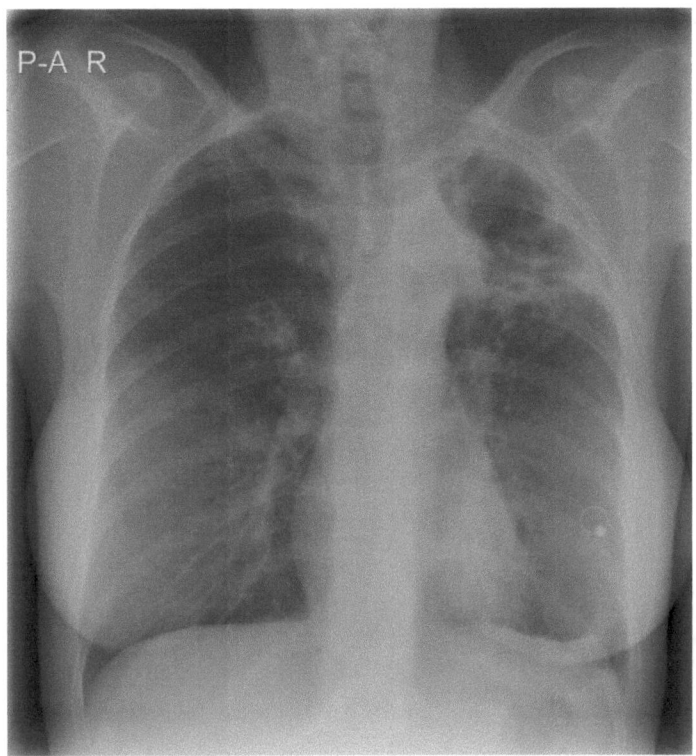

Figuur 15.7
Tuberculose. Holtevormende pneumonie in de linker bovenkwab. De ringvormige structuur in het linker onderveld past uiteraard bij een (extrathoracaal gelegen) tepelpiercing.

terwijl de infectie in andere delen van de wereld endemisch is. Door de migrantenstromen vanuit deze regio s wordt de infectie bij ons toch nog frequent vastgesteld.

Tuberculose kent drie belangrijke verschijningsvormen: primair, postprimair en miliair.

Patiënten met een primaire tuberculose-infectie hebben meestal een normale thoraxfoto. Als er afwijkingen zichtbaar zijn, is dit meestal een lobaire consolidatie of anders wat pleuravocht. Vooral bij kinderen gaat de consolidatie gepaard met unilaterale lymfadenopathie.

Bij postprimaire (reactivatie)tuberculose zijn vooral de bovenste longkwabben aangedaan, waarin dan onscherp begrensde consolidaties ontstaan. Hierbij treedt in 20-45% holtevorming op door verkazing/centrale necrose (fig. 15.7). Materiaal uit de holten kan zich endobronchiaal verspreiden; dit is te herkennen aan kleine (2-10 mm) onscherp begrensde noduli, diffuus verspreid op afstand van de holte.

Bij tuberculose kan soms een diffuus nodulair longbeeld ontstaan (zie hoofdstuk 10). Dit treedt op bij hematogene verspreiding van *Mycobacterium tuberculosis* en wordt miliaire tuberculose genoemd (fig. 15.8).

Op de thoraxfoto is het moeilijk te beoordelen of een tuberculose-infectie actief is of niet. Radiologische tekenen suggestief voor een actieve tuberculose zijn consolidaties, endobronchiaal verspreidingspatroon, een miliair beeld en holtevorming (in de bovenkwab).

Figuur 15.8
Miliaire tuberculose. In beide longvelden is een ontelbaar aantal kleine noduli zichtbaar, passend bij miliaire tuberculose. De belangrijkste differentiaaldiagnose is metastasen.

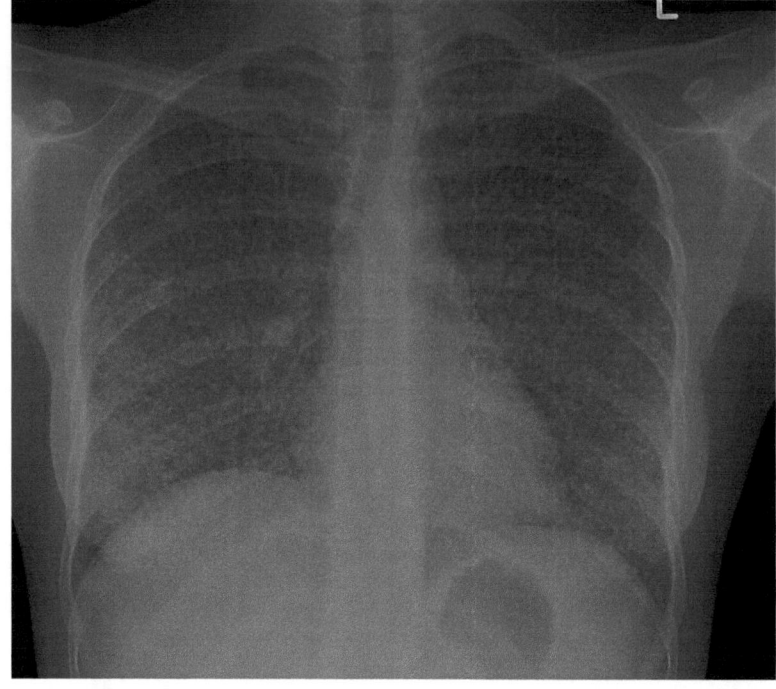

Longinfarct

Bij een longembolie kan ischemie van het distale longweefsel optreden, een longinfarct. Deze consolidaties (fig. 15.9 en 15.10) zijn meestal in de ondervelden van de long gelokaliseerd en zijn vaak wigvormig, waarbij één zijde van de driehoek tegen de pleura aan ligt (*Hampton hump*). Op de thoraxfoto projecteren nogal eens meerdere infarcten over elkaar en zullen de afwijkingen meer het aspect hebben van een pneumonie. Een longinfarct kan overigens ook gemakkelijk verward worden met een pneumonie, zeker omdat de klinische verschijnselen (subfebriele temperatuur, hypoxemie, pijn op de borst en verhoogde waarden van het CRP en D-dimeer) overeen kunnen komen. Een longinfarct heeft altijd een breed contact met de pleura (in tegenstelling tot een pneumonie). Dit beeld is met een CT-thorax, de diagnostische standaard voor een longembolie, te bevestigen.

Indicaties voor aanvullende beeldvorming

Indien er aanwijzingen zijn voor een gecompliceerd beloop van een pneumonie, zoals een empyeem, abces of een bronchopleurale fistel, is er een indicatie om een CT te maken.

Het is aangewezen om een aantal weken na een pneumonie altijd een controlefoto te maken. Onvoldoende regressie van de afwijking kan een indicatie zijn voor aanvullend onderzoek om **onderliggende pathologie**, zoals een maligniteit, uit te sluiten.

15 Pneumonie

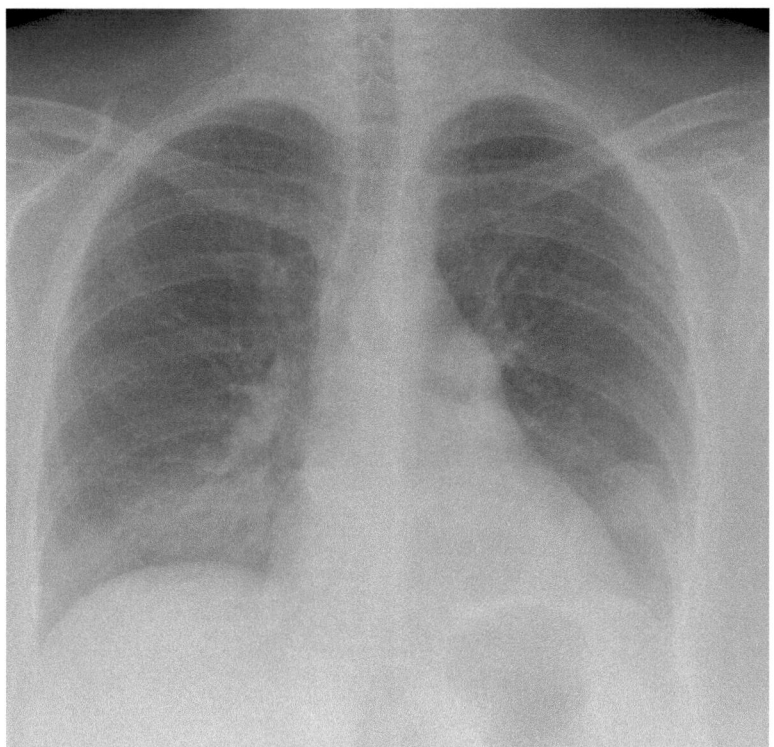

Figuur 15.9
Consolidaties in beide ondervelden. Op deze AP-thoraxfoto worden consolidaties in beide ondervelden gezien. Patiënte knapte ondanks antibiotica niet op, waarna een aanvullende CT-scan werd verricht.

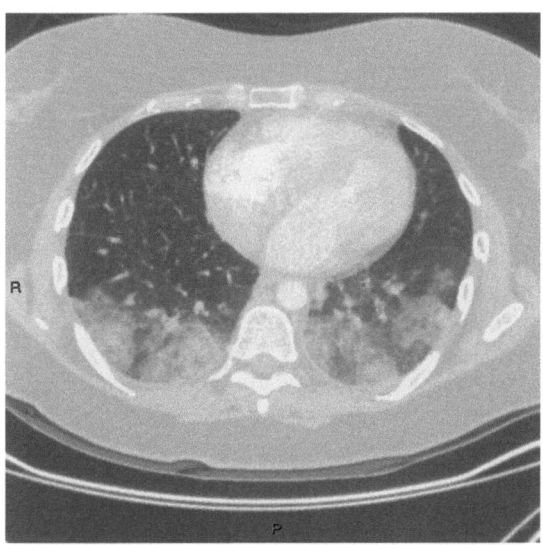

Figuur 15.10
Multipele longinfarcten. CT-coupe van de patiënte uit figuur 15.9, waarbij meerdere perifere, wigvormige consolidaties in de onderkwabben te zien zijn, passend bij longinfarcten. Om de scherp afgegrensde gebieden met longinfarcten worden ook minder scherp gedemarqueerde gebieden gezien, die kunnen passen bij een bacteriële superinfectie. Beiderzijds in de pulmonaal arteriën werden inderdaad longembolieën gevonden (niet zichtbaar op deze coupe).

15.3 Oefencasus

Casus 15.1 Hoesten, koorts en pijn in de rug

Een 54-jarige man heeft tien jaar geleden een lobectomie van de linker bovenkwab gehad. Nu meldt hij zich op de Spoedeisende Hulp met hoesten, koorts en pijn in de rug. Beoordeel de thoraxfoto (fig. 15.11).

Figuur 15.11A
Zie figuur 15.11B.

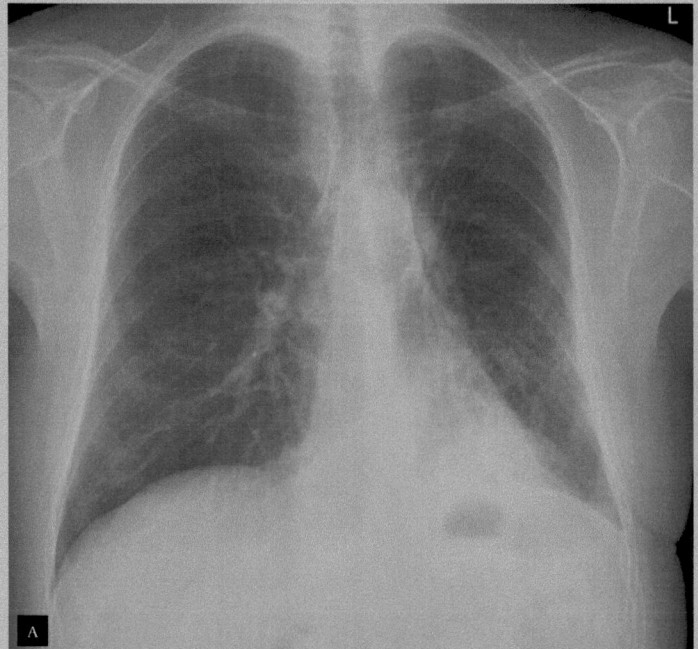

3 Aan de botstructuren worden geen afwijkingen gezien. Er worden geen andere extrathoracale afwijkingen gezien.
4 De trachea is iets naar links gedevieerd. Het mediastinum is niet verbreed. De aortaknop is niet vergroot, maar het descenderende deel van de aorta is niet te onderscheiden. De linkerhilus is naar craniaal verplaatst (door de hyperinflatie van de linker onderkwab na de uitgevoerde lobectomie van de bovenkwab). De rechterhilus heeft een normale positie.
5 De hartcontouren zijn beiderzijds scherp.
6 Het diafragma is rechts goed afgrensbaar, maar links niet volledig te volgen. De pleura is niet verbreed. Er is geen pleuravocht.
7 Er is een verschil in longvolume ten nadele van links bij een status na lobectomie van de linker bovenkwab. Behoudens de hyperinflatie van de rechterlong zijn er verder rechts geen afwijkingen. Door de linkerharthelft is een consolidatie te zien. Omdat de aorta descendens niet afgrensbaar is, in tegenstelling tot de linker hartcontour, die wel te zien is, moet de

15 Pneumonie

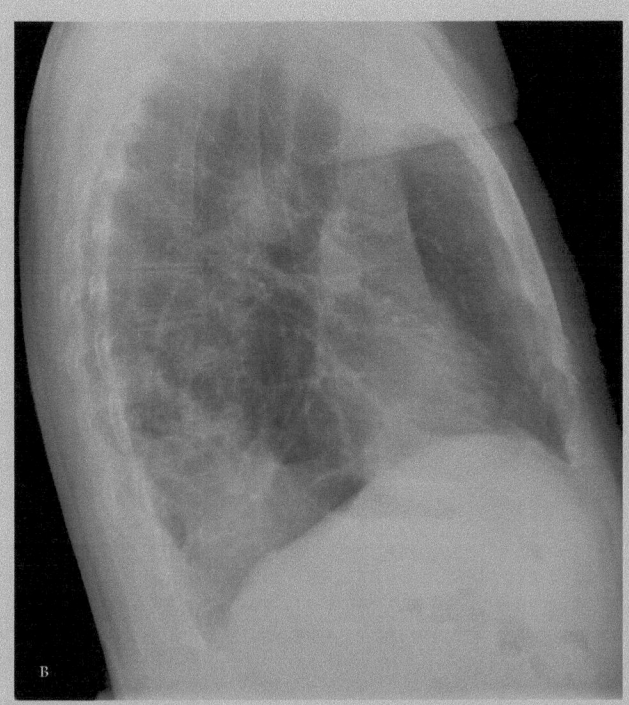

Figuur 15.11
Hoesten, koorts en pijn in de rug.

afwijking zich dorsaal in de onderkwab bevinden (silhouet). De laterale foto bevestigt dit.

Conclusie
Pneumonie in de linker onderkwab zonder aanwijzingen voor pleuravocht. Volumeverlies links met verplaatsing van de linkerhilus naar craniaal na een lobectomie van de linker bovenkwab.

Casus 15.2 Hoge koorts en delier

Een 71-jarige man meldt zich met hoge koorts en een delier op de Spoedeisende Hulp. Beoordeel de foto (fig. 15.12).
3 Aan de botstructuren worden geen afwijkingen gezien. Er worden geen andere extrathoracale afwijkingen gezien.
4 De trachea staat in het midden. Het mediastinum is niet verbreed, met uitzondering van wat sluiering direct paramediastinaal rechts. De aortaknop is niet vergroot, wel is er wat kalk zichtbaar. De hili zijn normaal.
5 De contour van het hart is aan beide zijden scherp te volgen.
6 Het diafragma is beiderzijds scherp. De costofrenische hoek rechts is niet afgebeeld (reden om een nieuwe foto aan te vragen!). Er worden geen pleurale afwijkingen gezien.

Figuur 15.12
Hoge koorts en delier.

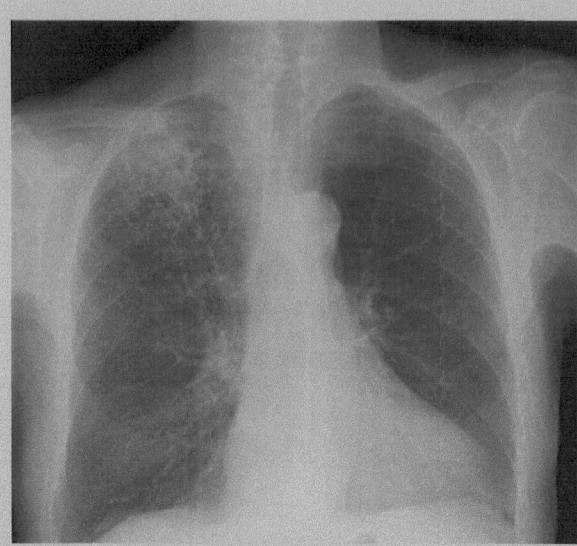

7 Het linker longveld is relatief vaatarm, wat kan passen bij emfyseem. Aan de rechterzijde is in de bovenkwab een consolidatie zichtbaar met daarin meerdere luchtbronchogrammen.

Conclusie
Pneumonie van de rechter bovenkwab.

Casus 15.3 Pijnklachten in de linkerzij

Een 68-jarige man heeft kort bestaande pijnklachten in zijn linkerzij en kan niet goed doorademen. Beoordeel de thoraxfoto (fig. 15.13).

3 Aan de botstructuren worden geen afwijkingen gezien. Er is lucht in de maag en vermoedelijk ook in een darmlis zichtbaar.
4 De trachea staat in het midden. Het mediastinum is niet verbreed. De hilus rechts is normaal. De hilus links is niet goed te beoordelen.
5 Het contour van de rechterharthelft is scherp. Links is de contour van het hart niet zichtbaar vanwege het silhouetteken.
6 Het diafragma is beiderzijds scherp. Er is een geringe hoogstand van het linker hemidiafragma, passend bij volumeverlies in de linkerlong. Er zijn geen pleurale afwijkingen.
7 Rechts zijn er geen parenchymateuze afwijkingen. Er wordt een consolidatie gezien van het linker onderveld. Omdat de linker hartcontour niet zichtbaar is, maar het linker hemidiafragma wel te volgen is, bevindt de afwijking zich in de lingula (onderdeel van de linker bovenkwab).

15 Pneumonie

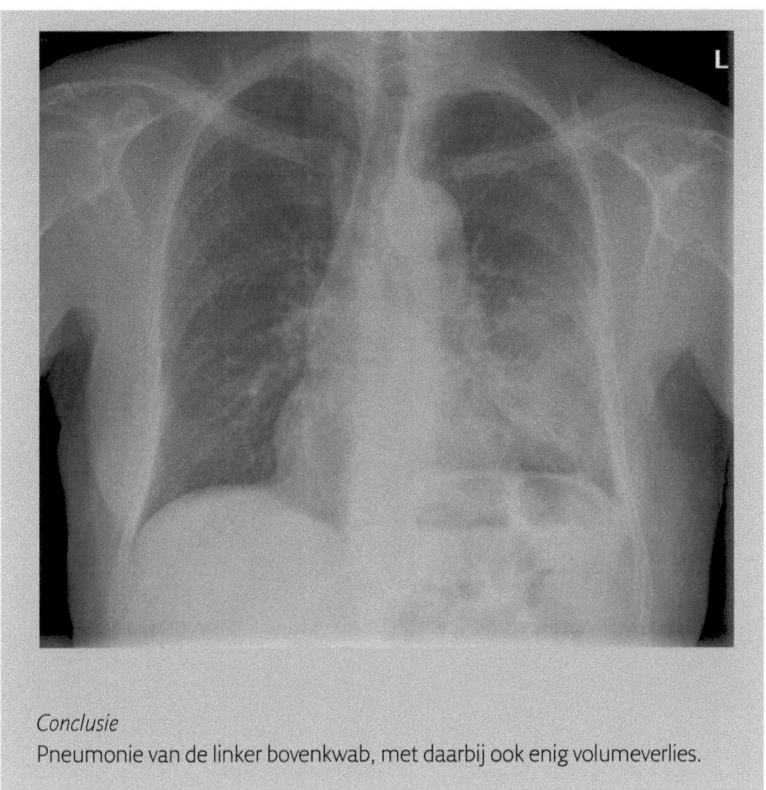

Figuur 15.13
Pijnklachten in de linkerzij.

Conclusie
Pneumonie van de linker bovenkwab, met daarbij ook enig volumeverlies.

16 Casuïstiek

In dit hoofdstuk kunt u oefenen met de leerstof die in dit boek aan de orde geweest is. Beoordeel de thoraxfoto stapsgewijs, zodat u geen afwijkingen mist.

Casus 16.1 Status na auto-ongeval

Een 33-jarige patiënt is door een klapband met de auto over de kop geslagen. Hij droeg wel zijn autogordel. Hij klaagt over pijn in de thorax en is sindsdien langzaam progressief benauwd. Beoordeel de thoraxfoto (fig. 16.1).

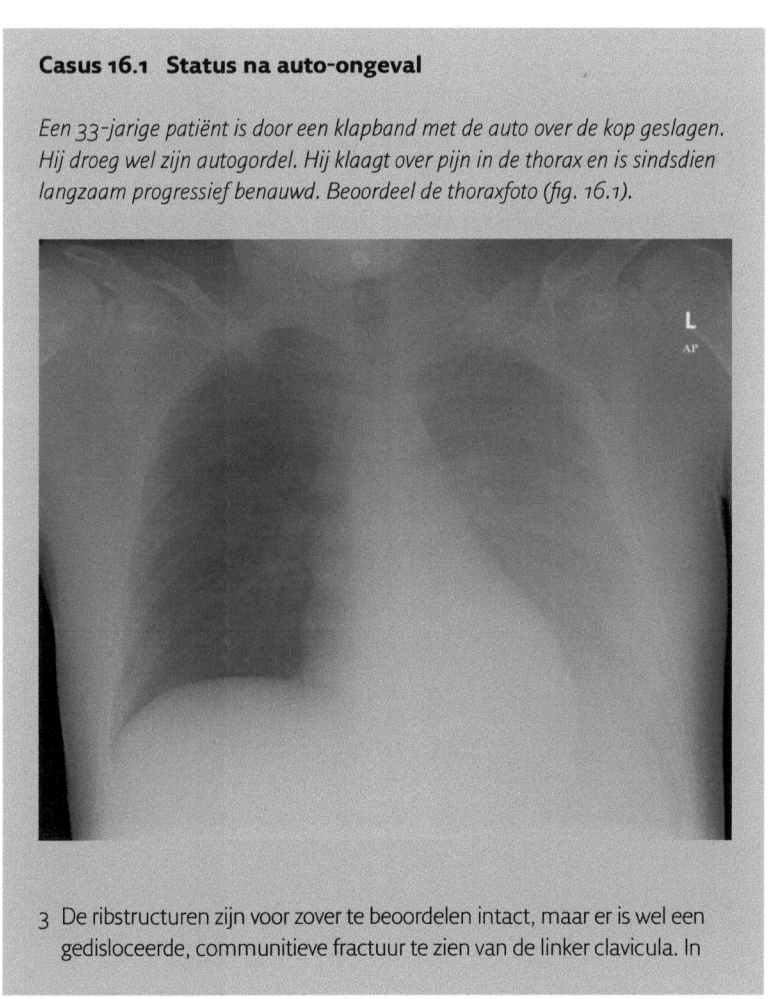

Figuur 16.1
Status na auto-ongeval.

3 De ribstructuren zijn voor zover te beoordelen intact, maar er is wel een gedisloceerde, communitieve fractuur te zien van de linker clavicula. In

de extrathoracale weke delen zijn geen afwijkingen zichtbaar. Er is in het bijzonder geen subcutaan emfyseem.
4 Proximaal is de trachea niet gedevieerd, meer distaal lijkt deze iets naar rechts te verlopen. Het mediastinum is niet verbreed en staat in het midden. De aortacontour is scherp afgrensbaar. Beide hili zijn niet vergroot.
5 De contour van het hart is aan beide zijden scherp.
6 Het diafragma is aan de rechterzijde scherp afgrensbaar, aan de linkerzijde is geen diafragma zichtbaar. Een pneumothorax is niet zichtbaar.
7 Bij beoordeling van de longvelden is er een sluiering van de gehele linkerlong, die basaal meer uitgesproken is dan apicaal. Er is nog wel vasculaire tekening door de 'waas' zichtbaar, maar geen luchtbronchogram; dit past bij pleuravocht.

Conclusie
Claviculafractuur links. Pleuravocht links dat gezien het trauma kan passen bij een hematothorax links.

Casus 16.2 Toegenomen benauwdheid

Bij een 38-jarige patiënt is een halfjaar geleden een leiomyosarcoom van het onderbeen ontdekt. Een thoraxfoto van twee maanden geleden liet geen afwijkingen zien. Beoordeel zijn thoraxfoto (fig. 16.2).

Figuur 16.2
Toegenomen benauwdheid.

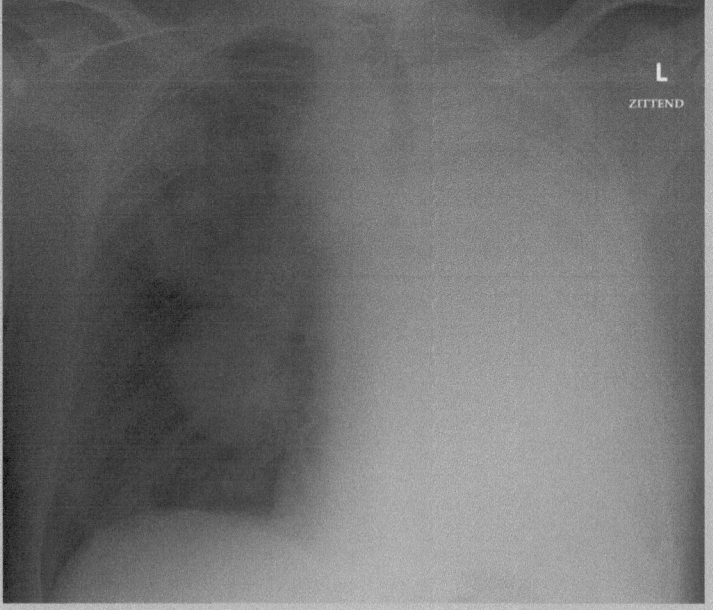

3 Aan de ribben zijn rechts geen afwijkingen zichtbaar, links zijn ze niet goed te beoordelen. Aan de extrathoracale weke delen zijn geen afwijkingen te zien.
4 De trachea devieert iets naar links. Rechts van de trachea is het mediastinum verbreed. De hilus is links niet te beoordelen. Rechts is de hilus evident vergroot.
5 De contour van het hart is links niet zichtbaar, rechts is deze wel zichtbaar, maar niet goed te volgen.
6 Het diafragma is links niet zichtbaar. Rechts is het diafragma scherp te volgen. Links kan een eventuele pleurale verbreding niet worden beoordeeld. Rechts is de pleura niet verdikt en de sinus pleurae normaal luchthoudend.
7 Het linker longveld is volledig gesluierd. In het rechter longveld worden meerdere grote, bolvormige massa's gezien, die lijken door te lopen in de hilus.

Conclusie
Er is sprake van een volledige sluiering van het linker longveld met enige deviatie van de trachea naar deze zijde, wat in ieder geval duidt op een atelectatische component in de linkerlong. Omdat het hart geen deviatie naar links laat zien, is er waarschijnlijk ook een component met massawerking aanwezig links, zoals een tumor of pleuravocht. Een atelectase alleen zou meer verplaatsing van het mediastinum, inclusief het hart, veroorzaken.

In het rechter longveld zijn meerdere bolvormige structuren zichtbaar met een scherpe rand. Gezien de voorgeschiedenis past het beeld bij pulmonale metastasen van het bekende sarcoom.

Casus 16.3 Pijn op de op de borst

Bij een 76-jarige patiënt, die door de cardioloog op de CCU werd gezien, was sprake van een continu stekende pijn links op de borst. Beoordeel de thoraxfoto (fig. 16.3).
3 De ribstructuren zijn intact. Er bevindt zich een pacemaker links. Er is sprake van gynaecomastie beiderzijds.
4 De trachea is niet verplaatst en het mediastinum niet verbreed. De aortaknop is niet vergroot. De hili zijn beiderzijds wat fors.
5 De contour van het hart is aan beide zijden scherp. De cor-thorax-ratio is 0,60; het hart is dus vergroot. Er zijn twee pacemakerdraden in het hart aanwezig, waarvan de ene in het rechteratrium en de andere in de rechterventrikel lijkt te eindigen.
6 De diafragmata zijn beiderzijds scherp. Rechts is de pleura normaal. De pleurale verbreding links ligt grotendeels verscholen achter de pacemaker.
7 Er is rechts, maar vooral links, sprake van een versterkt reticulaire tekening, waarbij er wellicht ook sprake is van overprojectie door gynaeco-

Figuur 16.3
Pijn op de borst.

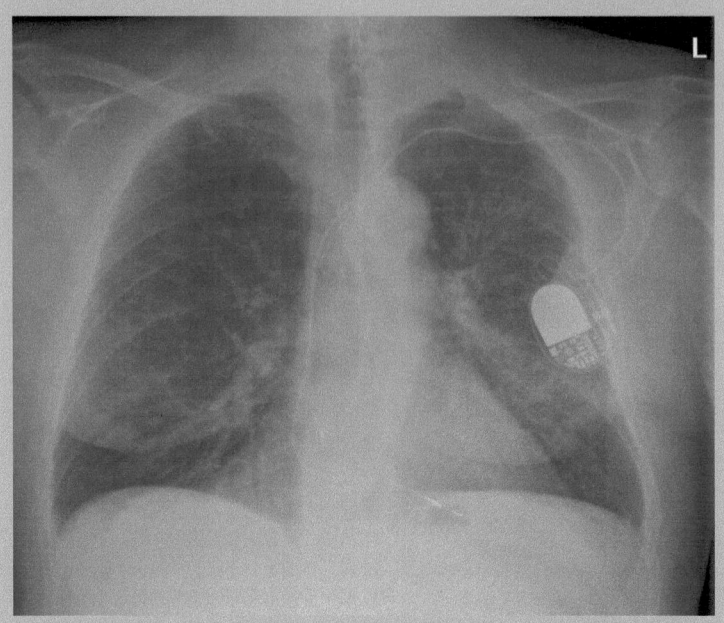

mastie. De reticulaire tekening conflueert links tot een consolidatie. Beiderzijds zijn perihilair de bronchuswanden licht verdikt. De longvaattekening is normaal.

Conclusie
Licht vergroot hart bij een patiënt met een pacemaker, zonder tekenen van decompensatio cordis. Deels verscholen achter de pacemaker ligt een pleuraal proces.
Er is een licht toegenomen reticulaire tekening, die aspecifiek is, maar kan berusten op bronchopathie, met links een confluerende afwijking die kan passen bij een pneumonie.

Casus 16.4 Dyspneu bij bekend mammacarcinoom

Een 65-jarige patiënte, bekend met een ossaal gemetastaseerd mammacarcinoom, presenteert zich op de polikliniek interne geneeskunde met langzaam progressieve dyspneu. Beoordeel de thoraxfoto (fig. 16.4).
3 De ribstructuren zijn intact. Er worden geen osteolytische afwijkingen gezien in humerus, scapula of clavicula. Er is een lichte scoliose. Er bevindt zich een port-a-cath rechts, waarvan de tip van de katheter in de vena cava superior ligt. Status na mamma-ablatie links.
4 De trachea devieert distaal iets naar rechts bij een licht verwijde aortaknop. Het mediastinum is niet verbreed. De hili zijn beiderzijds wat fors en onscherp begrensd.

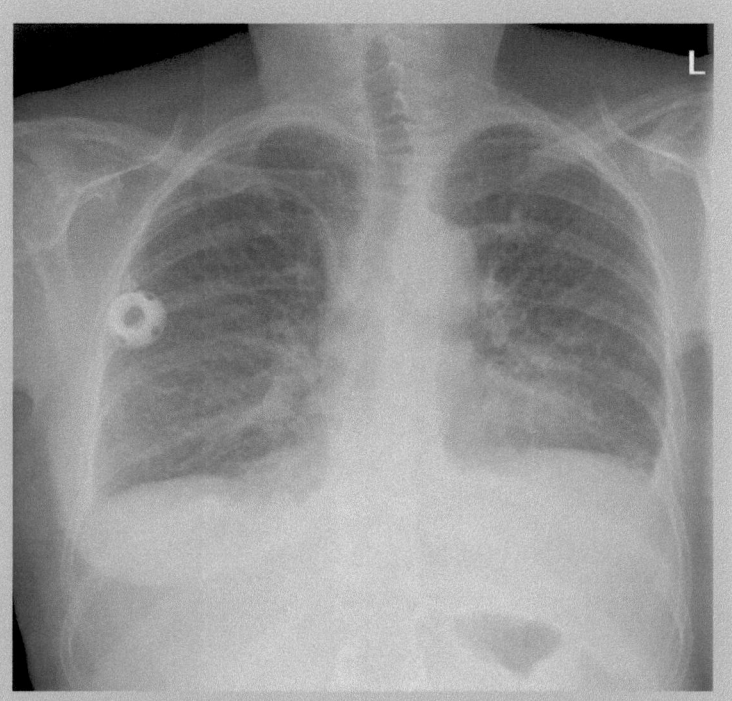

Figuur 16.4
Dyspneu bij bekend mammacarcinoom.

5 De contour van het hart is aan beide zijden niet goed afgrensbaar. Het hart lijkt niet vergroot.
6 Beiderzijds wordt pleuravocht gezien. Dit is het best zichtbaar aan de linkerzijde, waarbij een grote afstand zichtbaar is tussen de maag (ligt direct subdiafragmaal) en de long. De diafragmata zijn beiderzijds niet te beoordelen. Er worden geen pleurale afwijkingen gezien. Er is geen pneumothorax.
7 Over de longen is beiderzijds een diffuus reticulaire tekening zichtbaar. Hierbij lijken er ook gebieden te zijn waar de afwijkingen conflueren, zoals beiderzijds perihilair.

Conclusie
Milde scoliose bij een patiënte met een status na mamma-ablatie links en een port-a-cath rechts. Naast bilateraal pleuravocht is er een bilateraal versterkt reticulaire tekening bij een slank hart. Gezien de voorgeschiedenis met een ossaal gemetastaseerd mammacarcinoom is dit beeld verdacht voor een lymphangitis carcinomatosa en een pleuritis carcinomatosa.

Figuur 16.5A
Zie figuur 16.5B.

Casus 16.5 Heftige dyspneu en buikpijn na een bevalling

Een 29-jarige patiënte presenteert zich met benauwdheidsklachten en buikpijn na een bevalling. Beoordeel de thoraxfoto (fig. 16.5).

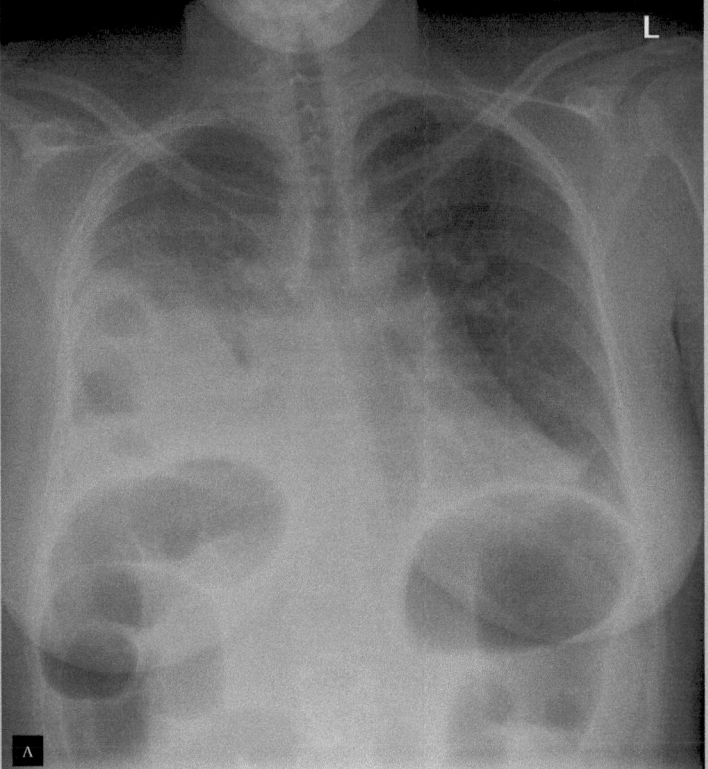

3 De ribstructuren zijn intact. In de buik is er distensie van de maag en zijn er multipele uitgezette darmlissen met daarin een enkele spiegel, ook daar waar normaal gesproken de leverschaduw te zien is. Er zijn geen aanwijzingen voor vrij lucht.
4 De trachea staat mediaan. Het mediastinum is niet verbreed. Het onderste mediastinum devieert naar links. De aortaknop is niet vergroot. De hili zijn niet goed te beoordelen.
5 De contouren van het hart zijn niet goed zichtbaar.
6 Links is er wat hoogstand van het diafragma. Rechts is het diafragma niet afgrensbaar. Er is links een scherpe sinus pleurae. Langs de rechter craniolaterale thoraxwand is de pleura verbreed als gevolg van vocht; de sinus is niet afgrensbaar.
7 Links retrocardiaal een scherp begrensde verdichting. Basaal in de rechter hemithorax een scherp begrensde verdichting zonder luchtbronchogram, maar met daarin op meerdere niveaus lucht-vloeistofspiegels, hetgeen zou kunnen passen bij intrathoracale darmlissen. Tegen deze verdichting (compressie) atelectase van de rechterlong.

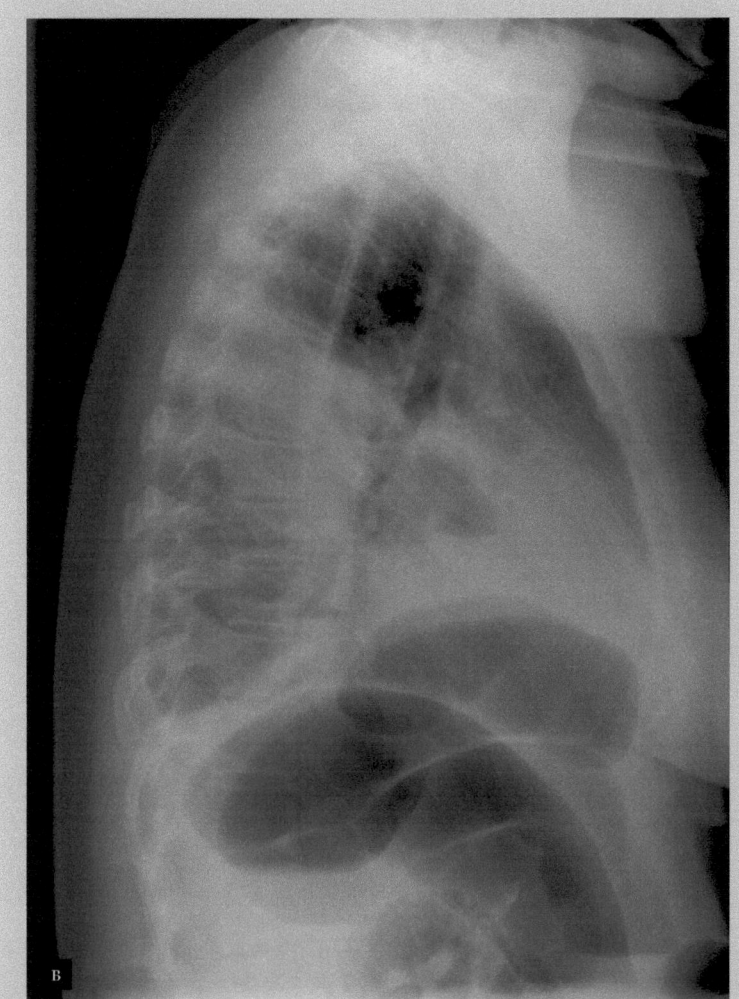

Figuur 16.5
Heftige dyspneu en buikpijn na een bevalling.

Conclusie
Beeld van uitgezette darmlissen hoog in de rechterbovenbuik met vermoedelijk hoogstand van het rechter hemidiafragma en de verdenking op intrathoracale darmlissen. Deze combinatie maakt dat het beeld suggestief is voor een (beklemde) hernia diaphragmatica met aanwezigheid van darmlissen in de rechter hemithorax.
 Tevens atelectase in de linker onderkwab.

Figuur 16.6
Hemoptoë.

Casus 16.6   Hemoptoë

Een 53-jarige man presenteert zich met gewichtsverlies en hemoptoë op de Spoedeisende Hulp. Beoordeel zijn thoraxfoto (fig. 16.6).

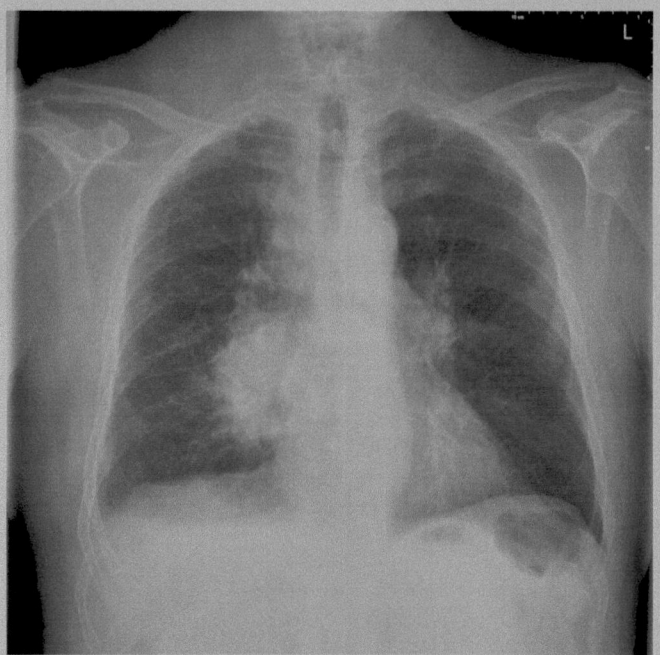

3 De ribstructuren zijn intact. Geen aanwijzingen voor osteolytische afwijkingen in humerus, scapula of clavicula. Er wordt een wekedelenmassa gezien beiderzijds supraclaviculair/in de hals, passend bij lymfadenopathie.
4 De trachea staat mediaan. Het mediastinum is rechts paratracheaal verbreed. De aortaknop is niet vergroot. In de parahilaire regio rechts wordt een massa gezien. De linkerhilus is plomp.
5 De contour van het hart is rechts niet goed af te grenzen (silhouettering met massa), maar het hart lijkt niet vergroot.
6 Er wordt geen pleuravocht gezien. Het diafragma is aan beide zijden scherp. De pleura is niet verbreed.
7 Bekende massa parahilair rechts met geringe verplaatsing van de fissura minor naar basaal, wat primair wijst op volumeverlies van de middenkwab. In de overige longvelden worden geen afwijkingen gezien.

Conclusie
Tumor rechts parahilair, waarbij gezien het patroon van volumeverlies en de onafgrensbaarheid van de rechter hartcontour de waarschijnlijkste locatie de middenkwab is. Uitgebreide lymfadenopathie mediastinaal, beiderzijds supraclaviculair en mogelijk ook links hilair.
  Het beeld past bij een uitgebreid lymfogeen gemetastaseerd bronchuscarcinoom.

Casus 16.7 Peracuut benauwd

Een 63-jarige patiënt staat op de wachtlijst voor een longtransplantatie en is nu peracuut benauwder geworden. Beoordeel de thoraxfoto (fig. 16.7).

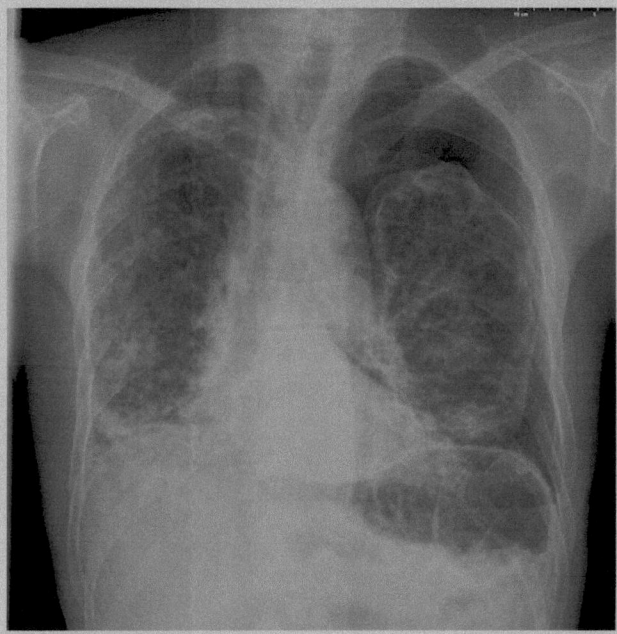

Figuur 16.7
Peracuut benauwd.

3 De ribstructuren zijn intact. Er is een lichte distensie van de maag. Er wordt geen subcutaan emfyseem gezien
4 De trachea is iets verplaatst naar rechts. Het mediastinum is niet verbreed. De aorta is niet vergroot. De hili zijn beiderzijds niet duidelijk vergroot.
5 De hartcontour is aan beide zijden niet scherp. Het hart is in zijn geheel iets naar rechts verplaatst, met een kleine indentatie van de linkercontour.
6 Het diafragma is links scherp en rechts niet goed te volgen. Links is een totale pneumothorax, waarbij er een lucht-vloeistofspiegel zichtbaar is door de luchtbel in de maagfundus. Rechts een kleine toppneumothorax. Er is geen pleurale verbreding.
7 Beiderzijds is er een diffuus interstitieel longbeeld. Rechts meer dan links, enkele vlekkige consolidaties, die veroorzaakt kunnen worden door de partiële collaps.

Conclusie
Er is sprake van een diffuus interstitieel longbeeld beiderzijds. Links een totale pneumothorax, met enige verplaatsing van het mediastinum naar rechts. Rechts een kleine toppneumothorax.

Figuur 16.8
Nachtzweten en dyspneu.

Casus 16.8 Nachtzweten en dyspneu

Een 31-jarige man presenteert zich met nachtzweten en dyspneu op de polikliniek. Beoordeel de thoraxfoto (fig. 16.8).

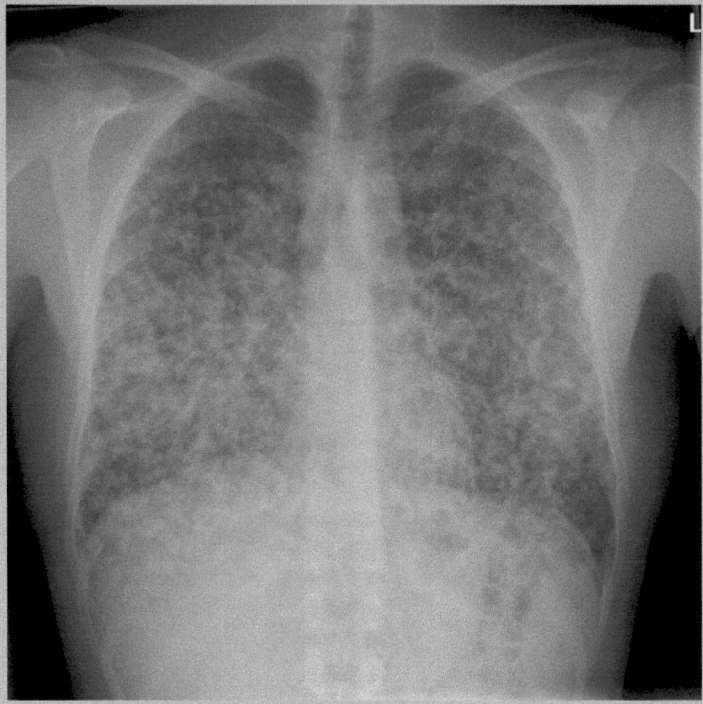

3 De ribben zijn niet goed te beoordelen. Aan de overige ossale structuren worden geen afwijkingen gezien.
4 De trachea is niet verplaatst, het mediastinum is niet verbreed. De aorta is niet vergroot. De hili zijn niet goed te beoordelen, maar lijken niet vergroot.
5 Het hart is aan beide zijden onscherp.
6 Het diafragma is beiderzijds niet scherp afgrensbaar. Er zijn geen pleurale afwijkingen. Er is geen pleuravocht.
7 Beiderzijds is er een zeer uitgebreide fijn-nodulaire, deels confluerende, tekening.

Conclusie
Uitgebreide (deels confluerende) nodulaire verdichtingen beiderzijds, ook wel miliair longbeeld genoemd. Differentiaaldiagnostisch kunnen de afwijkingen passen bij (miliaire) tuberculose of uitgebreide longmetastasen. In dit geval bleek sprake van uitgebreide longmetastasen.

Casus 16.9 Algehele malaise en koorts

Een 40-jarige patiënt wordt ingestuurd met hoge koorts en algehele malaise. Beoordeel de thoraxfoto's (fig. 16.9).

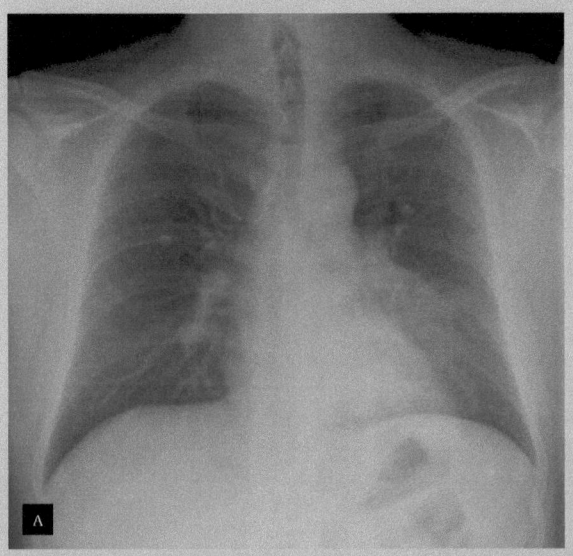

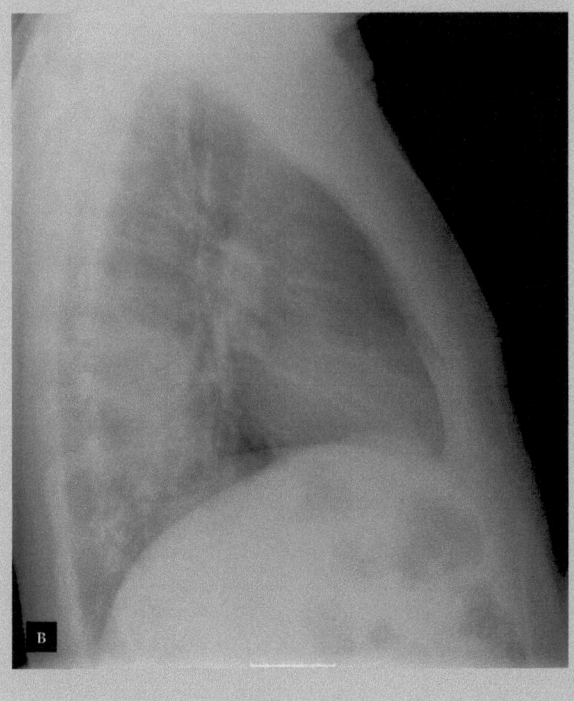

Figuur 16.9
Algehele malaise en koorts.

2 De foto is iets rechtsvoor schuin gedraaid.
3 De ribstructuren zijn intact. Links in de hals, richting de linkeroksel, is een zuurstofslangetje zichtbaar. Drie drukknoopjes van een ziekenhuishes worden over de longvelden geprojecteerd.
4 Het mediastinum is niet verbreed. De rechterhilus is normaal. De linkerhilus is op de PA-opname niet optimaal te beoordelen, maar op de laterale opname zijn er geen aanwijzingen voor pathologie.
5 Het hart is niet vergroot en heeft scherpe contouren.
6 Het diafragma is rechts scherp begrensd. De linker diafragmakoepel is dorsaal niet afgrensbaar (positief silhouetteken). Er is geen pleuravocht en er zijn geen pleurale afwijkingen.
7 Links dorsaal wordt een consolidatie (met luchtbronchogram) gezien. Er worden rechts geen afwijkingen gezien.

Conclusie
Beeld passend bij een pneumonie in de linker onderkwab.

Casus 16.10 Hoesten bij een rookster

Een 61-jarige patiënte wordt door de huisarts naar de polikliniek verwezen omdat ze al langere tijd hoest. Zij heeft altijd fors gerookt. Beoordeel haar thoraxfoto (fig. 16.10).

Figuur 16.10A
Zie figuur 16.10B.

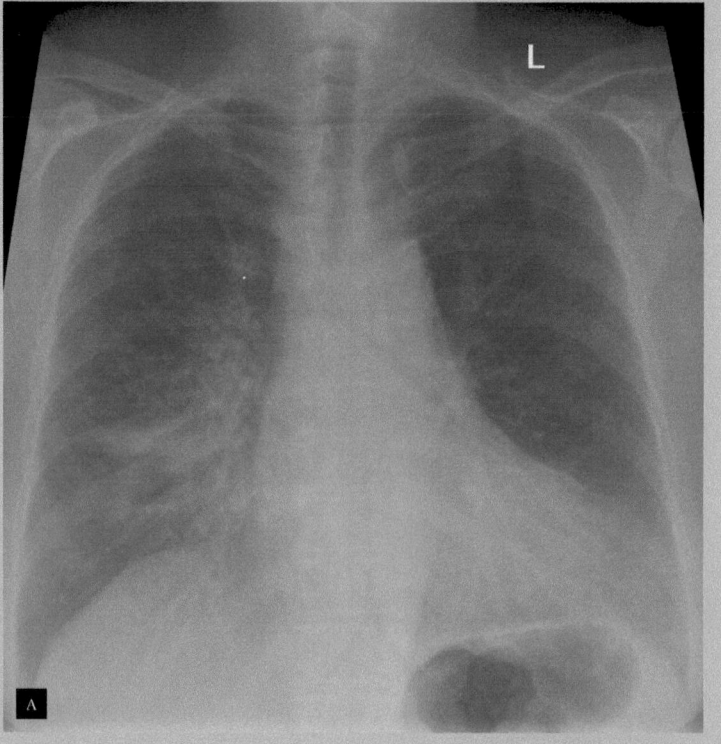

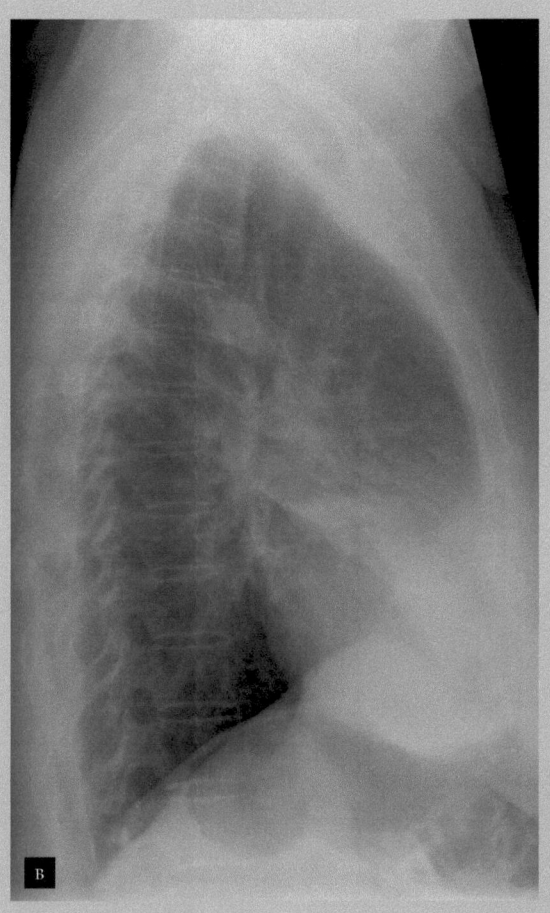

Figuur 16.10
Hoesten bij een rookster.

2 De foto is iets rechtsvoor schuin gedraaid: de processus spinosi projecteren zich over het mediale uiteinde van de rechterclavicula.
3 De ribstructuren zijn intact. De maag is iets uitgezet.
4 De trachea staat in het midden. De linker hoofdbronchus is goed te volgen en lijkt te worden gecomprimeerd. Stompe carinahoek. Het mediastinum is verbreed, inclusief de paratracheale band rechts. De aorta is niet vergroot, maar het aortapulmonale venster is opgevuld, doorlopend in de linkerhilus. De rechterhilus is fors en onscherp.
5 De contour van het hart is zowel links als rechts niet scherp. Links berust dit op een prominent paracardiaal *fat-pad*, rechts op een silhouetteken met de longafwijkingen.
6 Het diafragma is links goed afgrensbaar, en rechts mediaal niet goed te volgen. Aan de rechterzijde staat het diafragma iets te hoog, wijzend op volumeverlies. Er is geen pleuravocht en er zijn geen pleurale afwijkingen.
7 In de middenkwab is een verdichting zonder luchtbronchogram en gezien de concave contour van de fissura minor is er ook wat volumeverlies. De wigvormige verdichting op de laterale opname over de hartfiguur bevestigt dit. Normale linkerlong.

> *Conclusie*
> Forse mediastinale (verdikte paratracheale band rechts, stompe carinahoek, opgevuld aortopulmonaal venster) en hilaire lymfadenopathie (forse hilus rechts en compressie van de linker hoofdbronchus). Daarnaast een mengbeeld van consolidatie en volumeverlies van de middenkwab.
> *NB.* Het geheel is dus verdacht voor een centrale tumor in de middenkwab met postobstructieve veranderingen en uitgebreide mediastinale en hilaire lymfadenopathie.

Casus 16.11 Recidiverende luchtweginfecties

Een 80-jarige vrouw wordt verwezen naar de longarts in verband met recidiverende episodes van dyspneu en sputum opgeven. Beoordeel haar thoraxfoto (fig. 16.11).

Figuur 16.11A
Zie figuur 16.11B.

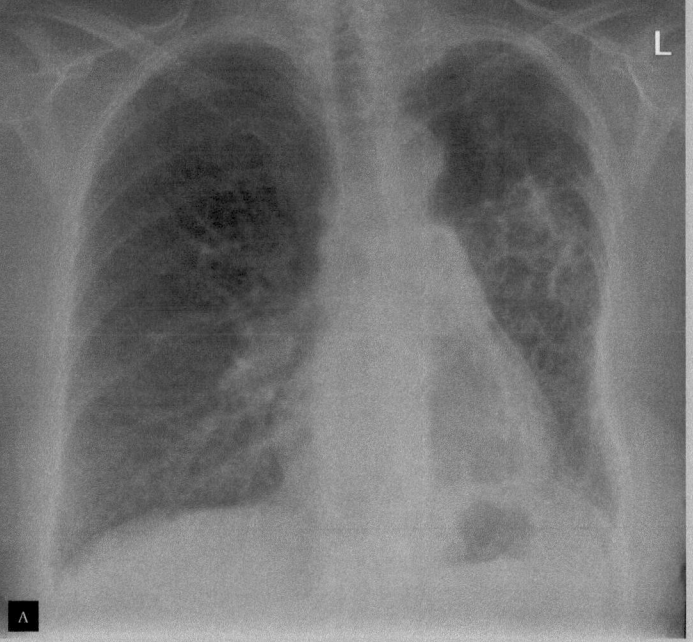

3 Aan de weke delen worden geen afwijkingen gezien. In de linkerthoraxhelft is er een 'deuk' bij een lichte scoliose. Er is een toegenomen thoracale kyfose bij een degeneratief veranderde wervelkolom.
4 Het mediastinum is slank. Ter hoogte van de carina lijkt het mediastinum iets naar links verschoven te zijn. De vaten in de rechterhilus zijn fors.
5 Het hart is niet vergroot.

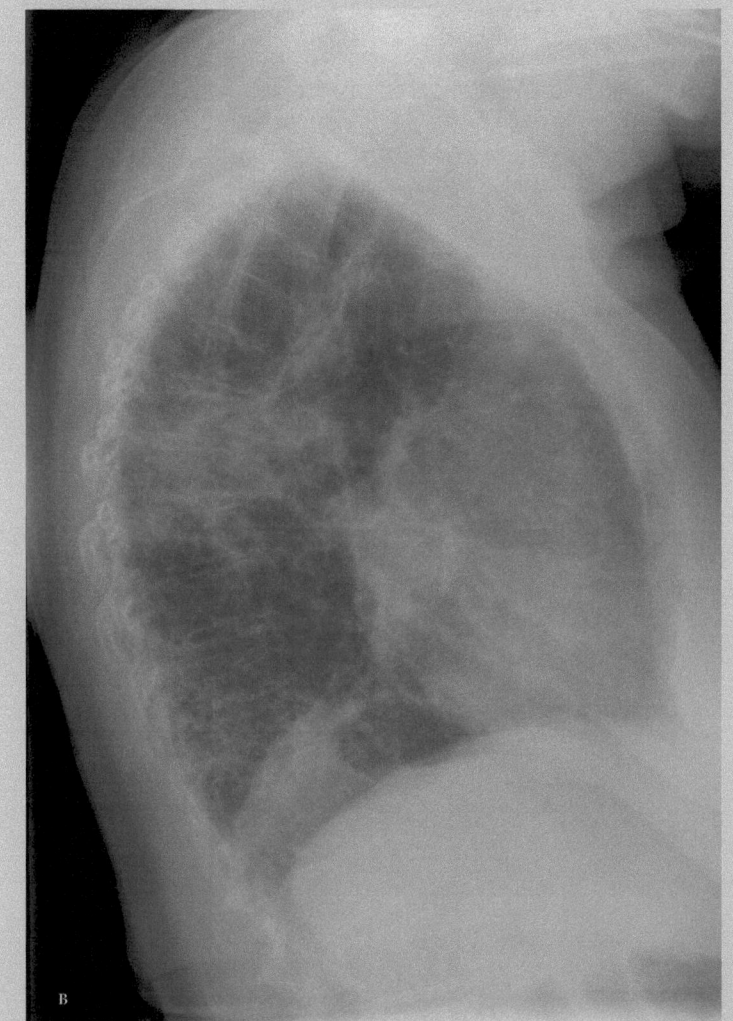

Figuur 16.11
Recidiverende luchtweginfecties.

6 Het linkerdiafragma is niet scherp afgrensbaar en staat wat hoog. Aan het rechterdiafragma worden geen afwijkingen gezien. Er is geen pleuravocht. De pleura lijkt links lateraal iets verdikt, maar dit kan ook een drogbeeld zijn door het afwijkende ribverloop bij de kyfoscoliose.
7 Er is een volumeverkleining van de linker onderkwab, met enige hyperinflatie van de linker bovenkwab. Daarnaast is er sprake van een sterk toegenomen reticulaire tekening in de linker onderkwab, met daarbij een consolidatie (op de laterale foto is goed te zien dat de consolidatie zich in de apex van de linker onderkwab bevindt). Hierin is tevens een luchtbronchogram. Er is geen holtevorming of calcificatie aanwezig.
Rechts, voornamelijk in het bovenveld, emfysemateuze kenmerken.

Conclusie
Thoracale kyfose. Emfysemateuze kenmerken. Fibrose in de linker onderkwab te herkennen aan de toegenomen reticulaire tekening en tekenen van volumeverlies (intrekken thoraxwand, hyperinflatie bovenkwab). Consolidatie in de apex van de linker onderkwab die primair past bij een pneumonie, met als differentiaaldiagnose maligniteit.

Casus 16.12 Pijn links op de borst

Een 67-jarige gepensioneerde bouwvakker presenteert zich met stekende pijn in de regio van zijn linkerschouder. Beoordeel de thoraxfoto (fig. 16.12).

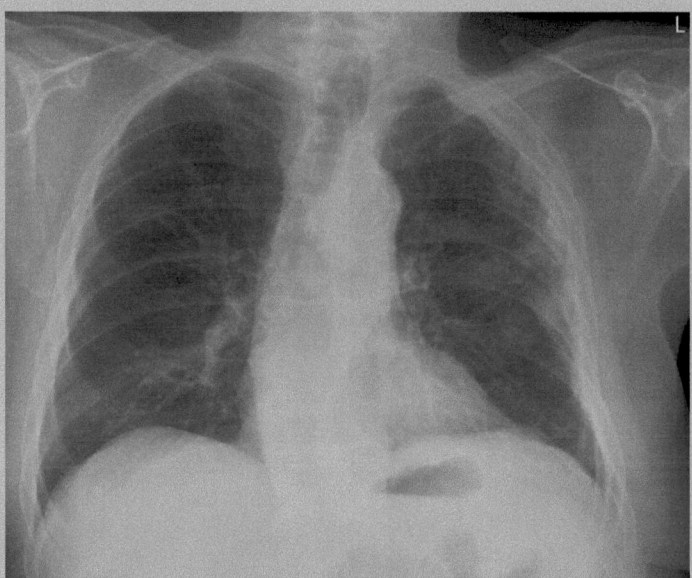

Figuur 16.12
Pijn links op de borst.

3 De ribstructuren zijn intact. Er is een rechts convexe scoliose.
4 De trachea is niet verplaatst, maar loopt wel met een kleine bocht door een combinatie van de scoliose en prominente, atherosclerotisch veranderde aortaknop. Het mediastinum is niet verbreed.
5 De contour van het hart is beiderzijds scherp.
6 Het diafragma is beiderzijds goed afgrensbaar. De linkerpleura toont op meerdere plaatsen een glooiende verbreding. Dit is het meest uitgesproken links axillair, maar verder ook over de convexiteit van de long, hoog paramediastinaal en op het diafragma. Er is geen pleuravocht.
7 Er is zijn geen parenchymateuze afwijkingen.

Conclusie
Scoliose. Multipele nodulaire pleuraverdikkingen links, verdacht voor een mesothelioom.

Casus 16.13 Gierende ademhaling

Een 60-jarige vrouw die altijd veel gerookt heeft presenteert zich met afvallen, malaise en dyspneu, waarbij zij bij inspanning een gierende ademhaling hoort. Beoordeel de thoraxfoto (fig. 16.13).

3 Beiderzijds normale (over)projectie van de mammae. Er zijn geen afwijkingen aan het skelet of de weke delen.
4 De rechtercontour van het mediastinum superius is duidelijk afwijkend (gezien de scherpe hoek tussen long en mediastinum is er het vermoeden dat het om een longtumor gaat). De trachea en rechter hoofdbronchus zijn ter plaatse fors vernauwd, hoogstwaarschijnlijk als gevolg van een combinatie van ingroei van tumor en lymfadenopathie. De hili lijken op de PA-opname niet afwijkend, maar op de laterale opname is de rechterhilus wel vergroot, wat duidt op lymfadenopathie.
5 Het hart is slank, en goed afgrensbaar.
6 De iets afgevlakte diafragmakoepels zijn scherp begrensd. De pleura is niet zichtbaar, behoudens een wat geaccentueerde fissura minor (hoogstwaarschijnlijk projectie, gezien normale laterale opname).
7 De tumor rechts paramediastinaal was al opgemerkt; deze bevindt zich in het anterieure segment van de rechter bovenkwab en breidt zich uit tot in het mediastinum. Perihilair in de middenkwab zit echter een tweede grote tumor, die zich, zoals goed zichtbaar op de laterale opname, uitbreidt tot in de bovenkwab.
Rechtsboven het diafragma en op de laterale opname over de wervelkolom kleine nodulaire afwijkingen. Toegenomen retrosternale ruimte en relatieve vaatarmoede in de bovenvelden.

Conclusie
Tweetal tumoren in de rechterlong, die respectievelijk in het anterieure segment van de rechter bovenkwab en grotendeels in de middenkwab gelokaliseerd zijn. De tumor in de bovenkwab groeit tot in het mediastinum en veroorzaakt een duidelijke vernauwing van de trachea en rechter hoofdbronchus, hetgeen de stridoreuze ademhaling goed kan verklaren. Aanwijzingen voor mediastinale en hilaire lymfadenopathie. Verdenking op additionele pulmonale noduli. Kenmerken van emfyseem.

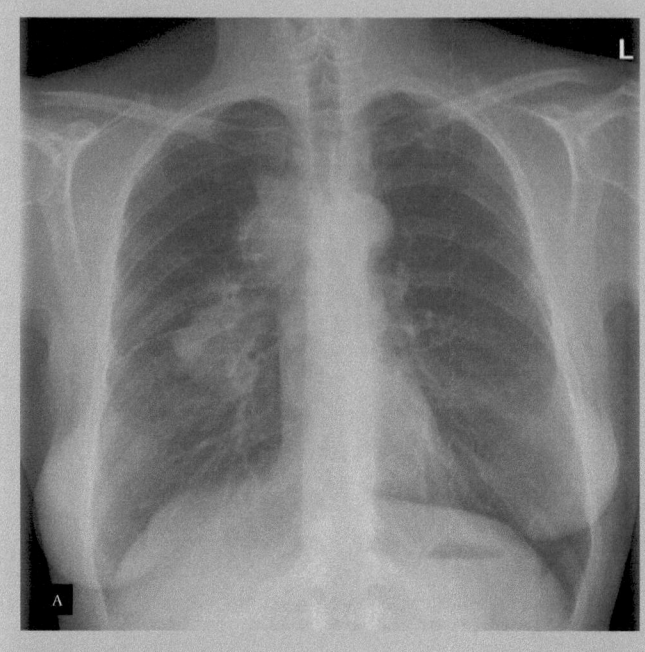
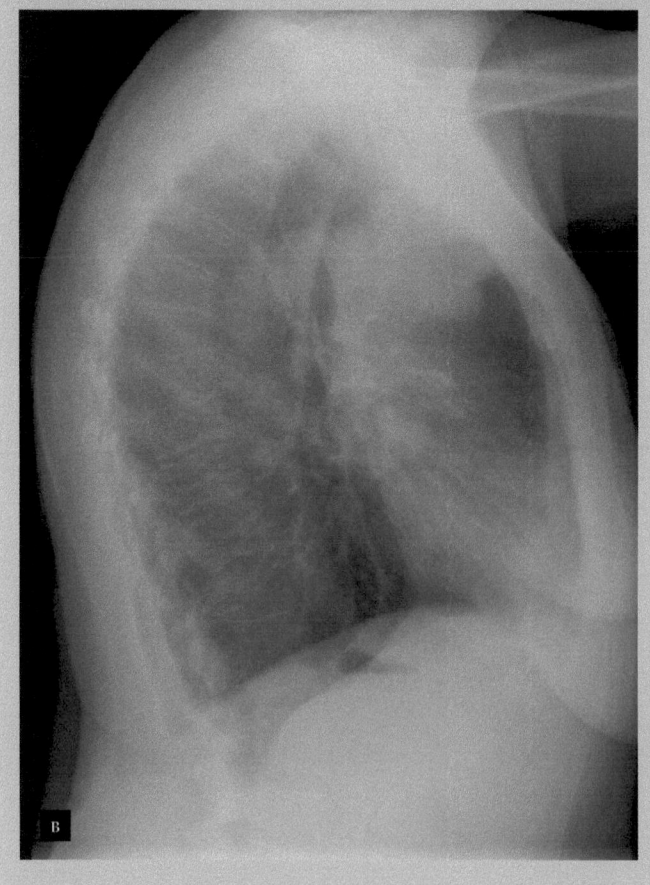

Figuur 16.13
Gierende ademhaling.

Casus 16.14 Ernstige dyspneu

Een 80-jarige man wordt met spoed naar de Spoedeisende Hulp gebracht in verband met ernstige dyspneu die in enkele uren ontstaan is. Beoordeel de thoraxfoto (fig. 16.14).

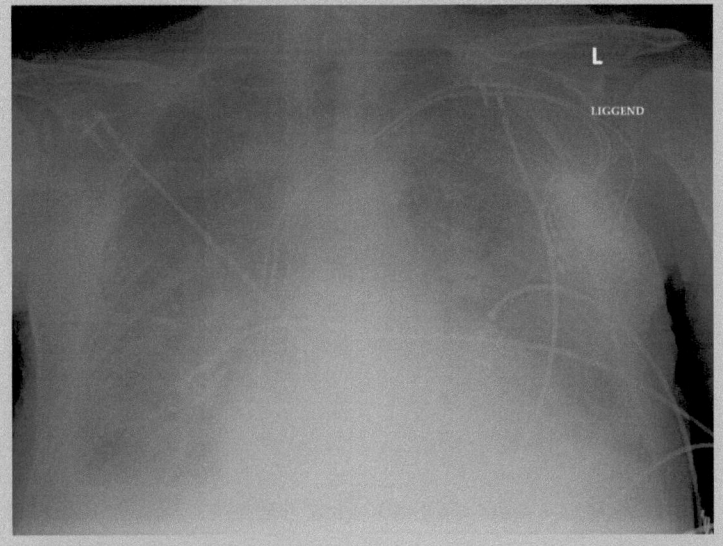

Figuur 16.14
Ernstige dyspneu.

2. Iets gedraaide liggende AP-opname; er is geen laterale opname beschikbaar. De foto is van matige kwaliteit, met een slecht contrast, waarbij de wervelkolom niet meer herkenbaar is door het hart. De patiënt lijkt obees te zijn, wat ook nog eens een minder contrastrijke foto oplevert. De inspiratie tot de tiende rib is goed.
3. Behoudens de obesitas zijn de weke delen normaal. Ook aan het skelet zijn geen afwijkingen zichtbaar.
4. Door de longafwijkingen is de rechter paratracheale band niet goed af te grenzen, waardoor een verbreed mediastinum niet valt uit te sluiten. De hili zijn fors en onscherp begrensd, waarbij er ook sprake is van bronchiale cuffing, rechts iets duidelijker dan links.
5. Het hart is sterk alzijdig vergroot en (door consolidaties in de long) niet goed afgrensbaar.
6. Het diafragma is beiderzijds onscherp. De pleura is niet te zien, maar er is wel een spoortje vocht in de fissura minor en in de sinus pleurae rechts.
7. Diffuus in beide longen is er een symmetrisch toegenomen dichtheid, maximaal parahilair. De longvaattekening is versterkt tot in de periferie, maar door de verhoogde densiteit van het longparenchym minder goed afgrensbaar. Rechts paracardiaal conflueert dit zelfs tot een consolidatie. De toegenomen densiteit van het longparenchym en de consolidatie duiden hier op alveolair oedeem.

> *Conclusie*
> Beeld van astma cardiale met groot hart, toegenomen longvaattekening en alveolair oedeem. Tevens enig pleuravocht rechts.

> **Casus 16.15 Koorts bij een hoogbejaarde patiënte**
>
> *Een 91-jarige patiënte presenteert zich met koorts en forse dyspneu. Beoordeel de thoraxfoto (fig. 16.15).*
>
>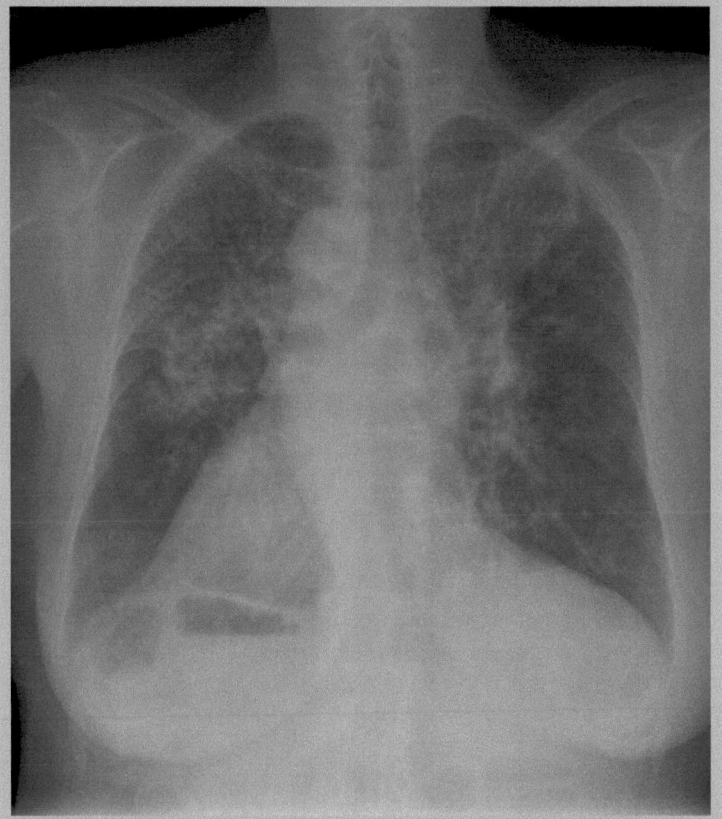
>
> 3 De ribben zijn intact. De luchtbel in de maag zit rechts. Er is ook lucht in een darmlis zichtbaar.
> 4 De trachea is iets naar links verplaatst. Het mediastinum is niet verbreed. De aortaknop en de aorta descendens zijn aan de rechterzijde gelokaliseerd, maar niet verwijd.
> De hili zijn wat lastig te beoordelen. De rechterhilus staat hoger dan normaal en is niet goed te beoordelen. De linkerhilus is niet vergroot.

Figuur 16.15
Koorts bij een hoogbejaarde patiënte.

5 Het hart ligt in de rechter thoraxhelft en de hartpunt wijst naar rechts. De contour van de rechter harthelft is scherp, aan de linkerzijde is deze niet helemaal te volgen.
6 Beide diafragmakoepels zijn niet geheel zichtbaar, waarbij het linkerdiafragma wat hoger staat dan rechts. De sinus pleurae zijn aan beide zijden niet opgevuld. Er zijn geen pleurale afwijkingen.
7 Beiderzijds perihilair en in beide bovenkwabben wordt er een versterkt reticulonodulaire tekening gezien, met lokaal neiging tot conflueren. Tevens zijn er aanwijzingen voor bronchopathie, te herkennen aan verdikte bronchuswanden. De longvaattekening is normaal.

Conclusie
Situs inversus (organen in de thorax, maar ook in het abdomen qua locatie gespiegeld). Diffuus toegenomen reticulonodulaire tekening, vooral in de bovenvelden, primair passend bij een bilaterale pneumonie, met als differentiaaldiagnose een interstitiële longziekte.

NB. 1 De verdikte bronchuswanden kunnen nog passen bij bronchiëctasieën, wat met een aanvullende HRCT kan worden onderzocht. De combinatie van situs inversus en recidiverende infecties (dyskinetische ciliën) kan wijzen op het Kartagener-syndroom.
NB. 2 Het is van groot belang de oorzaak van de versterkte interstitiële tekening te onderscheiden: vasculair, *small-airways disease* of een daadwerkelijk verdikt interstitium. Bij de differentiatie van de laatste twee is HRCT onmisbaar, maar de longvaattekening (hier normaal) kan ook goed beoordeeld worden op de X-thorax.

Casus 16.16   Aanhoudend koorts na pneumonie

Een 79-jarige man blijft ziek na een doorgemaakte pneumonie met persisterend verhoogde ontstekingswaarden. Beoordeel de thoraxfoto (fig. 16.16).
2 De foto is linksvoor schuin ingeschoten.
3 Aan het skelet worden geen afwijkingen gezien. Rechtsvoor op de thorax is een pacemaker zichtbaar met een unipolaire lead tot in het rechter-atrium.
4 De trachea is wat naar rechts gedevieerd (bij bekend intrathoracaal uitbreidend struma). Het mediastinum is ten gevolge van het struma licht verbreed. De hili zijn niet vergroot.
5 Het hart is niet vergroot. De hartcontouren zijn scherp.
6 Het diafragma is beiderzijds scherp afgrensbaar, uitgezonderd de rechtersinus, waarin een spoortje pleuravocht aanwezig is. Rechts is een grote, glad begrensde verdichting zichtbaar, die waarschijnlijk pleuraal gelegen is (de hilus en de longvaattekening zijn door de afwijking zichtbaar; geen luchtbronchogram; geen silhouetteken met aangrenzende mediastinale structuren). Tevens is er iets pleuravocht in de fissura minor.

Figuur 16.16
Aanhoudende koorts na pneumonie.

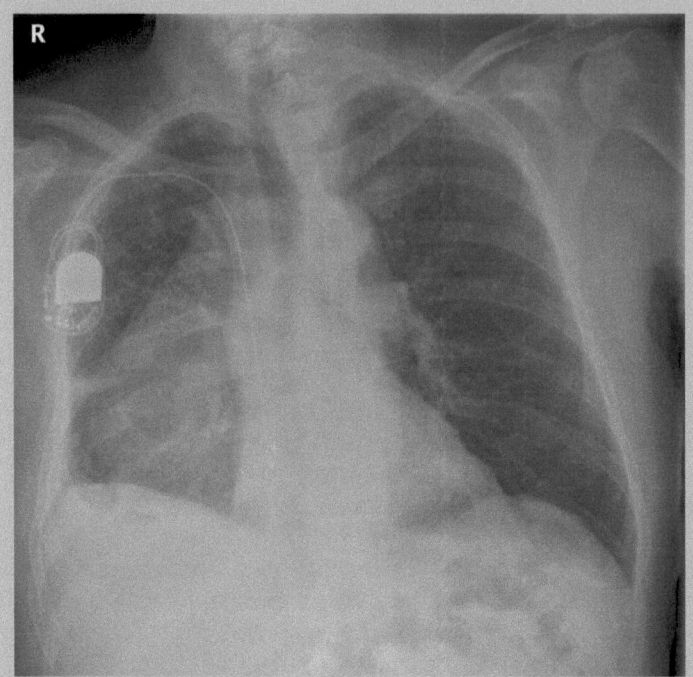

7 Het longparenchym laat beiderzijds geen afwijkingen zien.

Conclusie
Grote, geloketteerde, pleurale vochtcollectie rechts, die gezien de recente voorgeschiedenis past bij een empyeem.

Casus 16.17 Situatie na plaatsen van een thoraxdrain

De 79-jarige man uit casus 16.16 blijkt inderdaad een empyeem rechts na doorgemaakte pneumonie te hebben (bij een diagnostische pleurapunctie werd pus verkregen). Na het plaatsen van een thoraxdrain wordt een controle X-thorax gemaakt. Beoordeel de foto (fig. 16.17).

3 Aan het skelet worden geen afwijkingen gezien. Rechtsvoor op de thorax is een pacemaker met een unipolaire lead. Rechts basaal is een pleuradrain ingebracht, waarvan de tip zich buiten de benige thoraxwand bevindt.
4 De trachea is wat naar rechts gedevieerd (bij bekend intrathoracaal uitbreidend struma). Het mediastinum is ten gevolge van het struma licht verbreed. De hili zijn niet vergroot.
5 Het hart is niet vergroot.
6 Het diafragma is beiderzijds scherp afgrensbaar, uitgezonderd de rechtersinus, waarin een spoortje pleuravocht aanwezig is. Rechts dorsaal in

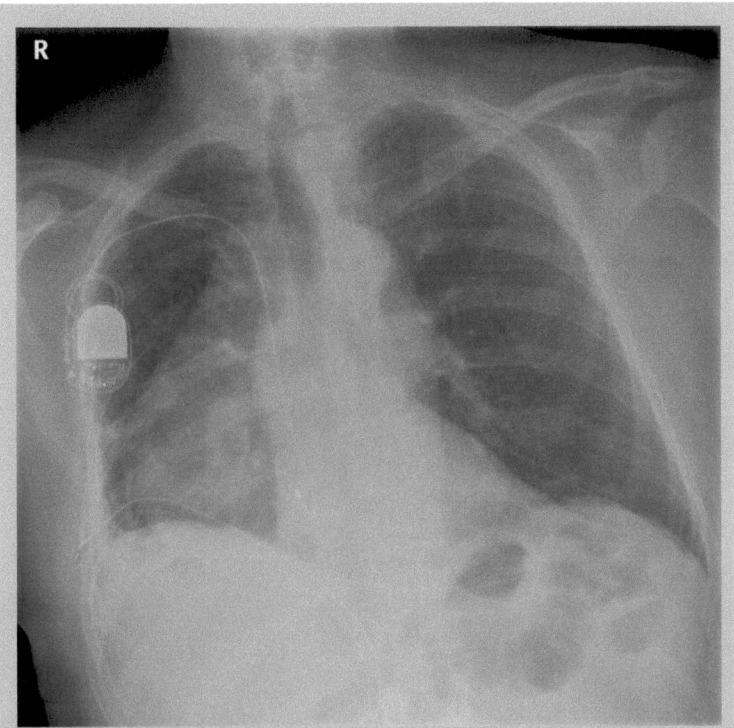

Figuur 16.17
Situatie na plaatsen thoraxdrain.

de pleuraholte is onveranderd de gelokketeerde vochtcollectie aanwezig. Tevens iets pleuravocht in de fissura minor.
7 Het longparenchym laat beiderzijds geen afwijkingen zien.

Conclusie
Onveranderd empyeem rechts. Verkeerd gepositioneerde pleuradrain.

NB. 1 Pleuravocht neemt na een juiste drainplaatsing vrijwel altijd snel en aanzienlijk af. Indien, zoals hier, het vocht niet afneemt, is er wellicht een probleem met de drain. Dit kan een verkeerde positie, een knik, verstopping of een dichtstaand kraantje zijn. Zo nodig kan met CT de positie van de drain nader worden bepaald.
NB. 2 Het is belangrijk te beschrijven of het pleuravocht al dan niet gelokketeerd is. In aanvulling op de X-thorax kunnen met CT de lokalisatie en uitbreiding van de pleurale vochtpockets beter worden beoordeeld. Echografie is superieur voor het beoordelen van de aanwezigheid van strengen en adhesies binnen een pocket.

Literatuur

Demedts M, Dijkman JH, Hilvering C, Postma DS. Longziekten, 3rd ed. Assen/Leuven: Van Gorcum/Universitaire Pers, 1999.

Goodman LR. Felson's principles of chest roentgenology, 3rd ed. Philadelphia: Saunders Elsevier, 2007.

Higgins CB, Webb WR. Thoracic imaging: pulmonary and cardiovascular radiology. Philadelphia: Wolters Kluwer, 2010.

Hosson SM de, Tip MJ, Putten JWG van, Werf TS van der. Probleemgeoriënteerd denken in de longgeneeskunde. Leusden: de Tijdstroom, 2010.

Register

A

abces, subfrenisch	76
ademhaling, stridoreuze	175
Adult Respiratory Distress Syndroom	139
ALARA	9
alfa-1-antitrypsinedeficiëntie	92, 101
aneurysma	32
angulatie	7, 8
anteroposterior	8
aorta, geëlongeerde of ontrolde	31
aortaklepvervanging	49
aortaknop	31
aortopulmonale venster	14
apical (pleural) cap	32, 61
ARDS	139
arteria pulmonalis	20
asbest	58, 61
aspergilloom	111
aspiratiepneumonie	143
astma cardiale	139
atelectase	73, 81, 85, 87, 89, 129, 136
atherosclerose	31
azygo-oesofageale recessus	13, 14, 35, 56

B

barotrauma	140
beademingstube	135
belichting	6
bilobectomie	129
bioklep	47
biokunstklep	50
bronchus	15
bronchus intermedius	20
Bucky-rooster	5

buismaagprothese	141
bulla	91, 111

C

CABG	47
calcificatie	105, 107
carina	14
cavitatie	111
centraal veneuze lijn	136
chylothorax	76
Clagett-holte	132
claviculafractuur	160
compressieatelectase	81, 82
conclusie	23
consolidatie	143
Coronary Artery Bypass Grafting	47
corpus alienum	81
cor-thorax-ratio	15, 45
costofrenische hoek	18, 69
CTR	15, 45
cuffing	37, 38
cyste	111

D

decompensatio cordis	37, 38, 45, 46, 50, 73, 94
deep sulcus sign	63, 64, 140
dens	5
densiteit	107
diafragma	15, 51
diafragmahoogstand	51
diafragmaparalyse	51
dissectie	32
drain	181

E

emfyseem	25, 91, 92, 101
–, subcutaan	33, 64, 118
empyeem	59, 74, 80
en face	24

F

fat-pad	171
fissura major	22
fissura minor	17, 22
fissuren	15, 17, 22, 23
fistel, bronchopleurale	80, 130

G

granulomateuze ziekte	40
gynaecomastie	161

H

Hampton hump	152
hartcontour	15
hartfalen *zie* decompensatio cordis	
hartgrootte	15, 20
hematothorax	59, 76
hernia	
–, diaphragmatica	14, 31, 53, 56, 165
–, van Bochdalek	53
hilus	37
hilus overlay sign	29, 30
huidplooi	63
hyperinflatie	24, 43, 53, 92

I

ICD	46
infiltraat	143
inspiratie	7, 8
interlobulaire septa	45, 95
interstitieel longbeeld	103
interstitiële longziekte	95
inwendige defibrillator	46

K

kalibersprong	37
Kartagener-syndroom	179
Kerley-b-lijntje	45, 95, 96
kiemceltumor	27
kinderen	25
Kohn, poriën van	81
kunstklep	47
kwaliteitsindicator	6
kyfoscoliose	123
kyfose	117, 172

L

lateraal	8
lead	46
lijn van Damoiseau-Ellis	71, 73
lingula	148
lobectomie	129
longabces	111
longafwijking, focale	105
longembolie	24, 76, 152
longfibrose	97
longinfarct	143, 152
longoedeem	139
longparenchym	91
longstuwing	45
lucent	5
luchtbronchogram	24, 105, 110, 146, 173
luchthoudend	23
lucht-vloeistofspiegel	63, 111, 130
lymfadenopathie	38, 105
–, mediastinale	111
lymfeklierpathologie	40
lymphangitis carcinomatosa	76, 95, 96, 97, 111, 163

M

mamma-ablatie	162
mammaschaduw	118
massa	106
mediastinale shift	65, 130
mediastinum	13, 20, 27
–, achterste	20, 27
–, middelste	20, 27
–, voorste	20, 27
meniscusteken	73
mesothelioom	57, 61, 174
metastasectomie	129
mitralisklepvervanging	50
Mycobacterium tuberculosis	150
myocardinfarct	25

N

nervus phrenicus	51
neus-maagsonde	136
nodulaire afwijking	96
NSIP	97

O

onderbelichting	6
ontrollen	26
opaak	5
osteoporose	117
ouderen	26
overbelichting	6
overprojectie	120

P

pacemaker	46
PACS	5
Pancoast-tumor	61, 116
parapneumonische effusie	74
paratracheale lijn	14
parenchym	91
patroon	
–, nodulair	96
–, reticulair	96
–, reticulonodulair	97
pectus excavatum	15, 117, 127
pericardiaal vet	15
pericardvocht	46, 47
Picture Archiving and Communication System	5
plaatatelectase	50, 81, 83
pleura	15
–, parietalis	14, 15, 57
–, visceralis	14, 15, 57
pleuraholte	15, 57, 69
pleurale plaque	58
pleurale verkalking	59
pleuravocht	25, 57, 69, 105, 111
–, maligne	74
–, subpulmonaal	72
pleuritis	61
–, carcinomatosa	57, 62, 76, 163
–, lymphomatosa	57, 62
–, tuberculosa	59
pleurodese	59
pneumatokèle	111
pneumomediastinum	32, 33
pneumonectomie	129, 130
pneumonectomieholte	130
pneumonectomiesyndroom	132
pneumonie	143
pneumonitis	143
–, chemische	138
–, chemische reactieve	143
–, radiatie-	143
pneumothorax	57, 62, 79, 129, 140, 160
–, spannings-	63
port-a-cath	162
posteroanterior	6
primair complex	40
projectie	24
pseudotumor	72, 73

R

Ranke-complex	40
redistributie	37, 45, 50
reticulaire afwijking	96
ribkraakbeen	26
röntgenstralen	5
rotatie	7, 8

S

sarcoïdose	38, 39, 40
sarcoom	161
scoliose	117, 163, 174
secundaire pulmonale lobulus	45
silhouetteken	24, 82, 146
sinus pleurae	18, 22, 69
situs inversus	179
solitaire pulmonale nodus	106
SOS-fenomeen	11
spicula	107
spondylofyt	26
sternotomie	47, 50
sternumdraad	45
stralingsdosis	5
strooistraling	5
struma	103, 179
–, multinodulair	28
stuwing	94
subclavialijn	136
sulcus superior tumor	116
Swan-Ganz-katheter	137

T

tangentieel	24
tekening	
–, interstitiële	91
–, nodulaire	40
–, reticulaire	40, 103
tepelschaduw	119, 124
teratoom	27
terrible lymphoma	27
thoracostomie	132

thoraxdrain	129	vasculaire tekening	18
thymoom	27	vaten	14
thymus	25	vena azygos	14
thyroïd tumor	27	verkalking	40
tracheabandje	14	verkazing	151
tracheostoma	136	vier T's	27
trapped lung	76	vochtpocket	181
tuberculose	40, 150	volumeverkleining	130
–, miliaire	151	volumeverlies	37, 81
		vraagstelling	23
U		vrij lucht	120
UIP	97		
		W	
V		wigresectie	129
vasculaire afwijking	37		
vasculaire stuwing	95		

MIX
Papier aus verantwortungsvollen Quellen
Paper from responsible sources
FSC® C105338

If you have any concerns about our products,
you can contact us on
ProductSafety@springernature.com

In case Publisher is established outside the EU,
the EU authorized representative is:
Springer Nature Customer Service Center GmbH
Europaplatz 3, 69115 Heidelberg, Germany

Printed by Libri Plureos GmbH
in Hamburg, Germany